解いてわかる 解剖生理学 問題集

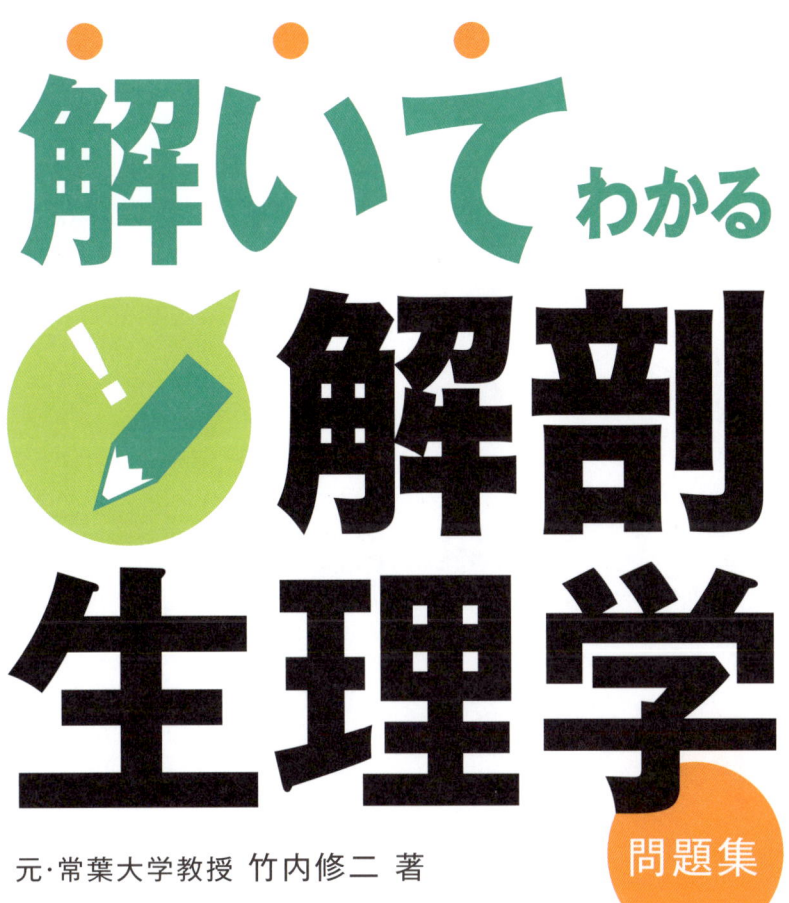

元・常葉大学教授　竹内修二　著

医学教育出版社

本書の内容の一部あるいは全部を無断で
（複写機等いかなる方法によっても）複写
複製すると，著作権および出版権侵害と
なることがありますのでご注意ください。

本書の使い方

図や文章を参考にしながら、穴埋め問題にチャレンジ！自分のわかるところ、わからないところがみえてきます

チェックボックスに✓を入れて解いた回数や理解度を確認。苦手な分野は何度も繰り返そう

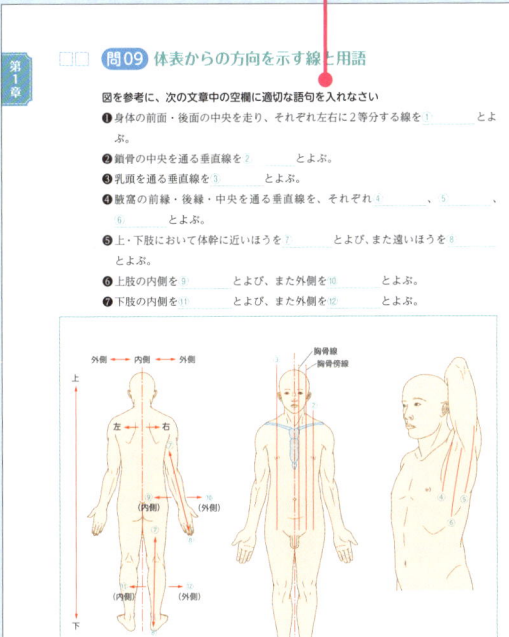

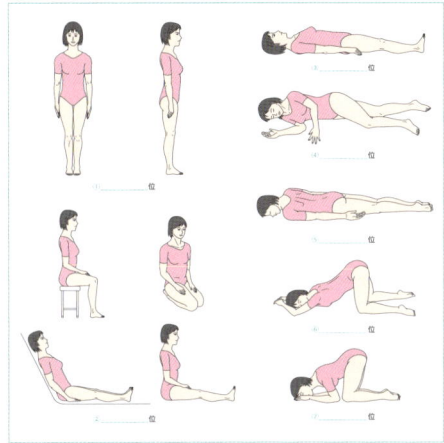

わからないところは、テキスト版の『読んでわかる解剖生理学』（別売）で確認して覚えましょう

各章末の○×問題で、単元の理解度をチェック

○×確認問題

- 1 細胞内でエネルギーを産生する小器官は、ミトコンドリアである。
- 2 みぞおちの部位は、上胃部とよばれる。
- 3 正中面は、左右の耳を通る前頭面の1つである。
- 4 細胞の核が分裂するときには、染色質からヒモ状の染色体がつくられ、このなかには遺伝に関するDNA（デオキシリボ核酸）が含まれる。
- 5 ヒトの染色体は44個の常染色体と、男性ではXYの性染色体、女性ではXXの性染色体の計46個からなる。
- 6 組織は上皮組織、支持組織、筋組織、神経組織の4つに分けられる。
- 7 腺は発生学的には、皮膚や粘膜の上皮組織が結合組織の中に落ち込んでできたもので、唾液腺は内分泌腺、甲状腺は外分泌腺である。
- 8 上肢の母指の側を尺側という。
- 9 骨格筋は随意筋で、横紋筋ともいわれる。
- 10 心筋は不随意筋であるが、横紋筋ともいわれる。
- 11 下肢のそとくるぶし（外果）の側は、外側または脛側といわれる。
- 12 頚窩で皮下に触れる気管は、弾性軟骨よりなる。
- 13 ニューロン（神経元）とは、神経細胞と神経膠細胞との接合部である。
- 14 尿管の上皮組織は移行上皮である。
- 15 組織は同じ形や働きをもつ細胞の集団であり、組織が組み合わさって特有の形と機能をもつ器官となる。
- 16 胃、腸管のような消化器官の内面上皮は、扁平上皮細胞である。
- 17 中空性器官の壁は、粘膜上皮と漿膜の2層からなる。
- 18 神経細胞には、樹状突起と神経突起があり、樹状突起は他の神経細胞の神経突起とシナプスを形成する。
- 19 平滑筋は消化管や血管、膀胱など、主として内臓器官に存在し、不随意筋であり、

国試形式に挑戦！過去問が解ければカンペキ！

実践問題

10-30 器質的な異常はなく、尿意はあるが排尿できない患者に自然排尿を促す援助で適切でないのはどれか
1. 仙骨部の温湿布をする。
2. リラックスできる状態にする。
3. 腹圧をかけられる体位にする。
4. 膀胱に充満するまで我慢するよう促す。

10-31 副交感神経系の作用はどれか。2つ選べ
1. 瞳孔の収縮
2. 発汗の促進
3. 気管支の拡張
4. 唾液分泌の亢進
5. 消化管運動の抑制

10-32 交感神経系の緊張で弛緩するのはどれか
1. 立毛筋
2. 瞳孔散大筋
3. 膀胱括約筋
4. 気管支平滑筋

CONTENTS

本書の使い方 ······················ iii

第1章 解剖生理学総論
- 01 人体大区分の名称　2
- 02 頚の名称　2
- 03 体幹の部位　3
- 04 腹の部位　3
- 05 上肢の部位　4
- 06 会陰の部位　4
- 07 下肢の部位　4
- 08 体表からの方向を示す面　5
- 09 体表からの方向を示す線と用語　6
- 10 体位　7
- 11 細胞　7
- 12 上皮組織　8
- 13 腺　8
- 14 結合組織　9
- 15 軟骨組織　9
- 16 骨組織　9
- 17 筋組織　10
- 18 神経組織　10
- 19 器官　12
- ■ 確認問題　13
- ■ 実践問題　14

第2章 骨格系
- 01 骨の働き　16
- 02 骨の形状　16
- 03 骨の構造　17
- 04 骨の発生と成長　18
- 05 骨の連結　18
- 06 関節の構造　19
- 07 関節の種類　20
- 08 頭蓋の構造―連結　21
- 09 頭蓋の構造―鼻腔・副鼻腔・眼窩　21
- 10 脊柱の構造　22
- 11 胸郭の構造　23
- 12 骨盤の構造　24
- 13 骨盤の性差　24
- 14 上肢骨の構造　25
- 15 下肢骨の構造　25
- 16 顎関節・肩関節・肘関節の構造　26
- 17 手の関節の構造　27
- 18 指節間関節の構造　27
- 19 股関節の構造　28
- 20 膝関節の構造　28
- 21 足関節の構造　29
- ■ 確認問題　30
- ■ 実践問題　31

第3章 筋系
- 01 筋の形状　36
- 02 形状による筋型の区分　36
- 03 筋の補助装置　37
- 04 頭部の筋　37
- 05 頚部の筋　38

- 06 舌骨上筋群の支配神経 39
- 07 舌骨下筋群の支配神経 39
- 08 胸部の筋 40
- 09 腹部の筋 41
- 10 背部の筋 42
- 11 上肢の筋 42
- 12 下肢帯筋群と大腿筋群 44
- 13 下腿筋群 46
- 14 骨格筋の構造と筋収縮のしくみ 47
- 15 筋収縮のエネルギー 48
- 16 筋の特性 48
- 17 ATPの再合成 48
- 18 筋収縮の様式 49
- ■ 確認問題 50
- ■ 実践問題 51

第4章 循環器系

- 01 血管の構造 56
- 02 動脈・静脈・毛細血管 57
- 03 心臓の位置 57
- 04 心臓 57
- 05 心臓の内腔 58
- 06 心臓壁の構造 58
- 07 心臓の弁膜 59
- 08 尖弁の縁に付着する腱索と心室内の乳頭筋 60
- 09 心臓の脈管と神経 60
- 10 血液の循環系 61
- 11 外頚動脈・内頚動脈・椎骨動脈 62
- 12 上肢の動脈 63
- 13 胸大動脈 63
- 14 腹大動脈 64
- 15 腹大動脈臓側の有対枝・無対枝 64
- 16 腹腔動脈の枝 64
- 17 腸間膜動脈 64
- 18 総腸骨動脈 65
- 19 下肢の動脈 65
- 20 脈拍の触れやすい動脈 66
- 21 門脈系 67
- 22 静脈が動脈と異なる点 67
- 23 奇静脈系 68
- 24 肘窩の皮静脈 68
- 25 上肢の皮静脈 69
- 26 下肢の皮静脈 69
- 27 胎児循環 69
- 28 リンパ管 71
- 29 リンパ本幹 71
- 30 リンパ節 72
- 31 リンパ節の構造 73
- 32 脾臓 73
- 33 胸腺 74
- 34 自動性と刺激伝導系 74
- 35 心臓の収縮 74
- 36 心音 75
- 37 心音の聴診部位 75

- 38 心拍出量　76
- 39 心電図　76
- 40 異常心電図　76
- 41 不整脈　77
- 42 血圧　77
- 43 血圧の高低　78
- 44 血圧の異常　78
- 45 脈拍　78
- ■ 確認問題　79
- ■ 実践問題　80

第5章　呼吸器系

- 01 呼吸器系の全景　88
- 02 呼吸　89
- 03 呼吸の模式図　89
- 04 鼻　90
- 05 咽頭　90
- 06 咽頭の正中断面　91
- 07 喉頭　91
- 08 気管および気管支　92
- 09 肺　92
- 10 肺の内側面　93
- 11 胸膜　93
- 12 呼吸運動　94
- 13 呼吸数と換気量・呼吸量　94
- 14 換気量と肺活量　94
- 15 肺容量の区分　95
- 16 ガス交換とガスの運搬　95
- 17 呼吸の調節　96
- ■ 確認問題　97
- ■ 実践問題　98

第6章　消化器系

- 01 消化器系の全景　102
- 02 消化と吸収　103
- 03 口腔 1　103
- 04 口腔 2　103
- 05 咽頭　105
- 06 食道　106
- 07 胃 1　106
- 08 胃 2　107
- 09 小腸 1　107
- 10 小腸 2　108
- 11 大腸　109
- 12 肝臓と胆嚢　110
- 13 胆管　111
- 14 膵臓　111
- 15 膵臓の成分と働き　112
- 16 腹膜　112
- 17 腹膜の矢状断面と横断面　113
- 18 栄養素　114
- 19 ビタミン　114
- 20 ビタミン欠乏症　115
- 21 エネルギー代謝　116
- ■ 確認問題　117
- ■ 実践問題　118

第7章 泌尿器系

- 01 泌尿器系—尿排泄の働き　126
- 02 泌尿器系の全景　126
- 03 腎臓　127
- 04 腎臓の位置　128
- 05 腎臓（縦断面）　128
- 06 尿生成と血流方向（尿細管再吸収）　129
- 07 尿管と膀胱と尿道　129
- 08 尿の生成　130
- 09 尿細管各部位での輸送　130
- 10 クリアランス　131
- 11 腎機能の調節と排尿　131
- ■ 確認問題　132
- ■ 実践問題　133

第8章 生殖器系

- 01 女性生殖器の位置（骨盤の矢状断）と全景　136
- 02 卵巣と卵管　137
- 03 卵胞の変化　137
- 04 子宮　138
- 05 腟と女性外陰部　138
- 06 乳腺と乳房　139
- 07 会陰　140
- 08 男性生殖器の位置（骨盤の矢状断）と全景　141
- 09 男性の生殖器官　142
- 10 精細管と精管　142
- 11 前立腺・尿道球腺・陰茎　143
- 12 男性の性機能　143
- 13 女性の性機能　143
- 14 月経周期におけるホルモンの分泌　145
- 15 女性性周期—卵巣周期と子宮内膜周期の関係　145
- ■ 確認問題　146
- ■ 実践問題　147

第9章 内分泌系

- 01 ホルモン　152
- 02 内分泌腺の分布　153
- 03 下垂体　154
- 04 甲状腺と上皮小体　154
- 05 膵臓　154
- 06 副腎　155
- 07 性腺　155
- 08 各分泌腺から分泌されるホルモンの略語　155
- 09 下垂体より分泌されるホルモン　156
- 10 甲状腺より分泌されるホルモン　156
- 11 上皮小体より分泌されるホルモン　157
- 12 膵臓（ランゲルハンス島）より分泌されるホルモン　157

13 副腎より分泌されるホルモン　157
14 性腺より分泌されるホルモン　158
15 消化管より分泌されるホルモン　158
■ 確認問題　159
■ 実践問題　160

第10章　神経系

01 ニューロン　168
02 神経系の発生と脳室　168
03 髄膜　169
04 脳の髄膜　170
05 脳脊髄液の循環　170
06 神経の興奮発生と興奮伝導　170
07 脊髄　171
08 脊髄の構造　172
09 脊髄反射　172
10 脳　173
11 主な脳溝と大脳葉　174
12 大脳皮質の細胞構築　174
13 大脳核　175
14 大脳皮質　176
15 大脳皮質にある機能の局在（諸機能）　177
16 大脳辺縁系　177
17 大脳髄質—3種類の伝導路　178
18 脳波と睡眠　179
19 学習と記憶　179
20 間脳　179
21 中脳　180
22 橋　181
23 延髄　181
24 小脳　182
25 伝導路　182
26 脳脊髄神経　184
27 脳神経—嗅神経・視神経・動眼神経・滑車神経　184
28 脳神経—三叉神経の3枝　185
29 脳神経—外転神経・顔面神経・内耳神経・舌咽神経・迷走神経・副神経・舌下神経　186
30 脳神経—迷走神経の分布域　187
31 脊髄神経　187
32 脊髄神経—頚神経叢　188
33 脊髄神経—腕神経叢　189
34 脊髄神経—胸神経・腰神経叢・仙骨神経叢　190
35 自律神経　191
36 交感神経1　192
37 交感神経2　192
38 副交感神経　193
39 自律神経系の分布　194
■ 確認問題　195
■ 実践問題　196

第11章　感覚器系

- 01 感　覚　206
- 02 視覚器　206
- 03 眼球水平断（右側）　207
- 04 眼　筋　208
- 05 平衡聴覚器　208
- 06 味覚器　209
- 07 外　皮　210
- 08 体性感覚　210
- 09 内臓感覚　211
- 10 視　覚　211
- 11 聴覚と平衡覚　212
- 12 味　覚　213
- ■ 確認問題　214
- ■ 実践問題　215

第12章　体液・血液

- 01 体液区分　220
- 02 体液バランス　220
- 03 体液の組成　220
- 04 酸・塩基平衡　221
- 05 酸・塩基平衡の異常と原因　221
- 06 組織間液とリンパ　222
- 07 血液の一般的性質　223
- 08 血液の働き　223
- 09 血液の成分　223
- 10 血液凝固　224
- 11 赤血球沈降速度（血沈・赤沈）　225
- 12 血液型　225
- 13 脾臓の働き　225
- ■ 確認問題　226
- ■ 実践問題　227

第13章　体温とその調節

- 01 体温の分布　232
- 02 体温の変動　232
- 03 体熱の産生　233
- 04 体熱の放散　233
- 05 体温の調節　233
- 06 体温の異常　234
- 07 発　汗　234
- 08 発汗の種類　235
- ■ 確認問題　236
- ■ 実践問題　237

解いてわかる 解剖生理学

第1章 解剖生理学総論

問01 人体大区分の名称

次の文章中の空欄に適切な語句を入れなさい

人体は大きく頭（顔を含む）、頚、体幹、体肢に区分される。頭は①＿＿＿＿＿の部位と顔の部位に分類される。体幹は胸の部位・②＿＿＿＿＿の部位・背の部位・③＿＿＿＿＿の部位に、体肢は④＿＿＿＿＿の部位と⑤＿＿＿＿＿の部位に区分され、頚の部位とで9つの部位に区分される。

問02 頚の名称

図を参考に、次の文章中の空欄に適切な語句を入れなさい

❶①＿＿＿＿＿：下顎底と筋とに囲まれた三角形領域で顎下腺、顔面動脈・顔面静脈が存在する。

前頚部
1. オトガイ下部
2. ①＿＿＿＿＿
3. 舌骨部
4. 喉頭部
5. ②＿＿＿＿＿
6. 甲状腺部

側頚部
7. 胸鎖乳突筋
8. ④＿＿＿＿＿
9. ⑥＿＿＿＿＿
10. 外側頚三角
11. 後頚部（項部）

胸鎖乳突筋部の鎖骨頭
頚窩
胸鎖乳突筋部の胸骨頭

❷②＿＿＿＿＿：胸鎖乳突筋と他２種類の筋に囲まれた三角形領域に触れると、③＿＿＿＿＿の拍動が感じられる。
❸④＿＿＿＿＿：鎖骨下動脈の拍動が触れられる。⑤＿＿＿＿＿の聴診ができる。
❹⑥＿＿＿＿＿：胸鎖関節の位置にほぼ相当している。

問03 体幹の部位

次の文章中の空欄に適切な語句を入れなさい

❶胸の部位は、前胸部と側胸部に分けられ、前胸部は①＿＿＿＿＿部、鎖骨部、②＿＿＿＿＿部、乳房部の４つに区分され、側胸部は③＿＿＿＿＿部と側胸部の２つに分けられる。
❷肝臓の右葉は、右④＿＿＿＿＿の深部に存在し、右肋骨弓に沿って触診できる。
❸恥骨部の両側で、腿の付け根、鼠径溝の上部。鼠径ヘルニアの起こる部位を⑤＿＿＿＿＿という。

問04 腹の部位

図中の空欄（a〜c、①〜⑥）に適切な語句を入れなさい

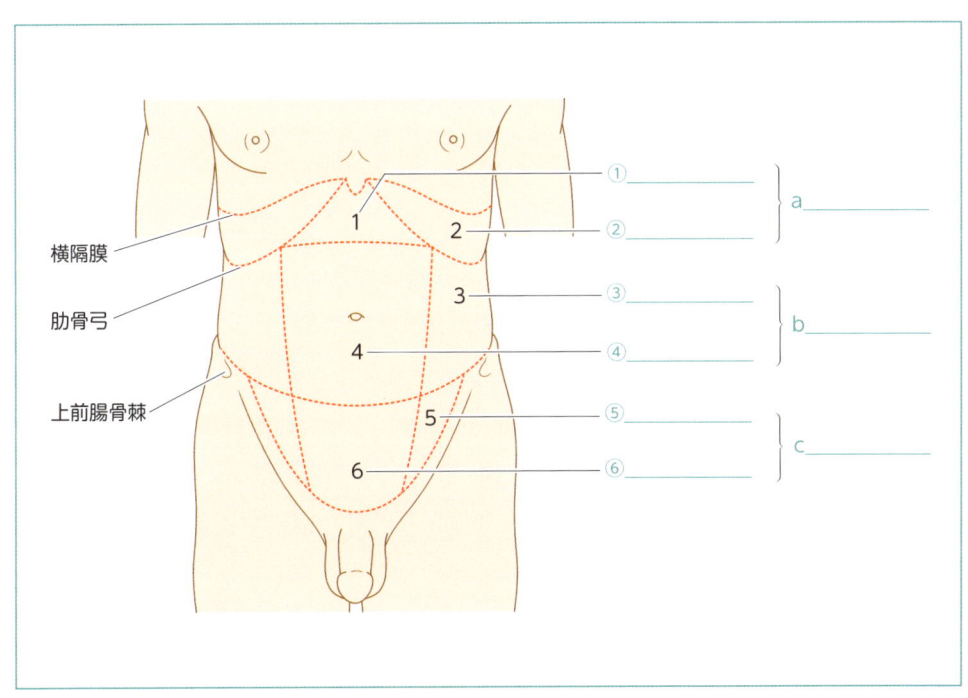

問05 上肢の部位

次の文章中の空欄に適切な語句を入れなさい

上肢の部位は、①_____部、三角筋部、②_____部、後上腕部、前肘部（③_____）、後肘部（④_____）、前前腕部、後前腕部、手背部、⑤_____部、指の背側部、指の手掌部に区分される。

問06 会陰の部位

図中の空欄（①〜④）に適切な語句を入れなさい

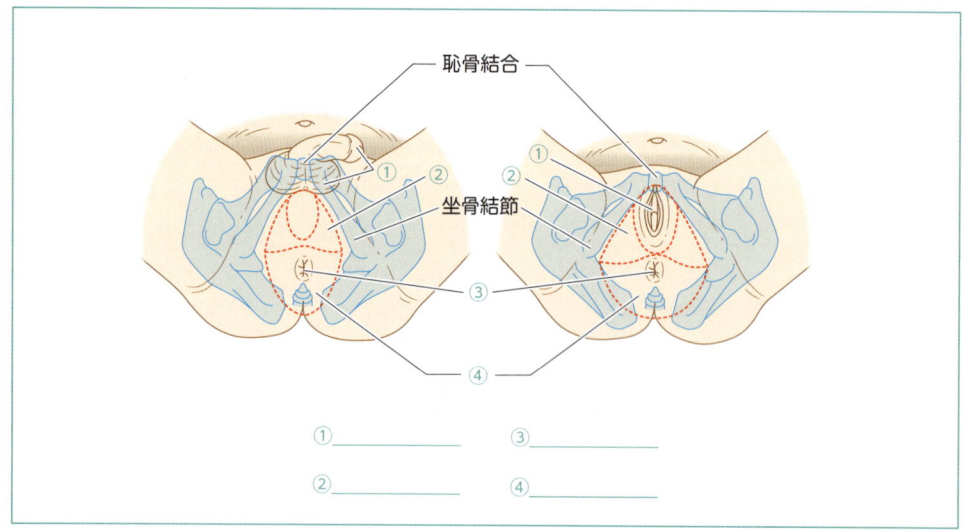

① _____　　③ _____

② _____　　④ _____

問07 下肢の部位

次の文章中の空欄に適切な語句を入れなさい

下肢の部位は、殿部、大腿前面、大腿内側面、大腿三角、大腿後面、大腿外側面、前膝部（①_____部）、後膝部（②_____部）、下腿前面、下腿後面（③_____部―ふくらはぎ）、④_____部（そとくるぶし）、⑤_____部（うちくるぶし）、⑥_____部（かかと）、足背、足底、（足の）指の背側部、（足の）底側部に区分される。

問08 体表からの方向を示す面

図を参考に、次の文章中の空欄に適切な語句を入れなさい

❶ 身体の長軸に沿って、垂直に身体を切断したと仮定してできるすべての面を① _____（_____）という。

❷ 身体を左右に2分する前後方向のすべての縦断面（じゅうだん）を② _____ という。

❸ 矢状面（しじょう）の1つで、身体の正中線を通り、ただ1つしか存在しない面を③ _____（_____）という。

❹ 矢状面に対し直角をなし、身体を前後に2分する左右方向のすべての縦断面を④ _____（_____）という。

❺ 垂直面に対し、直角に切断し体を上・下に分けると仮定してできる水平な面を⑤ _____（_____）という。

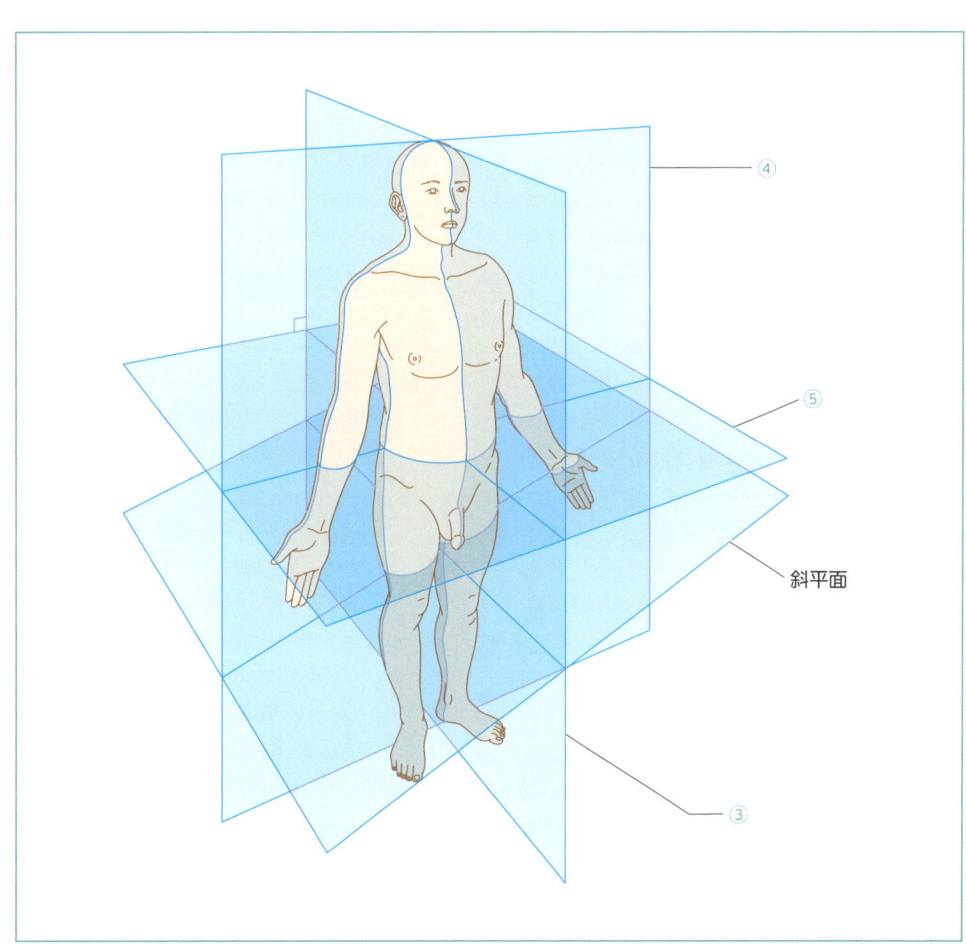

斜平面

問09 体表からの方向を示す線と用語

図を参考に、次の文章中の空欄に適切な語句を入れなさい

❶ 身体の前面・後面の中央を走り、それぞれ左右に2等分する線を① _____ とよぶ。

❷ 鎖骨の中央を通る垂直線を② _____ とよぶ。

❸ 乳頭を通る垂直線を③ _____ とよぶ。

❹ 腋窩の前縁・後縁・中央を通る垂直線を、それぞれ④ _____ 、⑤ _____ 、⑥ _____ とよぶ。

❺ 上・下肢において体幹に近いほうを⑦ _____ とよび、また遠いほうを⑧ _____ とよぶ。

❻ 上肢の内側を⑨ _____ とよび、また外側を⑩ _____ とよぶ。

❼ 下肢の内側を⑪ _____ とよび、また外側を⑫ _____ とよぶ。

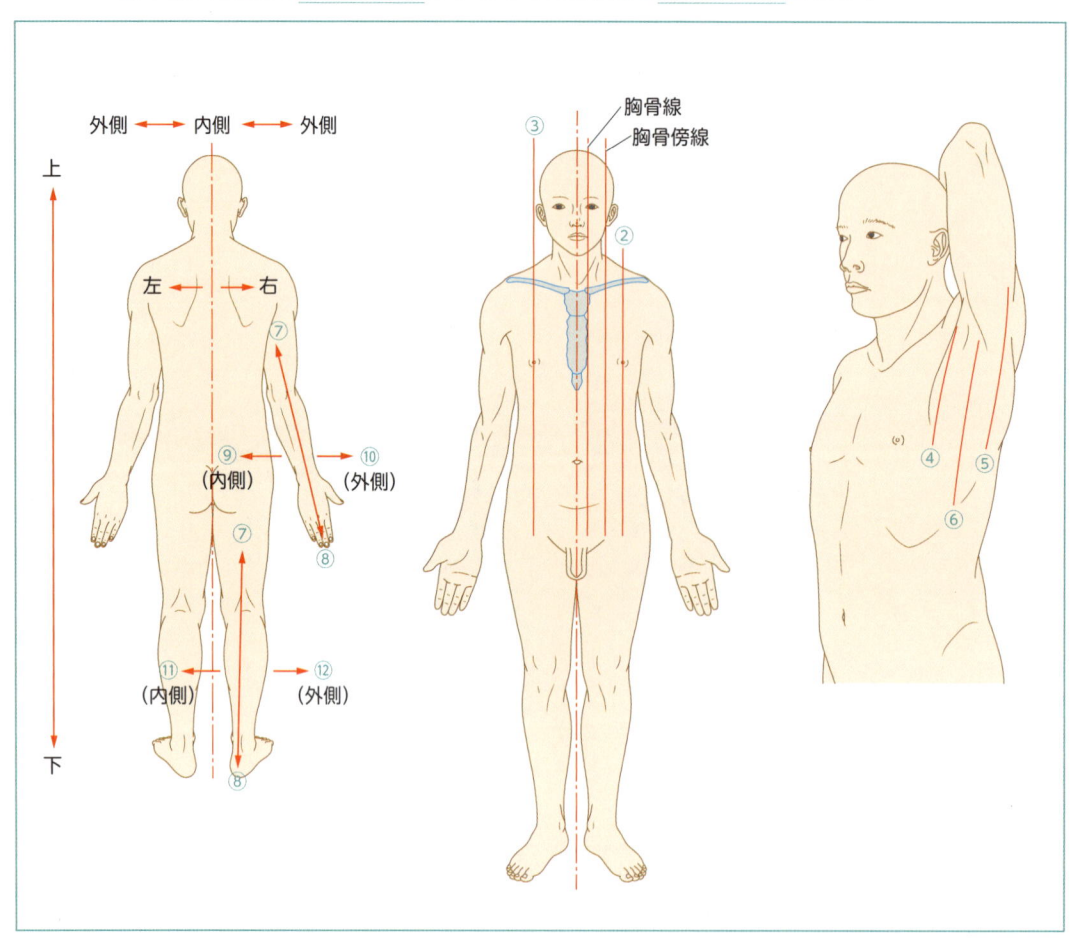

問10 体　位

図中の空欄（①〜⑦）に適切な語句を入れなさい

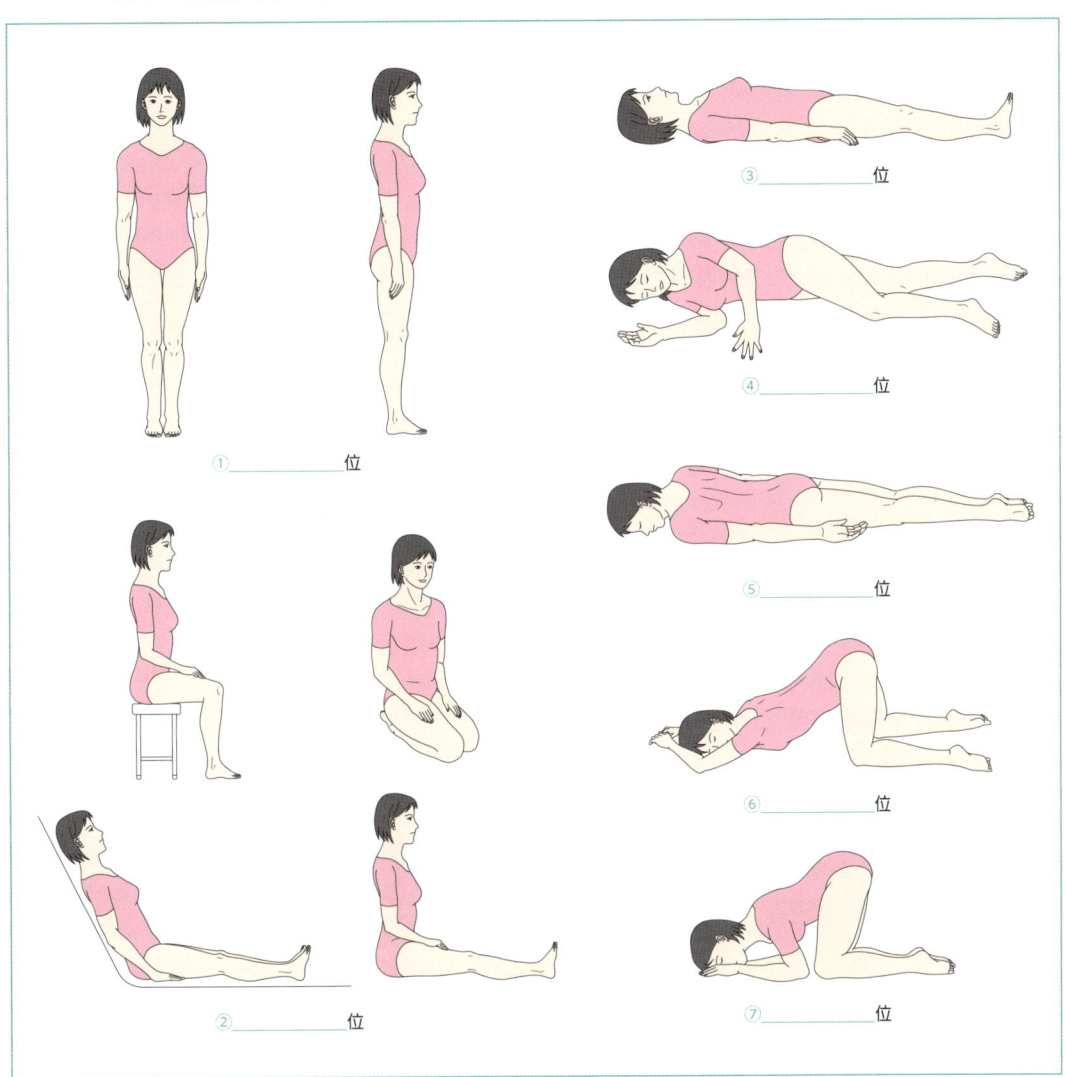

問11 細　胞

次の文章の空欄に適切な語句を入れなさい

❶ 原形質は、細胞の生きている部分を構成する物質で、①_____と②_____とからなり、表面には薄い細胞膜（70〜100Å）がある。

❷ 細胞質は③_____状の無形質と有形質とからなる。有形質のなかで特殊な形態をもち、一定の機能を有するものを④_____といい、⑤_____、⑥_____、⑦_____、⑧_____、リボゾーム、リソソームなどがある。

❸ 細胞はふつう1個の核をもち、核の形は円形、球形、楕円形、分葉形などいろいろな形をしている。核は⑨＿＿＿＿合成を基本として細胞の⑩＿＿＿＿、⑪＿＿＿＿、増殖などに関与する。核内には1～2個の核小体と小粒子状の⑫＿＿＿＿が散在している。細胞分裂期には、⑫は⑬＿＿＿＿となる。

❹ 細胞分裂には、無糸分裂（直接分裂）と⑭＿＿＿＿（間接分裂）とがあり、ヒトの細胞は後者による増殖である。有糸分裂には、体細胞分裂と生殖細胞に関係しDNA量がもとの半分になる減数分裂がある。

❺ 細胞分裂の⑮＿＿＿＿期は、中心小体が2分して細胞の両極に移動し、⑯＿＿＿＿の内部に染色体が形成される。⑰＿＿＿＿期になると核膜が壊れて、染色体は赤道面に並び、縦に分かれる。⑱＿＿＿＿期になると縦裂した染色体が、両極に移った中心小体に引き寄せられる。

❻ 細胞分裂の終期になると染色体は両極に分かれ、再び染色質の状態に戻り⑲＿＿＿＿ができ、細胞もくびれて2分し、2個の細胞となる。

問12 上皮組織

次の文章の空欄に適切な語句を入れなさい

❶ 単層と重層を区別し、胸膜や血管内皮、表皮を構成する上皮を①＿＿＿＿上皮とよぶ。

❷ 単層と重層に分けられるが、ほとんど単層である。腎臓の尿細管、甲状腺の濾胞上皮、細気管支、網膜の色素上皮にみられる上皮を②＿＿＿＿上皮とよぶ。

❸ 胃、腸など消化管の上皮と気道（鼻腔、喉頭、気管、気管支）や生殖器（卵管、子宮）の上皮と眼瞼結膜上皮などに分けられる上皮を③＿＿＿＿上皮とよぶ。

❹ 機能に応じて上皮の形態が移行し、泌尿器（腎杯、腎盂、尿管、膀胱）の内表面にみられる上皮を④＿＿＿＿上皮とよぶ。

問13 腺

次の文章の空欄に適切な語句を入れなさい

❶ 分泌作用を行う腺細胞と分泌物を運ぶ導管からできている腺を①＿＿＿＿腺という。汗腺、脂腺、乳腺は②＿＿＿＿腺、唾液腺（耳下腺、顎下腺、舌下腺）、肝臓、膵臓は③＿＿＿＿腺である。①には他に④＿＿＿＿腺、⑤＿＿＿＿腺などがある。

❷気道や消化管の壁にて粘液を分泌する腺を⑥_____腺といい、漿液を分泌する腺を⑦_____腺という。

❸粘液腺と漿液腺が同一腺に含まれる舌下腺や顎下腺を⑧_____腺、脂質を分泌する腺を⑨_____腺、汗を分泌する腺を⑩_____腺、汗腺が変形したもので乳を分泌する腺を⑪_____腺という。

❹下垂体、甲状腺、副腎など⑫_____がなく、その分泌物（⑬_____）を血液中や組織液中に出す腺を⑭_____腺とよぶ。

問14 結合組織

次の文章の空欄に適切な語句を入れなさい

❶皮下組織と粘膜下組織を①_____結合組織という。
❷真皮や腱、靱帯などの組織を②_____結合組織という。
❸血液とリンパは結合組織に属するが、基質が液状である。血液の基質は③_____で、細胞は④_____と⑤_____である。リンパの基質は⑥_____で、細胞は⑦_____である。

問15 軟骨組織

次の文章の空欄に適切な語句を入れなさい

❶主に微細な膠原線維の基質をもつ肋軟骨、関節軟骨、気管・気管支の軟骨を①_____軟骨という。
❷主に弾性線維の基質をもつ耳介軟骨、喉頭蓋軟骨を②_____軟骨という。
❸軟骨細胞が少なく、おもに膠原線維の基質をもつ椎間円板、恥骨間円板の軟骨を③_____軟骨という。

問16 骨組織

次の文章の空欄に適切な語句を入れなさい

❶骨組織は①_____と②_____からなる。基質は微細な膠原線維の束が層板状に走り骨層板をつくる。骨層板中の骨小腔に骨細胞が入る。

問17 筋組織

次の文章の空欄に適切な語句を入れなさい

❶ 筋組織は① _____ の集束で、その細胞は細長い線維状をなすので② _____ ともよばれる。平滑筋、横紋筋、心筋があり、横紋筋と心筋は横紋をもつ。

❷ ③ _____ 筋は消化管、尿管、卵管、血管、膀胱、子宮などの壁をつくり、内臓筋ともいわれる。自律神経に支配される不随意筋である。

❸ ④ _____ 筋は関節の運動に関係し、横紋がみられ、骨格筋ともいわれる。脳脊髄神経に支配される随意筋である。

❹ 心臓の壁をつくる⑤ _____ 筋は横紋がみられるが、不随意筋である。特殊心筋線維である刺激伝導系をもつ。

問18 神経組織

図を参考に、次の文章中の空欄に適切な語句を入れなさい

❶ 神経組織は情報の伝達や処理にあたる① _____ と、情報の伝達はしないが①の働きを助ける② _____ で構成されている。

❷ 神経細胞は、核を中心とする③ _____ （核周部）と2種の突起、④ _____ 突起と⑤ _____ 突起からなる。これらを合わせて⑥ _____ という。④突起は、情報（刺激）を受け取ってこれを細胞体に向けて送り込み、⑤突起は情報（興奮）を末梢へ送り出す。⑤突起が他のニューロンに連なる場合、④突起あるいは細胞体表面に接着する。この接着部を⑦ _____ という。

❸ 神経細胞体から出ている比較的長い突起を⑧ _____ という。⑧は神経突起にあたることが多い。⑧（神経突起）のことを⑨ _____ ともよぶ。神経線維の鞘としては⑩ _____ と⑪ _____ がある。

❹ 支持細胞は神経細胞の支持、栄養、代謝などの役割を果たす細胞で、中枢神経系にみられる⑫ _____ 細胞（グリア細胞）、末梢神経系での⑬ _____ 細胞や末梢神経系の神経節にみられる⑭ _____ 細胞などがある。

❺ ⑫細胞は脳と脊髄つまり中枢神経系にみられる支持細胞で、脳室や脊髄中心管の内面をおおう⑮ _____ 細胞と⑯ _____ 細胞がある。⑯細胞には星状膠細胞、希突起膠細胞、小膠細胞の3種類がある。

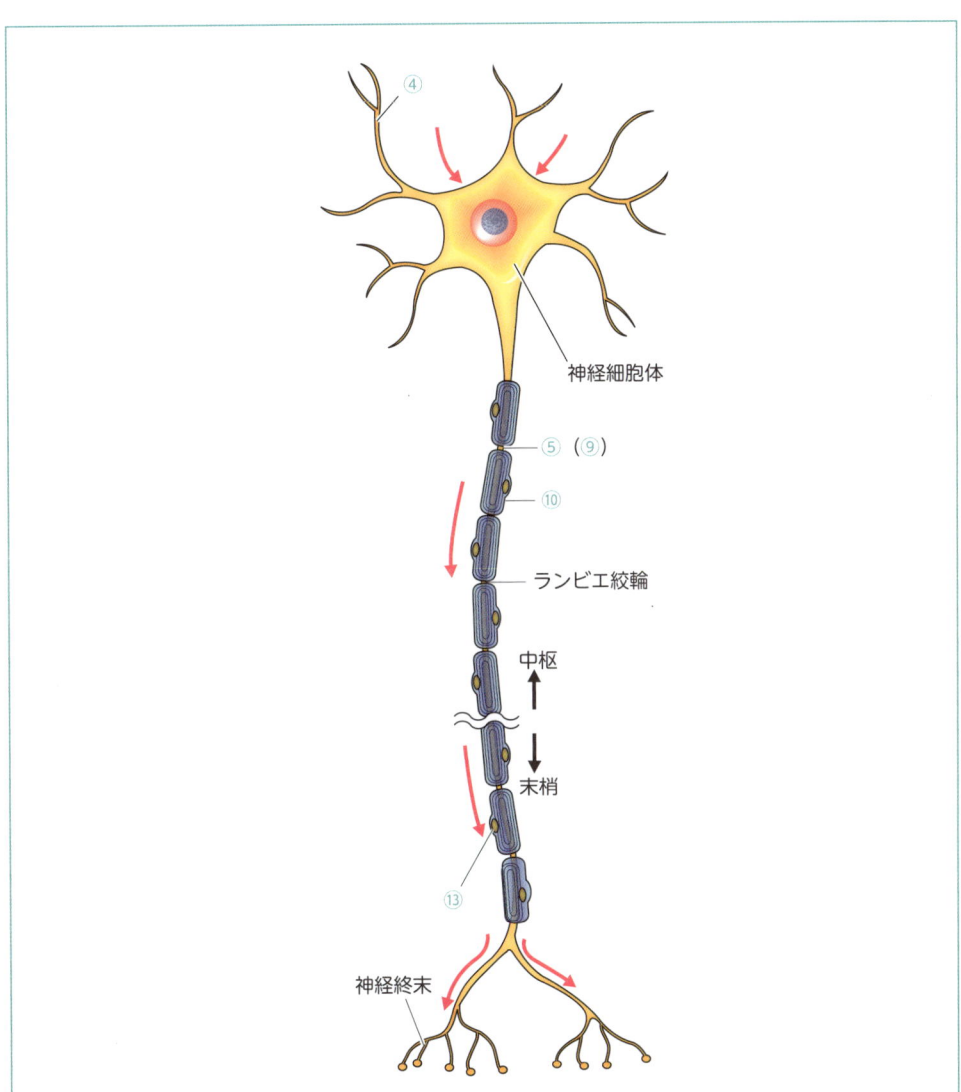

問19 器官

次の文章の空欄に適切な語句を入れなさい

❶ 食道、胃、腸、喉頭、気管、尿管、卵管などの器官を指す。管腔の壁は3層からなり、内側から粘膜、筋層、漿膜（または外膜）である器官を① ＿＿＿＿＿ 器官という。

❷ ①器官の粘膜は、② ＿＿＿＿＿、粘膜固有層、粘膜筋板、粘膜下組織の4層に分かれる。

❸ ①器官の筋層は、③ ＿＿＿＿＿ 筋（一部横紋筋）でできており、内輪（筋）層と外縦（筋）層の2層からなる。

❹ 外側は④ ＿＿＿＿＿（または⑤ ＿＿＿＿＿）となっている。食道では線維性の外膜、腹腔内の消化管（胃や腸）は薄い漿膜（臓側腹膜）に包まれている。

❺ 肝臓、腎臓、膵臓、肺、卵巣などの器官は、器官特有の機能をもつ組織である⑥ ＿＿＿＿＿ と、実質の間に入り込んだ結合組織性の⑦ ＿＿＿＿＿（間質、血管、神経を含む）とからなる。表面は、結合組織性または漿膜性の被膜に包まれる。これらの器官を⑧ ＿＿＿＿＿ 器官という。

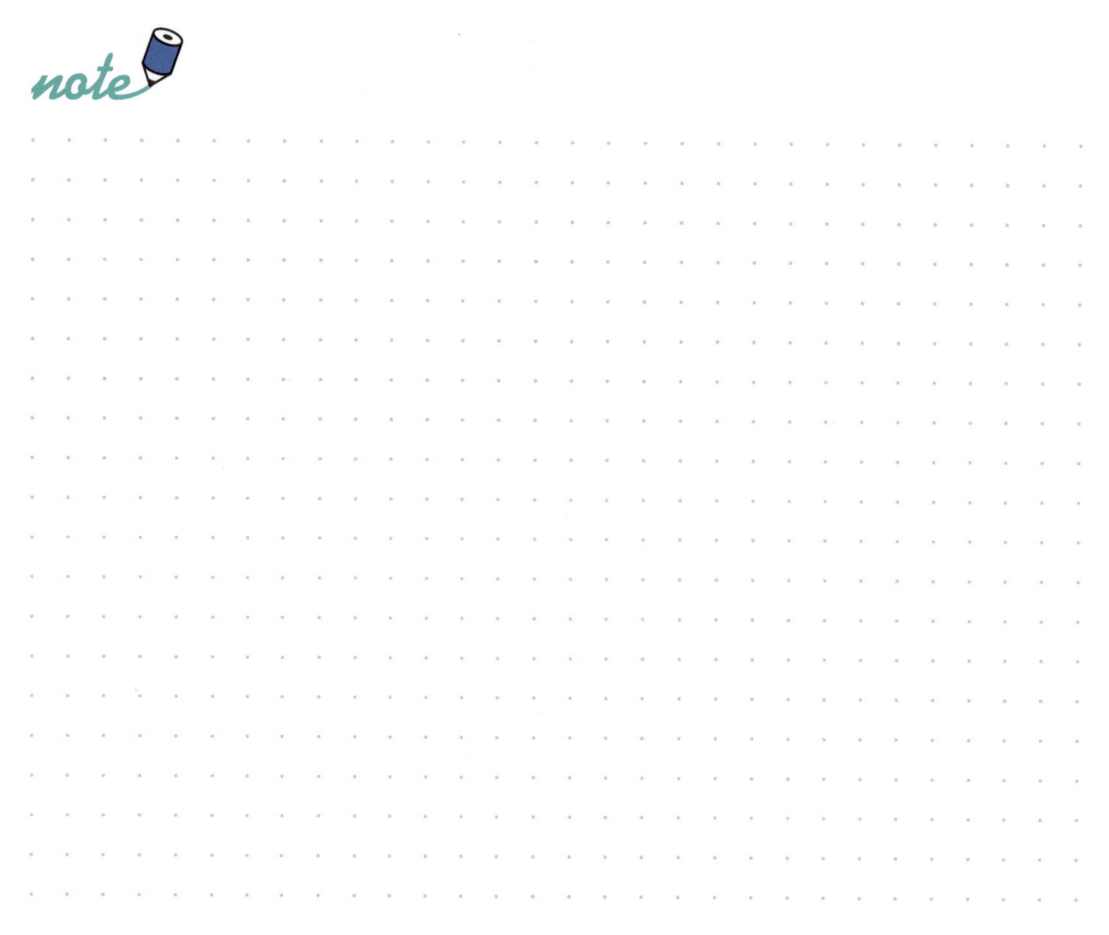

○×確認問題

- □□ 1 細胞内でエネルギーを産生する小器官は、ミトコンドリアである。
- □□ 2 みぞおちの部位は、上胃部とよばれる。
- □□ 3 正中面は、左右の耳を通る前頭面の1つである。
- □□ 4 細胞の核が分裂するときには、染色質からヒモ状の染色体がつくられ、このなかには遺伝に関するDNA（デオキシリボ核酸）が含まれる。
- □□ 5 ヒトの染色体は44個の常染色体と、男性ではXYの性染色体、女性ではXXの性染色体の計46個からなる。
- □□ 6 組織は上皮組織、支持組織、筋組織、神経組織の4つに分けられる。
- □□ 7 腺は発生学的には、皮膚や粘膜の上皮組織が結合組織の中に落ち込んでできたもので、唾液腺は内分泌腺、甲状腺は外分泌腺である。
- □□ 8 上肢の母指の側を尺側という。
- □□ 9 骨格筋は随意筋で、横紋筋ともいわれる。
- □□ 10 心筋は不随意筋であるが、横紋筋ともいわれる。
- □□ 11 下肢のそとくるぶし（外果）の側は、外側または脛側といわれる。
- □□ 12 頸窩で皮下に触れる気管は、弾性軟骨よりなる。
- □□ 13 ニューロン（神経元）とは、神経細胞と神経膠細胞との接着部である。
- □□ 14 尿管の上皮組織は移行上皮である。
- □□ 15 組織は同じ形や働きをもつ細胞の集団であり、組織が組み合わさって特有の形と機能をもつ器官となる。
- □□ 16 胃、腸管のような消化器官の内面上皮は、扁平上皮細胞である。
- □□ 17 中空性器官の壁は、粘膜上皮と漿膜の2層からなる。
- □□ 18 神経細胞には、樹状突起と神経突起があり、樹状突起は他の神経細胞の神経突起とシナプスを形成する。
- □□ 19 平滑筋は消化管や血管、膀胱など、主として内臓器官に存在し、不随意筋であり、自律神経の支配下にある。

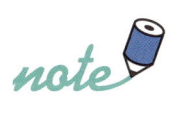

note

実 践 問 題

☐☐ **1-01** 次のうち誤っているのはどれか
 1 大鎖骨上窩では、皮下に鎖骨下動脈の拍動を触れることができる。
 2 正中面は、左右の耳を通る前頭面の1つである。
 3 矢状面は、身体を左右に2分する前後方向のすべての縦断面をいう。
 4 膝の前を膝蓋部、後ろを膝窩部という。

[　　　]

☐☐ **1-02** 次のうち正しいのはどれか
 1 肩甲線は、肩甲骨の肩峰を通る垂直線である。
 2 手において、指先を近位という。
 3 前腕で親指側を橈側という。
 4 下肢でそとくるぶしの方を外側、または脛側という。

[　　　]

☐☐ **1-03** 次のうち誤っているのはどれか

 a 細胞内でエネルギーを産生する小器官は、ミトコンドリアである。
 b みぞおちの部位は上胃部とよばれる。
 c 頸窩で触れる気管は、弾性軟骨よりなる。
 d 胃や腸の壁、横隔膜などの筋層は、平滑筋からなる。

 1 a・b　　2 a・d　　3 b・c　　4 c・d

[　　　]

☐☐ **1-04** 次のうち正しいのはどれか
 1 口腔や食道の粘膜は単層線毛上皮である。
 2 耳下腺、舌下腺などの消化腺は、甲状腺同様に内分泌腺である。
 3 椎間円板は、硝子軟骨である。
 4 尿管や膀胱の内表面は移行上皮でできている。

[　　　]

☐☐ **1-05** 漿膜はどれか
 1 腹膜　　2 結膜　　3 髄膜　　4 滑膜

[　　　]

実 践 問 題

☐☐ **1-06** 次のうち誤っているのはどれか
1 肝臓や膵臓は同じ消化器系器官でも、食道や腸と異なり、実質性器官に含まれる。
2 平滑筋は、消化器や血管などの内臓器官に存在し、不随意筋である。
3 中空性器官の筋層は、主に平滑筋で内輪走筋と外縦走筋からなる。
4 気管や気管支の内表面は、食道同様に重層扁平上皮である。

[　　　]

☐☐ **1-07** 次のうち誤っているのはどれか

a 軟骨組織は、硝子軟骨、弾性軟骨、膠原軟骨、細網軟骨とがある。
b 胸鎖乳突筋の前方、頸動脈三角では総頸動脈の拍動が触れる。
c 鼠径部はももの付け根で、鼠径溝の上部になる。
d シナプスは神経元ともいい、神経突起のほかのニューロンの樹状突起あるいは細胞体との接着部である。

1　a・b　　2　a・d　　3　b・c　　4　c・d

[　　　]

☐☐ **1-08** 次のうち誤っているのはどれか

a 真皮は、重層扁平上皮に含まれる。
b 仰向けに寝た体位を仰臥位、うつ伏せを伏臥位という。
c 神経組織は、神経細胞と支持細胞で構成されている。
d 唾液腺や汗腺は外分泌腺で、脂腺や乳腺は内分泌腺である。

1　a・b　　2　a・d　　3　b・c　　4　c・d

[　　　]

☐☐ **1-09** 組織の再生能力で正しいのはどれか
1 心筋は再生能力がない。
2 結合組織は再生能力が弱い。
3 骨格筋は再生能力が強い。
4 神経膠組織は再生能力がない。

[　　　]

第2章

骨格系

問01 骨の働き

次の文章中の空欄に適切な語句を入れなさい

❶ ①_____作用：頭や内臓を支え、身体の支柱となる。
❷ 保護作用：いくつかの骨が集まり、骨格を形成し、②_____腔、胸腔、脊柱管、③_____腔などの腔をつくり、脳や内臓などの重要な器官を納め保護している。
❸ 運動作用（受動的）：付着している筋の収縮により、可動性のある④_____を支点として運動が行われる。
❹ 造血作用：骨内の骨髄のうち、造血機能のある⑤_____骨髄において、赤血球、白血球、血小板が絶えず新生される。造血作用が衰え黄色になった骨髄を⑥_____骨髄とよぶ。
❺ 電解質の貯蔵作用：⑦_____、リン、⑧_____、カリウムなどの電解質は骨中に蓄えられ、必要に応じて骨から引き出されて、血流によって送り出される。

問02 骨の形状

次の文章中の空欄に適切な語句を入れなさい

❶ ①_____骨：長く伸びた管状の骨で、②_____骨、上腕骨、鎖骨、脛骨、橈骨などがある。
❷ ③_____骨：短く不規則な形をしている骨で、有鉤骨(ゆうこうこつ)、有頭骨などの④_____骨、距骨(きょこつ)、踵骨(しょうこつ)などの足根骨が含まれる。
❸ ⑤_____骨：板状の扁平な骨で、⑥_____骨、胸骨、肋骨、腸骨などが含まれる。
❹ ⑦_____骨：骨内部に空気を含む空洞をもつもので、前頭骨、上顎骨、篩骨(し)、⑧_____骨がある。

問03 骨の構造

図を参考に、次の文章中の空欄に適切な語句を入れなさい

❶ 骨は関節面を除いて①_____に包まれ、②_____と髄腔内や海綿様の小腔内の③_____より構成される。

❷ 骨膜は関節軟骨におおわれた関節面を除いて骨を包む線維性結合組織の膜で、シャーピー線維で骨表面に固着している。血管と神経に富み、骨を保護するとともに、骨を養い、骨の④_____や⑤_____にも役立つ。

❸ 骨質は⑥_____質と⑦_____質よりなる。⑥質は骨の表層で、骨組織が層板状に配列し、その中心を栄養血管を通す血管腔が縦に走る。この血管腔を⑧_____という。そのまわりの同心円状の層板を⑨_____と

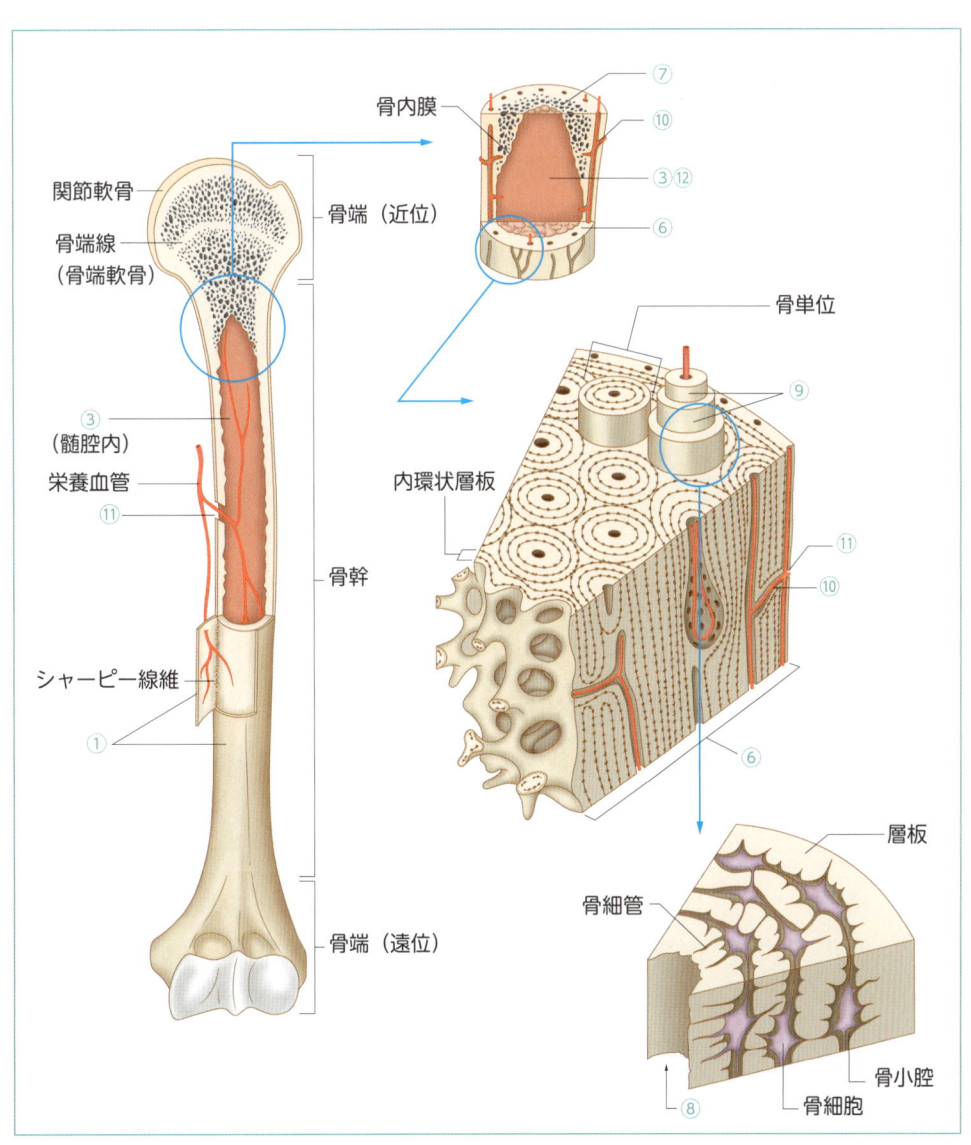

いう。⑧は、骨膜からの血管を導入する⑩_____と交通している。骨表面にできた孔を⑪_____という。⑦質は骨の深層や骨端にあり、海綿様の小腔をもつ。その小腔は、⑫_____により満たされている。

❹骨髄は細網組織からなり、⑬_____骨髄と⑭_____骨髄に区別される。⑬骨髄は造血作用が盛んで、赤紅色をなし、椎骨、胸骨、肋骨、腸骨などの中にある。若いときは⑬骨髄が多い。⑭骨髄は加齢とともに造血機能が衰え、脂肪細胞が増えて黄色を呈し、長骨骨幹部の髄腔中にある。

問04 骨の発生と成長

次の文章中の空欄に適切な語句を入れなさい

❶①_____骨（②_____性骨）：胎生期に骨の原型をなす軟骨が発生し、その軟骨組織が壊され骨芽細胞が現れる。それが骨組織に置き換わり骨化する。長骨では、骨幹の中央と両骨端と3か所に骨化点が生じ骨化が進む。

❷③_____骨（④_____性骨）：結合組織内に骨芽細胞ができ、骨細胞となる。頭蓋冠や顔面骨の一部。

❸骨端部の軟骨（骨端軟骨）が増殖し骨化することにより⑤_____（増長）が行われる。

❹骨膜から骨芽細胞が出て骨膜内面に骨質をつくり、骨に付加されることにより⑥_____（増厚）が行われる。

問05 骨の連結

次の文章中の空欄に適切な語句を入れなさい

❶①_____結合は、結合部が不動性で、両骨間には多少の結合組織や軟骨が介在している。

❷②_____は、頭蓋骨間にみられ、膠原線維によって結合される。

❸③_____は、歯と（上・下）顎骨の歯槽との間にみられ、結合は膠原線維による。

❹④_____結合は、両骨間が線維軟骨によって結合している。⑤_____円板とは、椎骨間の結合で、椎体間の線維軟骨をいう。⑥_____円板とは、恥骨結合における左右恥骨間の線維軟骨をいう。

❺⑦_____結合は、縫合や軟骨結合において、両骨間の結合組織や軟骨が二次的に骨化したものである。

問06 関節の構造

図を参考に、次の文章中の空欄に適切な語句を入れなさい

❶ ①_____ は2ないし3個の骨の連結部が可動性をもつ結合（②_____結合）である。

❷ 関節では、結合している骨の連結部で、突出した関節面を③_____、くぼんでいるほうの関節面を④_____という。それらの関節面は⑤_____におおわれ、結合部は⑥_____と⑦_____（内膜）という2層の関節包に包まれる。関節包に包まれた内腔は⑧_____といわれ、関節面の摩擦を減らす⑨_____に満たされている。また、関節包の強化と関節の過度の運動を阻止し損傷を防ぐため、⑩_____によって補強されている。

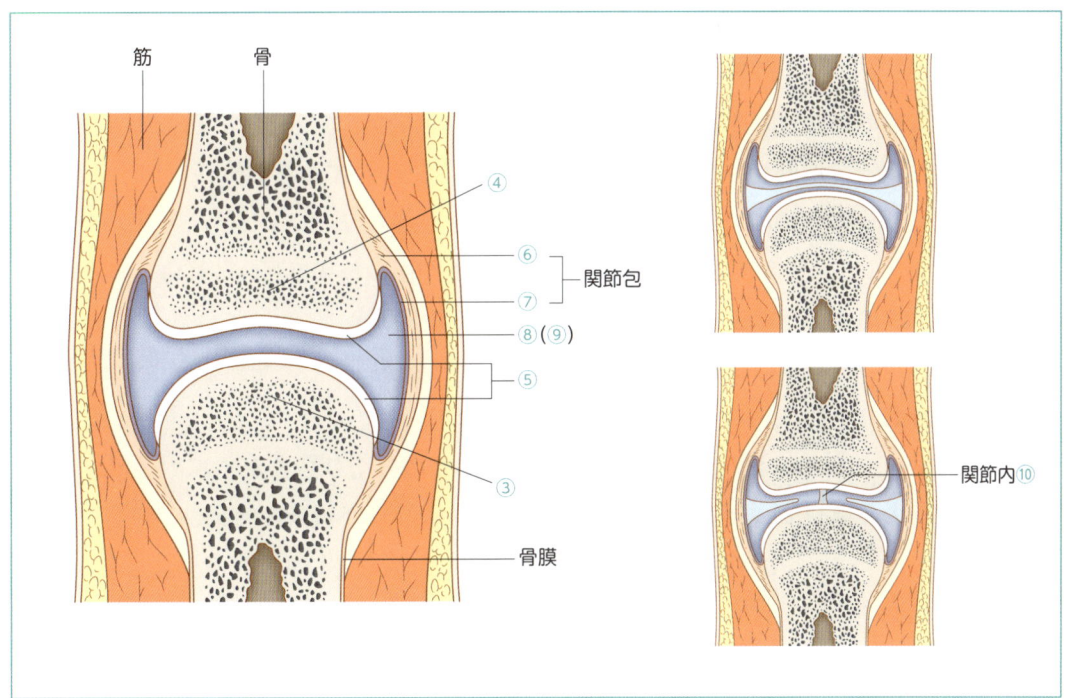

問07 関節の種類

図を参考に、次の文章中の空欄に適切な語句を入れなさい

❶ 結合する骨の数による分類：2つの骨がつくる肩関節や股関節などを①＿＿＿＿＿、3つ以上の骨がつくる肘関節（上腕骨と橈骨と尺骨）を②＿＿＿＿＿という。

❷ 運動軸による分類：屈伸のように1軸のみを中心に動く関節を③＿＿＿＿＿、前後と側方への屈伸のように2軸を中心に動く関節を④＿＿＿＿＿という。また、前後屈と側屈に回旋も行うように、3軸以上を中心に動く関節を⑤＿＿＿＿＿という。

❸ ⑥＿＿＿＿＿は関節頭が球状で、関節窩は頭に対応する凹面のくぼみをもち、多軸性の運動ができる（例：肩関節）。関節窩のとくに深いものを、⑦＿＿＿＿＿という（例：⑧＿＿＿＿＿）。

❹ ⑨＿＿＿＿＿の関節頭は円柱状で、蝶番のように円柱軸を運動軸にして1方向にのみ運動ができる（例：⑩＿＿＿＿＿、指節間関節）。円柱の直径が、回転角度によって増減し、ラセン階段を登るような運動をするものを⑪＿＿＿＿＿という（例：距腿関節）。

❺ ⑫＿＿＿＿＿は関節頭、関節窩の両関節面が馬の鞍状で互いに直角方向に動き2軸性の運動ができる（例：母指の手根中手関節）。

❻ ⑬＿＿＿＿＿は関節頭、関節窩の両関節面が楕円状で、関節頭の長軸と短軸のまわりを動く（2軸性）（例：橈骨手根関節）。

❼ ⑭＿＿＿＿＿は関節頭が環状をなし、関節窩は切り込まれて車の軸受け状で、骨の長軸のまわりを回転する（1軸性）（例：上・下橈尺関節）。

❽ ⑮＿＿＿＿＿は関節面が平面に近く、可動性は少なくわずかに滑動性に動く（例：椎間関節）。相対する関節面が小さな凹凸によってぴったりと合い、ほとんど可動性のないものを⑯＿＿＿＿＿という（例：仙腸関節）。

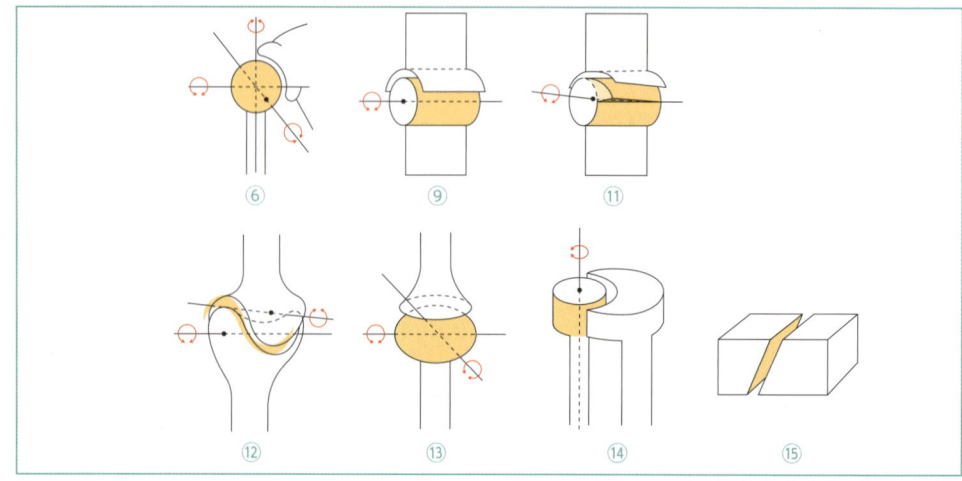

問08 頭蓋の構造―連結

図を参考に、次の文章中の空欄に適切な語句を入れなさい

❶ 左右の頭頂骨の間の縫合を① _____ 縫合という。
❷ 前頭骨と左右頭頂骨の間の縫合を② _____ 縫合という。
❸ 左右頭頂骨と後頭骨の間を③ _____ 縫合という。
❹ 側頭骨と頭頂骨の間を④ _____ 縫合という。
❺ 矢状縫合と冠状縫合が会合している菱形の部分。生後1年から1年半で閉鎖する膜性の部位を⑤ _____ という。
❻ 矢状縫合とラムダ縫合との間の三角形状の部分で、生後約2か月で閉鎖する膜性の部位を⑥ _____ という。

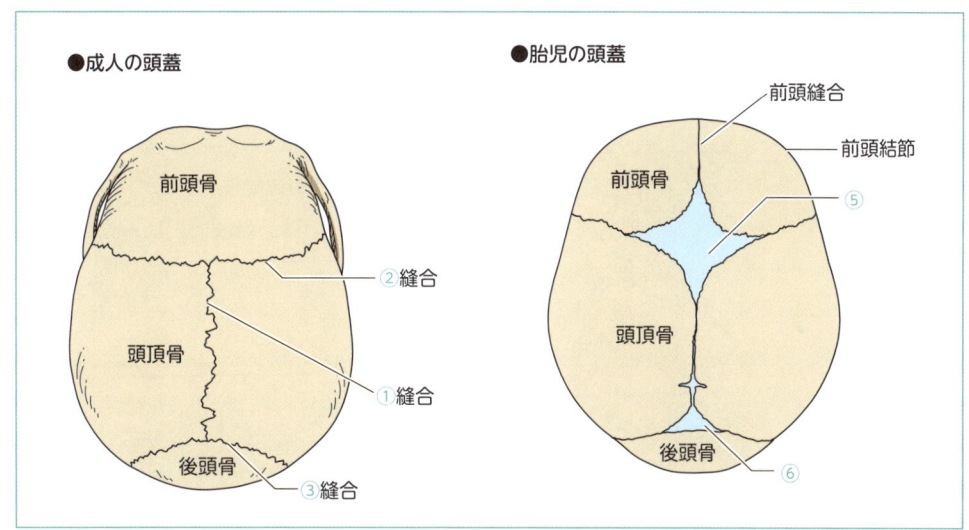

問09 頭蓋の構造―鼻腔・副鼻腔・眼窩

次の文章中の空欄に適切な語句を入れなさい

❶ 鼻腔の入口は① _____ とよばれ、内部は② _____ で左右に仕切られている。両側壁からは上・中・下③ _____ が突出して上・中・下④ _____ を分ける。
❷ 鼻中隔は上半は篩骨の垂直板、下半は⑤ _____ 、前方は鼻中隔軟骨からなる。
❸ ⑥ _____ は鼻腔周辺の骨の内部の含気腔で、⑦ _____ 、⑧ _____ 、⑨ _____ 、（前・後）篩骨洞の4種がある。
❹ 前頭骨、頬骨、上顎骨、蝶形骨、篩骨、口蓋骨、涙骨の7種の骨より囲まれている⑩ _____ は、眼球を入れるくぼみである。
❺ 側頭骨下顎窩は下顎骨と関節し⑪ _____ をつくる。

問10 脊柱の構造

図を参考に、次の文章中の空欄に適切な語句を入れなさい

❶ 上下の椎体は間に線維軟骨である①_____をはさみ、柱状をなして②_____となる。椎孔も上下で連なり③_____となり脊髄を入れる。上位の下椎切痕と下位の上椎切痕とが合わさって④_____をつくり、脊髄神経を出入りさせる。

❷ 脊柱は柱状であるが、頸部と腰部は⑤_____し、胸部と仙尾部は⑥_____して、前後に生理的なS状弯曲をつくっている。

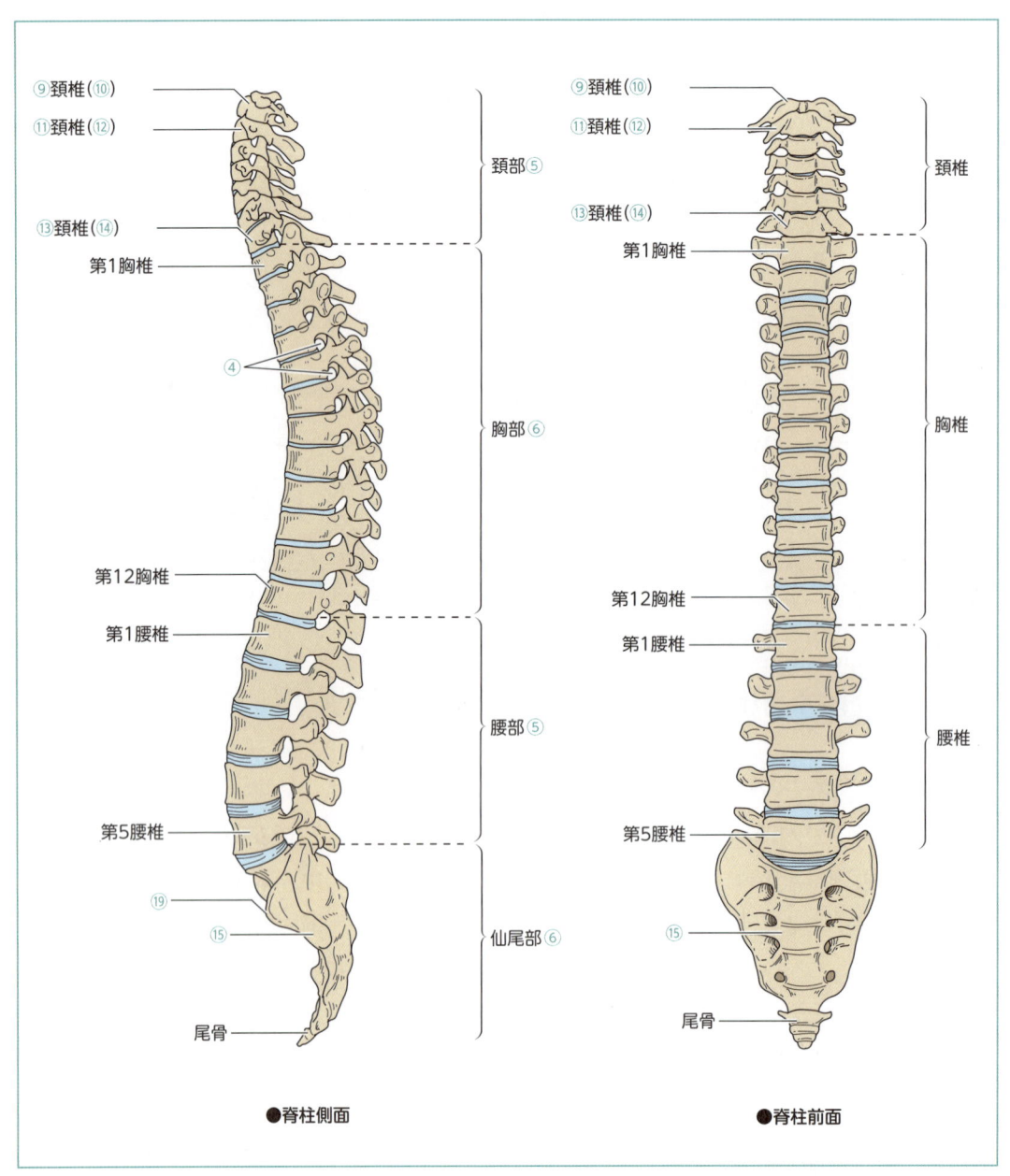

●脊柱側面　　　　●脊柱前面

❸横突起の基部にある孔すなわち⑦_____は頚椎のみにあり、⑧_____動脈が通る。

❹⑨_____頚椎は椎体が欠如し環状で、後頭顆との環椎後頭関節をつくる上関節窩がある。⑩_____ともいう。

❺⑪_____頚椎は椎体の上方に歯突起が突出し、環椎の前弓の後ろに入り正中環軸関節をつくる。歯突起を軸として頭蓋の回転を行い、⑫_____ともいう。

❻⑬_____頚椎は上位6頚椎に比べると、棘突起が長く体表からも触知でき、他の椎骨の位置の基準となる。⑭_____ともいう。

❼⑮_____は5個の仙椎が癒合し1つの骨になったもので、前面の⑯_____は癒合のあとである。後面の正中仙骨稜は棘突起の癒合を示す。4対の⑰_____骨孔・⑱_____骨孔は椎間孔に相当し、脊柱管の続きである仙骨管に始まっている。

❽仙骨の椎体上端前縁部の前方突出部を⑲_____という。

❾仙骨の外側部の関節面は⑳_____といい、寛骨と結合する。

問11 胸郭の構造

次の文章中の空欄に適切な語句を入れなさい

❶胸郭は①_____個の胸椎、②_____個の肋骨、③_____個の胸骨からなるカゴ状の骨格で、胸腔内臓の保護と呼吸作用に関与する。

❷胸骨は柄・体・剣状突起の3部からなり、④_____は胸骨柄と胸骨体との結合部で、両側に⑤_____が連結している。

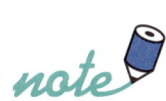

問12 骨盤の構造

図を参考に、次の文章中の空欄に適切な語句を入れなさい

❶ 仙骨と寛骨の耳状面間の半関節を①＿＿＿＿関節という。
❷ 左右の寛骨の結合で、両恥骨結合面の間に線維軟骨の恥骨間円板を挟んでいる連結を②＿＿＿＿という。
❸ 恥骨結合上縁より、左右の恥骨上縁を通り、腸骨の弓状線から仙骨の岬角までの線を③＿＿＿＿という。
❹ 骨盤は③により、上部の④＿＿＿＿と下部の⑤＿＿＿＿とに分けられる。小骨盤は恥骨結合により閉じた⑥＿＿＿＿をつくり、骨盤内臓を入れ、分娩のときの産道となる。骨盤腔の上方で分界線に沿う部分を⑦＿＿＿＿、下方を⑧＿＿＿＿という。
❺ 骨盤内臓には、⑨＿＿＿＿、⑩＿＿＿＿、⑪＿＿＿＿、⑫＿＿＿＿、⑬＿＿＿＿、⑭＿＿＿＿などがある。

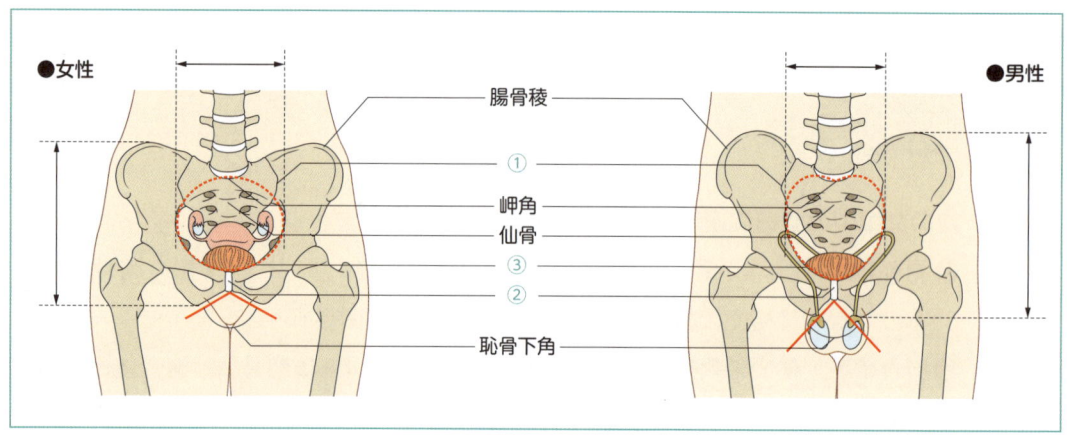

問13 骨盤の性差

次の表は骨盤の性差をまとめたものである。空欄を埋めて表を完成させなさい

	女 性	男 性
骨盤上口の形	横楕円形	ハート形
恥骨下角	70～90°	50～60°
骨盤腔	広く、①＿＿＿形	狭く、②＿＿＿形
仙 骨	幅広く、短い、③＿＿＿度が少ない	幅が狭く、長い、前方に強く弯曲

問14 上肢骨の構造

次の文章中の空欄に適切な語句を入れなさい

❶ 鎖骨の内側は胸骨と関節（①_____関節）、外側は肩甲骨の肩峰と関節（②_____関節）する。

❷ 肩甲骨は逆三角形をした扁平な骨で、背部で第2肋骨から第8肋骨にかけてある。③_____は上外側にあり、上腕骨と肩関節をつくる。④_____と⑤_____は背部皮下で触知できる。小胸筋・烏口腕筋や靱帯の付着部を⑥_____といい、下角は第7胸椎棘突起の高さにある。

❸ 上腕骨にみられる⑦_____は半球状の関節面をもち、肩甲骨と肩関節をつくる。近位端の筋の付着部には⑧_____と⑨_____がある。外科頸は大・小結節のすぐ下のくびれで、骨折の頻発部位である。内・外側上顆は下端肘部付近の広がりで、⑩_____は生体で皮下によく触れられる。上腕骨小頭は⑪_____と⑫_____関節をつくり、⑬_____滑車は⑭_____と⑮_____関節をつくる。

❹ 橈骨頭の上面では、関節窩となり、腕橈関節をつくる。橈骨頭の全周（⑯_____面）では、尺骨の橈骨切痕との間に上橈尺関節をつくる。上腕二頭筋の付着部を⑰_____面という。⑱_____突起は手首外側で皮下に触知でき、この突起のすぐ内側で、⑲_____動脈の拍動を触れる。

❺ 尺骨の⑳_____は肘部後面の突出で、皮下に触れる。㉑_____切痕は上腕骨滑車と腕尺関節をつくり、㉒_____切痕は橈骨の関節環状面と上橈尺関節をつくる。上腕筋の付着部を㉓_____面という。

問15 下肢骨の構造

次の文章中の空欄に適切な語句を入れなさい

❶ ①_____は下肢帯骨で、思春期までは腸骨・恥骨・坐骨の3骨が軟骨結合している。成人になって、3骨は骨結合し寛骨となる。3骨が会合する外側に②_____があり、大腿骨頭と股関節をつくる。

❷ ③_____は腸骨稜の前端で突出しており、骨盤計測時の基点となるなど皮膚の上から確認できる。後上端内側にあり、仙骨の耳状面と仙腸関節をつくる関節面を④_____面という。恥骨結合面は左右両側のこの面の間に線維軟骨の恥骨間円板をはさみ、恥骨結合をつくる。⑤_____結節は殿部で皮下に触れることのできる隆起である。多くの大腿後面の筋の付着部となっている。

❸ 大腿骨は人体中で最も大きな管状骨で、⑥_____は寛骨臼と股関節をつくる。筋の付着部には⑦_____、小転子、転子間稜、⑧_____、恥骨筋線、粗線（内側唇、外側唇）がある。

❹ ⑨_____骨は大腿四頭筋腱内にできた人体中最大の⑩_____骨である。

❺ 下腿の内側にある、太い長骨を⑪_____という。⑫_____は膝蓋靱帯（大腿四頭筋の停止腱）が付着している。⑬_____（うちくるぶし）は足首の内側のくるぶしで、内面は関節面となり、下関節面とともに距骨と関節を形成する。

❻ 下腿の外側にあり、細くて長い骨を⑭_____という。⑮_____は上端の肥厚部で、内側に関節面をもち脛骨と脛腓関節（平面関節）をつくるが、膝関節には関与しない。⑯_____（そとくるぶし）は足首の外側のくるぶしで、内側面は関節面となり、脛骨の関節面と距骨と⑰_____関節をつくる。

問16 顎関節・肩関節・肘関節の構造

次の文章中の空欄に適切な語句を入れなさい

❶ 顎関節は①_____関節突起の②_____と③_____骨の④_____との間の関節であり、関節内に関節円板がある。

❷ 肩関節は⑤_____骨の⑥_____窩と⑦_____骨の⑧_____骨頭との間の球関節であり、関節窩周縁に⑨_____、関節包内に上腕二頭筋長頭の腱が走る。全身中最も広い可動域をもつが、⑩_____しやすい。

❸ 肘関節は上腕骨下端と橈骨と尺骨の上端が互いに関節し、⑪_____関節、⑫_____関節、⑬_____関節の3つの関節が1つの関節包に包まれる⑭_____関節である。

❹ 腕尺関節は上腕骨の⑮_____と⑯_____骨の⑰_____との間の蝶番関節である。腕橈関節は上腕骨⑱_____と⑲_____頭上面の⑳_____窩との間の球関節である。上橈尺関節は橈骨頭の㉑_____面と㉒_____の㉓_____との間の車軸関節をいう。

問17 手の関節の構造

図は手の関節を説明したものである。次の文章中と図中の空欄に適切な語句を入れなさい

手の関節は複雑で、①_____の関節、②_____の関節、③_____の関節に大別される。そして手根の関節には4種、中手の関節には3種、指には2種の関節が含まれる。中手骨頭と指の基節骨底との関節を④_____関節という。

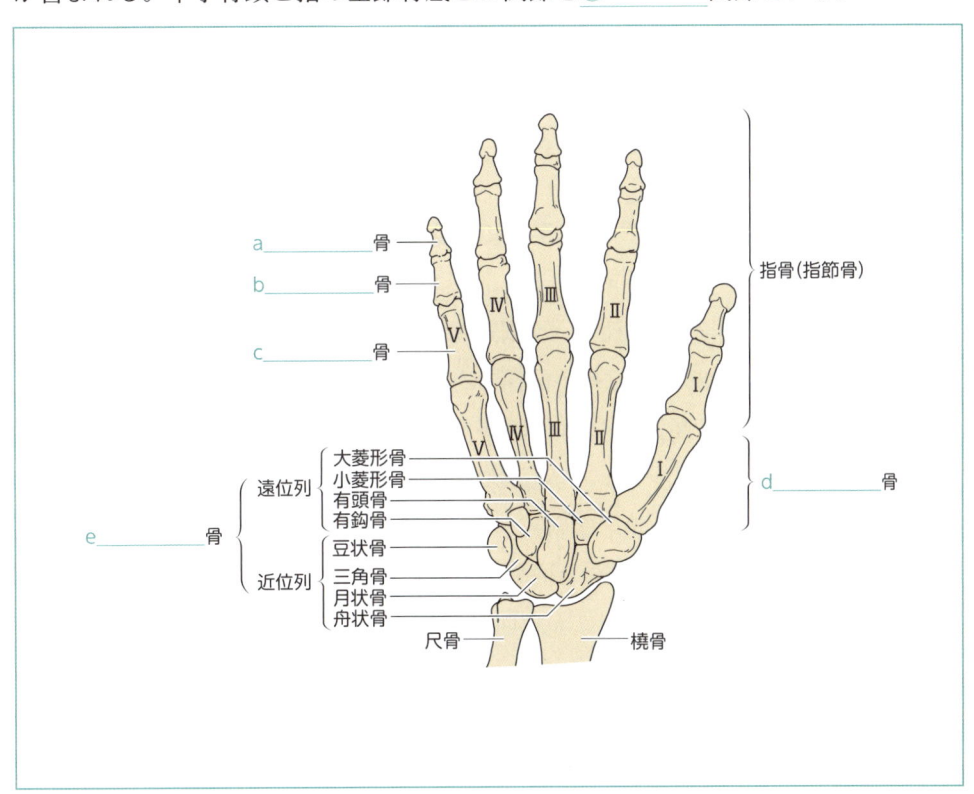

a_____骨
b_____骨
c_____骨
d_____骨
e_____骨

指骨（指節骨）
大菱形骨
小菱形骨
有頭骨
有鈎骨
豆状骨
三角骨
月状骨
舟状骨
遠位列
近位列
尺骨
橈骨

問18 指節間関節の構造

次の言葉は何の略語か、答えなさい

❶ MP joint ＝ ①_____
❷ PIP joint ＝ ②_____
❸ DIP joint ＝ ③_____

問19 股関節の構造

次の文章中の空欄に適切な語句を入れなさい

❶ 股関節は① _____ 骨頭と② _____ （関節窩）との臼状関節で、球関節の一種であるが、関節窩が深く、肩関節よりその運動は制限される。
❷ ③ _____ は寛骨臼周縁の線維軟骨で、関節窩を深くする。
❸ ④ _____ 靱帯は大腿骨頭から寛骨臼につく関節内靱帯である。

問20 膝関節の構造

図を参考に、次の文章中の空欄に適切な語句を入れなさい

❶ 膝関節は大腿骨の① _____ 、② _____ と脛骨の内側顆、外側顆および、③ _____ 骨の関節面と大腿骨の④ _____ とが関節する複関節である。大腿骨と脛骨との関節は蝶番関節である。
❷ 脛骨の浅い関節窩には、線維軟骨の⑤ _____ が両側にあり、それぞれを⑥ _____ 、⑦ _____ とよぶ。
❸ 関節包内には、前十字靱帯と後十字靱帯よりなる⑧ _____ 靱帯が関節内靱帯として存在し、関節包は内外にある⑨ _____ 靱帯、⑩ _____ 靱帯などによって補強される。前面は大腿四頭筋腱が関節包の一部をなし、腱の中に含まれる膝蓋骨が大腿骨と鞍関節をつくる。膝蓋骨より下の大腿四頭筋腱を⑪ _____ 靱帯とよび、脛骨粗面につく。

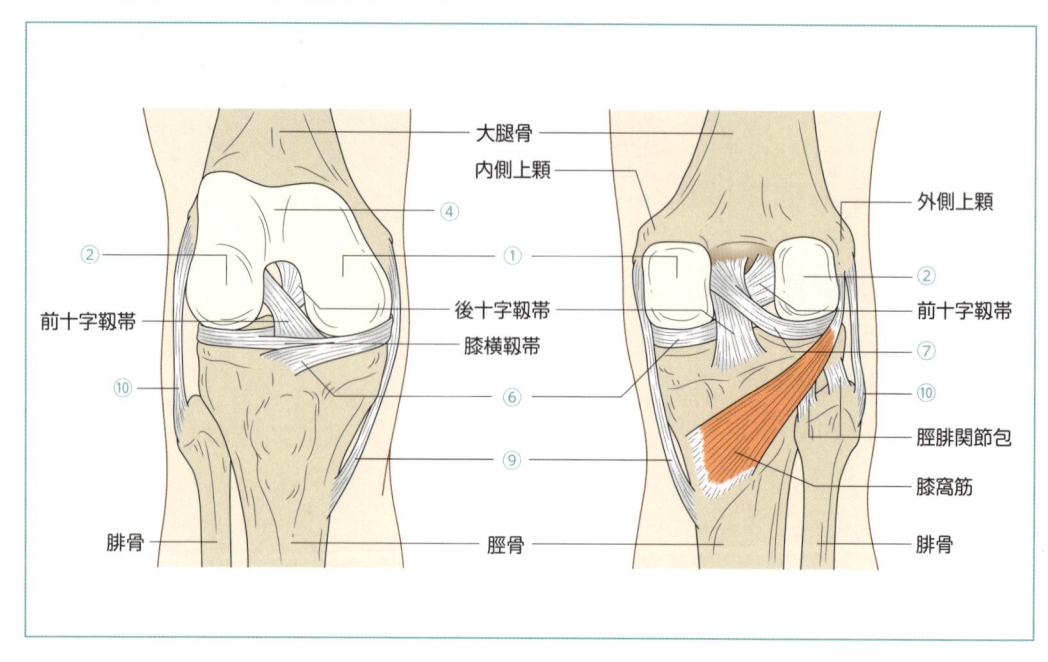

問21 足関節の構造

図を参考に、次の文章中の空欄に適切な語句を入れなさい

❶ 足関節は① ____ 骨（② ____ 骨、③ ____ 骨）と④ ____ 骨の⑤ ____ 骨との間の関節で、⑥ ____ 関節ともいわれる。脛骨の下関節面と内果関節面、それに腓骨の外果関節面よりできる関節窩に、距骨滑車が関節頭となってはまり込む⑦ ____ 関節である。

❷ 足根骨の距骨と⑧ ____ 骨および⑨ ____ 骨と立方骨の間の関節を⑩ ____ 関節という。中足骨と3個の楔状骨および立方骨前方との間の関節を足根中足関節あるいは⑪ ____ 関節ともいう。

図中ラベル：
- 末節骨
- 中節骨
- 基節骨
- 中足骨
- 足根中足関節（⑪関節）
- （内側、中間、外側）楔状骨
- 立方骨
- ⑧
- 横足根関節（⑩関節）
- ⑤
- ⑨
- ⑥
- ③
- ②

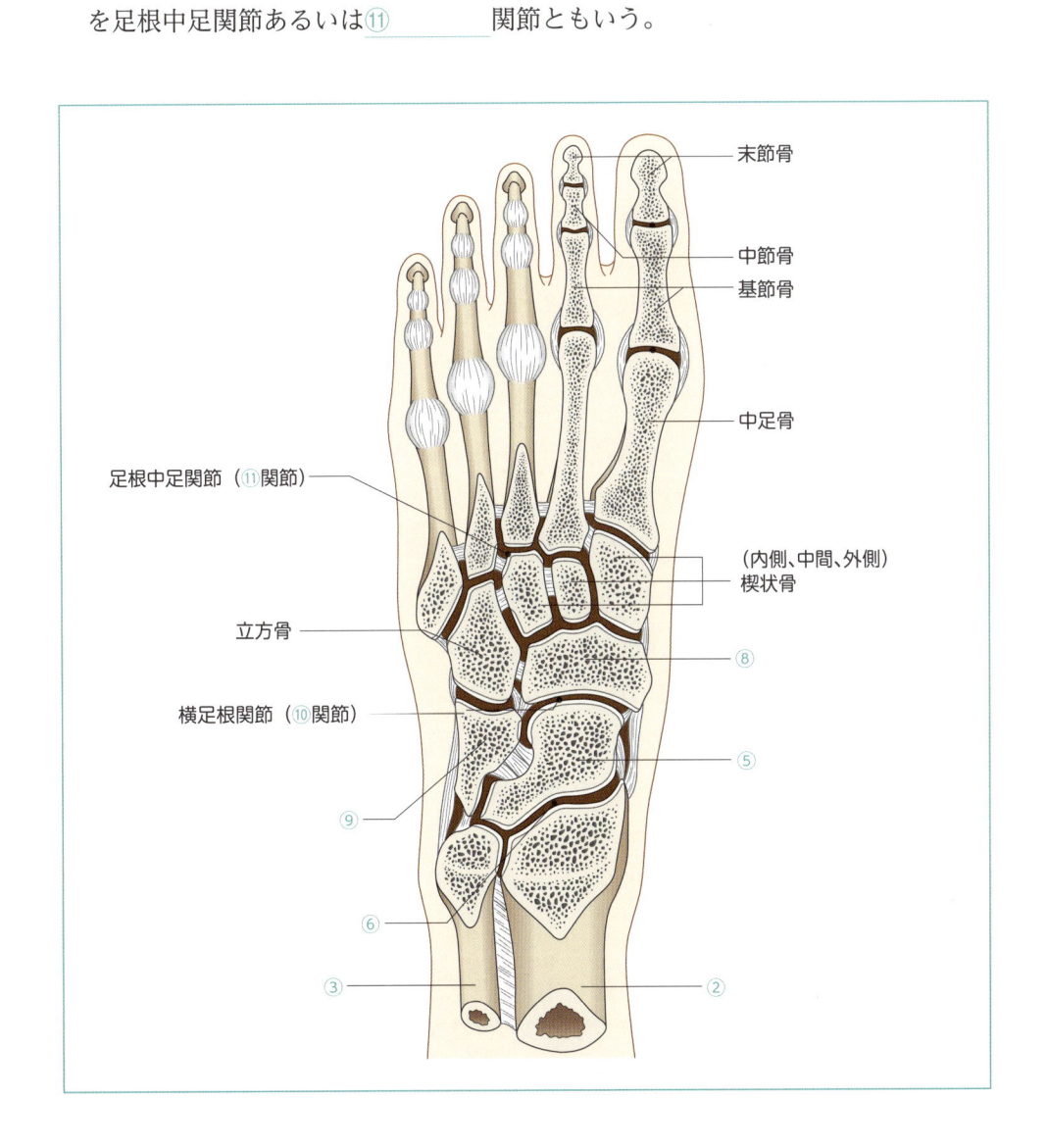

○×確認問題

- □□1 骨の機能には、骨質中にカルシウム、リンを貯蔵して、血液中の濃度を一定に保つ働きがある。
- □□2 骨には、緻密質と海綿質があり、造血機能をもつ骨髄は緻密質の中にある。
- □□3 関節包の内側は、滑膜でおおわれ、中に滑液が分泌される。
- □□4 骨膜は、骨の太さの成長に関与する。
- □□5 上顎骨は、眼窩の壁を構成していない。
- □□6 成人において橈骨内部の骨髄は赤色骨髄からなる。
- □□7 脊柱は頚椎、胸椎、腰椎、仙骨、尾骨からなり、頚部と腰部は前弯している。
- □□8 骨は骨膜、骨質および骨髄からなる。骨髄が造血機能を残している場合を赤色骨髄という。
- □□9 新生児では、前頭骨と左右の頭頂骨の間に骨化しない膜様の部分があり、これを小泉門という。
- □□10 椎骨は椎体と椎弓からなり、その間の椎孔は連なって脊柱管をつくっている。
- □□11 腸骨、坐骨、恥骨は融合して寛骨臼をつくり、このくぼみに大腿骨頭がはまる。
- □□12 女性の骨盤上口の形は横楕円形で、男性はハート形である。
- □□13 第1～7肋骨は胸骨と直接連結しており、真肋とよばれている。
- □□14 分娩時に恥骨結合は緩み、産道が広がる。
- □□15 回内、回外運動は、上腕骨と肩甲骨との間で行われる。
- □□16 頭蓋でただ1つの可動結合は顎関節で、上顎骨と下顎骨との間の関節である。
- □□17 胸郭を形成する骨は、12個の胸椎、24個の肋骨、1個の胸骨である。
- □□18 左右の腸骨稜の最高点を結ぶと仙骨の上端とほぼ一致する。
- □□19 肩関節や肘関節は球関節といい、あらゆる方向に運動することができる。
- □□20 骨盤は左右の寛骨と仙骨、尾骨によってつくられた骨格である。
- □□21 脊柱を構成する骨のうちで、胸椎の数は7個である。
- □□22 含気骨とは骨内部に空気を含む空洞をもつもので、上顎骨は含気骨の1つである。
- □□23 足根骨は、踵骨、距骨、豆状骨によって構成されている。
- □□24 頚椎は7個あり、第1頚椎はその形が環状になっており、頭蓋の回転軸となるので軸椎という。
- □□25 膝関節は、関節頭が球状となっている球関節である。
- □□26 頭蓋は15種類の骨からできており、舌骨以外は縫合によって骨どうしが結合している。
- □□27 肘関節は、上腕骨と橈骨と尺骨とが互いに関節する複関節である。
- □□28 膝関節は、大腿骨と脛骨と腓骨とが互いに関節する複関節である。
- □□29 後頭骨の大孔は、延髄と椎骨動脈が通る。
- □□30 成人の手根骨および足根骨は、それぞれ片側8個の骨よりなっている。

実践問題

□□ **2-01** 次のうち誤っているのはどれか
1 赤色骨髄は造血作用をもっている。
2 有鈎骨、踵骨、胸骨などは短骨に分類される。
3 上顎骨や蝶形骨は、含気骨に分類される。
4 成人の長管骨の骨髄は黄色骨髄である。

[　　　]

□□ **2-02** 次のうち誤っているのはどれか
1 骨髄には赤色骨髄と黄色骨髄とがある。
2 骨質は緻密質と海綿質よりなる。
3 骨膜はシャーピー線維によって骨表面に固着している。
4 緻密質には、骨の成長や再生の役割がある。

[　　　]

□□ **2-03** 次のうち誤っているのはどれか
1 緻密質では、ハバース管のまわりをハバース層板が取り巻いている。
2 頭蓋冠などの骨の発生は、結合組織性骨（付加骨）である。
3 歯と顎骨の間の結合を骨結合という。
4 椎間円板による結合や恥骨結合は、軟骨結合である。

[　　　]

□□ **2-04** 次のうち正しいのはどれか
1 上腕骨と尺骨との間の腕尺関節は、鞍関節である。
2 膝関節内にある関節半月は、線維膜である。
3 肘関節内の橈骨と尺骨の間の上橈尺関節は楕円関節である。
4 向かい合う骨を結び合わせているのは関節包と靱帯である。

[　　　]

□□ **2-05** 次のうち誤っているのはどれか
1 頭蓋骨は15種類23個より構成される。
2 成人の脊柱は26個の椎骨より構成される。
3 胸郭は1個の胸骨と24個の肋骨により構成される。
4 骨盤は左右の寛骨と仙骨、尾骨により構成される。

[　　　]

実践問題

☐☐ **2-06** 次のうち正しいのはどれか
1. 手根骨と足根骨は、片側8個の短骨からなる。
2. 手の指骨も足の指骨も、ともに片側15個からなる。
3. 左右の頭頂骨どうしの結合を矢状縫合という。
4. 頭の回転は、主として後頭骨と環椎の間の関節で行われる。

[   ]

☐☐ **2-07** 次のうち誤っているのはどれか

a 頚椎は7個の椎骨からなる。
b 大泉門は生後約6か月で閉鎖する。
c 鼻中隔は前方の鼻中隔軟骨と鋤骨と下鼻甲介によって鼻腔を左右に分けている。
d 眼窩は7個の骨によって囲まれたくぼみである。

1　a・b　　2　a・d　　3　b・c　　4　c・d

[   ]

☐☐ **2-08** 次のうち正しいのはどれか

a 骨盤は左右の仙腸関節と恥骨結合によって構築される。
b 恥骨下角の角度は男性の方が鈍角である。
c 仙骨は7個の仙椎が癒合し1つになったものである。
d 骨盤は分界線によって大骨盤と小骨盤に分けられる。

1　a・b　　2　a・d　　3　b・c　　4　c・d

[   ]

☐☐ **2-09** 次のうち正しいのはどれか

a 前腕の骨の橈骨は外側、尺骨は内側にある。
b 肘関節は単関節である。
c 肩関節は上腕骨と肩甲骨と鎖骨の間の関節である。
d 上腕骨滑車は尺骨の滑車切痕と腕尺関節をつくる。

1　a・b　　2　a・d　　3　b・c　　4　c・d

[   ]

実践問題

2-10 次のうち誤っているのはどれか

a 大腿骨殿筋粗面には、大殿筋がつく。
b 大腿骨頭靱帯は、関節内の靱帯である。
c 上腕骨大結節稜には、上腕二頭筋がつく。
d 尺骨神経の通る尺骨神経溝は、尺骨頭の溝である。

1　a・b　　　2　a・d　　　3　b・c　　　4　c・d

[　　　]

2-11 次のうち正しいのはどれか

1 頚椎横突起横突孔には、頚動脈が通る。
2 脊柱は腰部で後弯している。
3 胸骨角の両側には第3肋軟骨が結合している。
4 腰椎は5個の椎骨からなる。

[　　　]

2-12 次のうち誤っているのはどれか

1 寛骨は腸骨、恥骨、坐骨の3つの骨が癒合（骨結合）したものである。
2 上肢帯の骨は肩甲骨と鎖骨からなる。
3 肩甲骨は肋骨と軟骨結合し、体幹の骨と連結する。
4 鎖骨は胸骨と関節し、胸鎖関節という。

[　　　]

2-13 次のうち正しいのはどれか

1 肩甲骨の烏口突起には、鎖骨が関節する。
2 椎孔が上下で連なり脊柱管をつくり、骨髄を入れる。
3 下椎切痕と上椎切痕とでできた椎間孔には脊髄神経が出入りする。
4 橈骨の尺骨切痕は尺骨神経が通る。

[　　　]

実 践 問 題

☐☐ **2-14** 次のうち誤っているのはどれか

1. 内果（うちくるぶし）は、腓骨の下端の肥厚部である。
2. 膝蓋骨は、大腿四頭筋腱の中にできた種子骨である。
3. 脛骨粗面には、膝蓋靱帯がつく。
4. 踵骨隆起にはアキレス腱がつく。

[　　　]

☐☐ **2-15** 次のうち誤っている組合わせはどれか

1. 顎関節――――側頭骨と下顎骨
2. 股関節――――寛骨と大腿骨
3. 距腿関節―――距骨と脛骨と腓骨
4. 膝関節――――大腿骨と脛骨と腓骨

[　　　]

☐☐ **2-16** 次のうち誤っている組合わせはどれか

1. リスフラン関節――――足根中足関節
2. 膝関節――――――――内側側副靱帯
3. DIP関節―――――――蝶番関節
4. 肩関節――――――――楕円関節

[　　　]

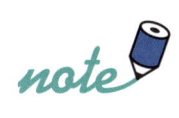

note

3 筋系

問01 筋の形状

次の文章中の空欄に適切な語句を入れなさい

❶骨格筋の両端を、①_____、②_____といい、多くは腱となり骨膜につく。中央部を③_____という。筋腹の間にある腱を④_____という。

❷筋の動きのない端を⑤_____あるいは⑥_____ともいう。体幹に近いほう（近位端）をさす。

❸筋の動きのある端を⑦_____あるいは⑧_____ともいう。体幹から遠いほう（遠位端）をさす。

問02 形状による筋型の区分

次の図（a～h）が示している筋の種類を答えなさい

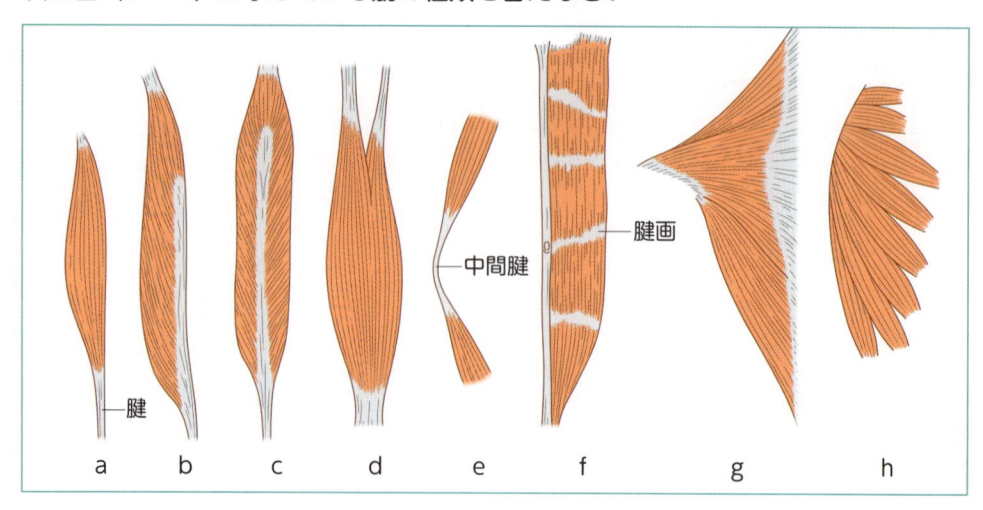

a： _____筋　　d： _____筋　　g： _____筋
b： _____筋　　e： _____筋　　h： _____筋
c： _____筋　　f： _____筋

問03 筋の補助装置

次は骨格筋の補助装置を説明したものである。補助装置の名称を答えなさい

❶ ①＿＿＿＿＿：筋の表面や筋群全体を包む結合組織性被膜。筋の保護と、収縮するときに隣り合った筋の間に摩擦が起こらないように滑りをよくしている。

❷ ②＿＿＿＿＿（③＿＿＿＿＿）：腱のまわりを取り巻き、最内層は滑膜で、滑液を分泌して滑り具合をよくしている。

❸ ④＿＿＿＿＿：筋や腱が骨や軟骨に接するところにあり、滑液を入れた膜性の小さなふくろで、動きを円滑にしている。

❹ ⑤＿＿＿＿＿：腱または靱帯の中に生じる小さな骨で、腱と骨との摩擦を少なくしている。膝蓋骨は、大腿四頭筋の腱に生じた人体中最大のものである。

❺ ⑥＿＿＿＿＿：筋の運動の方向を変えるための軟骨の装置。眼筋の1つである上斜筋や、顎二腹筋にみられる。

問04 頭部の筋

図を参考に、次の文章中の空欄に適切な語句を入れなさい

❶ 浅頭筋群（①＿＿＿＿＿筋）は顔面の浅層にあって、主に頭蓋骨から起こり、皮膚に停止する筋で、②＿＿＿＿＿筋ともいわれる。

❷ 表情筋は、すべて③＿＿＿＿＿神経の支配を受けている。

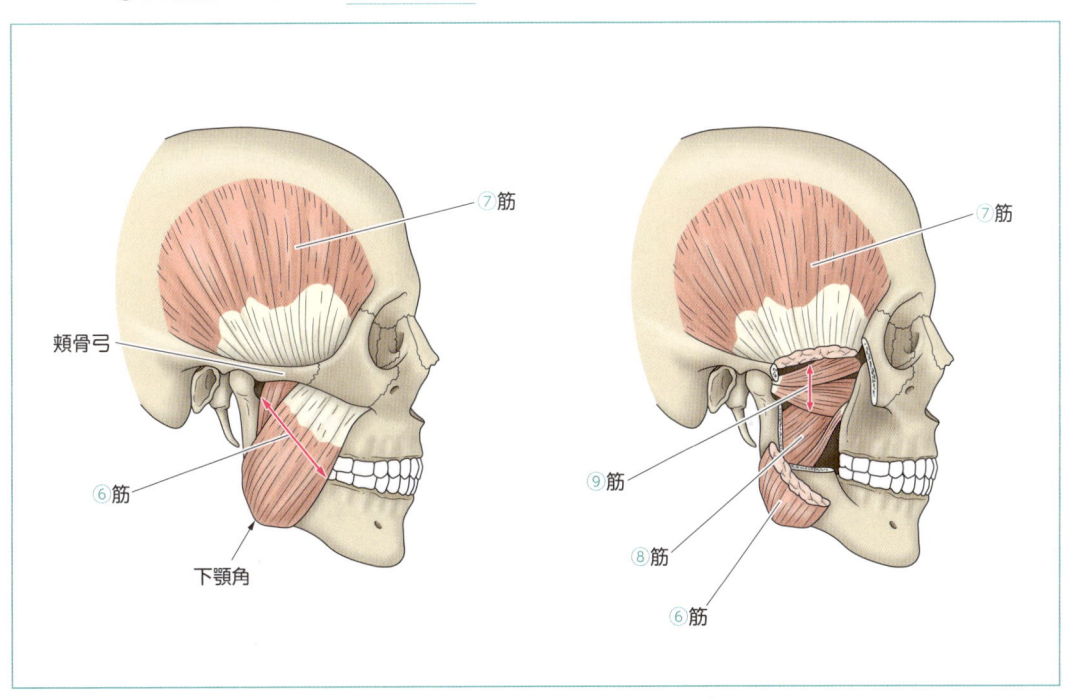

図中ラベル：頬骨弓、⑥筋、下顎角、⑦筋、⑧筋、⑨筋

❸深頭筋群は頭蓋の側面、底面から起こり、下顎骨につき顎関節の運動を行う。つまり咀嚼に関与し、④_____筋ともいわれる。咬筋、側頭筋、内側翼突筋、外側翼突筋の4筋よりなり、すべて⑤_____神経の支配を受けている。

❹⑥_____筋は頬骨弓から起こり下顎角前外面に停止する。⑦_____筋は側頭骨から起こり下顎骨の筋突起に停止する。⑧_____筋は頭蓋底から起こり下顎角前内面に停止する。頭蓋底から起こり下顎頚、関節円板に停止するのは⑨_____筋である。

問05 頚部の筋

図を参考に、次の文章中の空欄に適切な語句を入れなさい

❶頚部の浅頚筋である①_____筋は前・側頚筋、後頚筋の皮下を走り、表情筋に属し、②_____神経の支配を受ける。

❷側頚筋群である③_____筋は胸骨と鎖骨から2頭をもって起こり、側頭骨の乳様突起に停止する。両方同時に働くと、④_____を上に向け⑤_____が後屈する。片側が働くと、⑤は側屈し④が反対側の上方を向く。副神経と頚神経叢筋枝に支配される。

❸③の短縮により起こるのが⑥_____である。

❹前頚筋群のうち顎二腹筋（前腹と後腹）、茎突舌骨筋、顎舌骨筋、オトガイ舌骨筋は⑦_____筋群といい、舌骨と下顎骨の間にある筋群である。

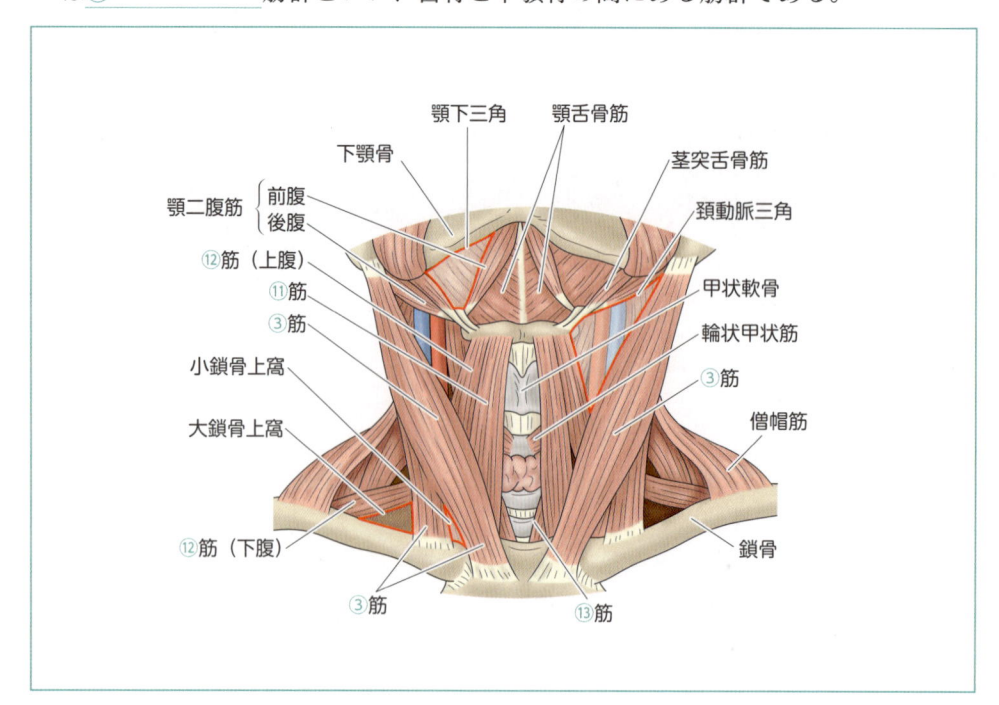

⑧_____の運動（舌骨が固定されているとき下顎骨を下に引く）、⑨_____の運動（下顎骨が固定されているとき舌骨を上に引き上げる）の際に働く。

❺ 前頚筋群で舌骨より下方にある⑩_____筋群は、胸骨、甲状軟骨、肩甲骨とに連絡しており、⑪_____筋、⑫_____筋（上腹と下腹）、⑬_____筋、⑭_____筋の4種がある。⑧（舌骨を引き下げ固定）や⑨の運動（喉頭、甲状軟骨を上げる）に関与する。

❻ 肩甲舌骨筋の上腹、胸鎖乳突筋の前縁、顎二腹筋の後腹によって囲まれたくぼみである⑮_____には総頚動脈が通り、皮下に拍動を触れる。

❼ 斜角筋隙（裂）は前斜角筋と中斜角筋の間、第1肋骨の上方の間隙で、⑯_____動脈と⑰_____神経叢が通過する。

問06 舌骨上筋群の支配神経

次の空欄に適切な語句を入れなさい

❶ 顎二腹筋　前腹―①_____神経
　　　　　　後腹―②_____神経
❷ 茎突舌骨筋―――③_____神経
❸ 顎舌骨筋―――――④_____神経
❹ オトガイ舌骨筋―⑤_____神経

問07 舌骨下筋群の支配神経

次の空欄に適切な語句を入れなさい

❶ 胸骨舌骨筋
❷ 肩甲舌骨筋
❸ 胸骨甲状筋
❹ 甲状舌骨筋
　　　　　①_____　（$C_1 \sim C_4$）

第3章 筋系

問08 胸部の筋

図を参考に、次の文章中の空欄に適切な語句を入れなさい

❶ ① _____ 筋（群）は胸郭から起こり前胸壁をつくるが、上肢帯骨または上腕骨に付き上肢の働きに関与する。② _____ の枝の支配を受ける。③ _____ 筋、④ _____ 筋、⑤ _____ 筋、⑥ _____ 筋の4種がある。

❷ ⑦ _____ 筋は鎖骨、胸骨、肋軟骨、腹直筋鞘から起こり、上腕骨（大結節稜）につき、上腕の⑧ _____ 、⑨ _____ 、それに呼吸の補助も行う。⑩ _____ の前壁を構成する。

❸ ⑪ _____ 筋は第1～9肋骨から鋸の歯のように起こり、肩甲骨の上角、内側縁、下角に停止する。⑫ _____ を前方に引く作用がある。

❹ ⑬ _____ 筋（群）である⑭ _____ 筋は肋骨を引き上げ、胸郭を広げ⑮ _____ 運動を行い、⑯ _____ 筋ともいう。⑰ _____ 筋は肋骨を引き下げ、胸郭を狭め⑱ _____ 運動を行い、⑲ _____ 筋ともいう。

❺ 胸式呼吸は⑳ _____ 筋による呼吸で、腹式呼吸は㉑ _____ による呼吸である。

❻ 横隔膜にある3孔とは、下行大動脈、胸管などを通す㉒ _____ 、食道、迷走神経などを通す㉓ _____ 、下大静脈を通す㉔ _____ をいう。

❼ 横隔膜を支配する㉕ _____ 神経は㉖ _____ 叢の枝である。

❽ 横隔膜の起始は㉗ _____ 部（第1～4腰椎体）、㉘ _____ 部（肋骨弓、第7～12肋軟骨内面）、㉙ _____ 部（剣状突起、腹直筋鞘後葉）であり、停止は㉚ _____ である。

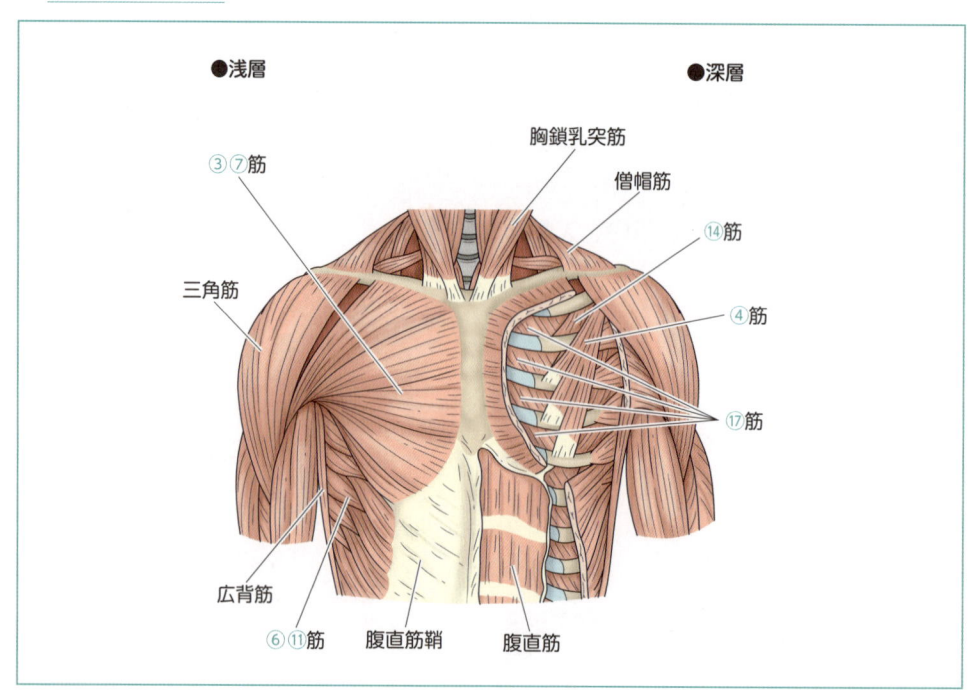

●浅層　　　　　　　　　　　●深層

（図：胸鎖乳突筋、僧帽筋、③⑦筋、⑭筋、三角筋、④筋、⑰筋、広背筋、⑥⑪筋、腹直筋鞘、腹直筋）

問09 腹部の筋

図を参考に、次の文章中の空欄に適切な語句を入れなさい

❶ 腹部の筋は、前腹筋、① _____ 筋、後腹筋（腰方形筋）の3群に分かれ、② _____ をつくって腹部内臓を ③ _____ し、④ _____ を高める（りきみの状態：排便、分娩）。⑤ _____ 神経に支配される。

❷ 前腹筋群である ⑥ _____ 筋は第5～7肋軟骨から起こり、恥骨に停止する ⑦ _____ 筋である（中間腱を腱画〈3～4個〉という）。正中線の両側を縦走し、⑧ _____ に包まれている。

❸ 側胸部から起こり内側前下方に走る ⑨ _____ 筋は、幅広い腱膜となって腹直筋鞘の ⑩ _____ となり、⑪ _____ に終わる。

❹ ⑪は左右の ⑫ _____ の合わさっている正中部で、筋質を欠き、腹部の正中切開の際に用いられる部である。

❺ 外腹斜筋とほぼ直交して走る ⑬ _____ 筋の腱膜は腹直筋鞘の ⑭ _____ ・ ⑮ _____ に移行し白線に終わる。

❻ 側腹部の最内層3層目にある ⑯ _____ の筋束は、ほぼ水平に横走し腹直筋鞘の ⑰ _____ になり白線に終わる。

❼ 外腹斜筋の停止腱膜の最下端部である ⑱ _____ は、上前腸骨棘と恥骨結節の間に張る。⑲ _____ 管は鼠径靱帯のすぐ上方を走り、内口を ⑳ _____ 、外口を ㉑ _____ という。男性は ㉒ _____ 、女性は ㉓ _____ が通る。

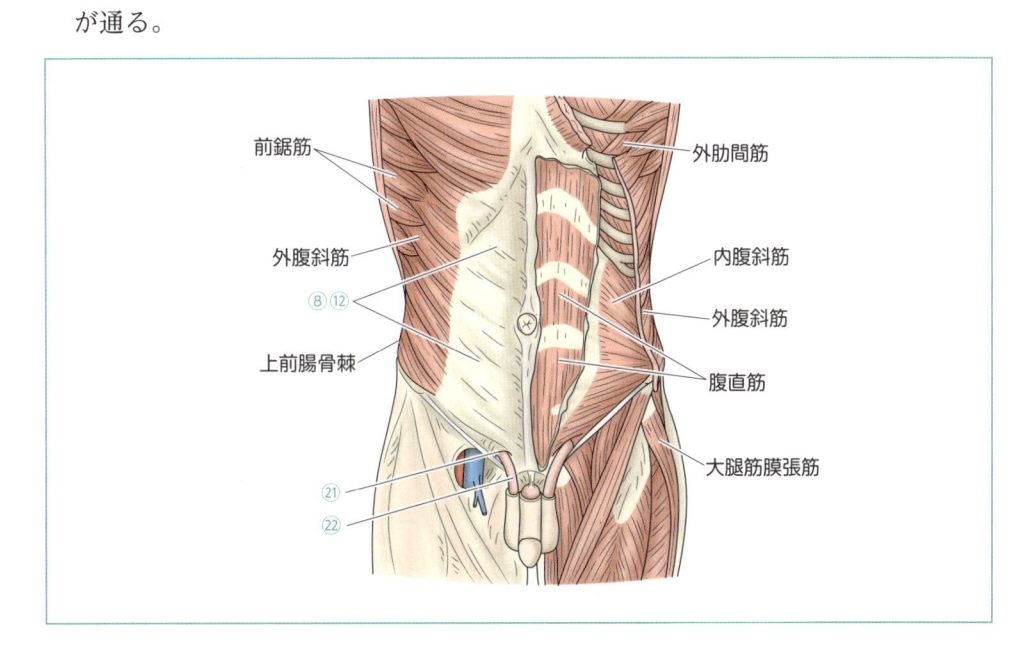

問10 背部の筋

次の文章中の空欄に適切な語句を入れなさい

❶浅背筋群のうち頭骨、項靱帯、第7頚椎以下全胸椎の棘突起から起こる① _____ 筋は、肩甲棘、肩峰、鎖骨外側に停止する。左右の② _____ 骨を③ _____ に引き、胸を張る、肩甲骨を④ _____ し肩をすくめる、肩甲骨を⑤ _____ に引き、関節窩を上外側に向かせ上腕の挙上を助ける。⑥ _____ 神経と⑦ _____ 神経叢の枝に支配されている。

❷下位の胸椎、腰椎、仙骨、腸骨稜から起こる⑧ _____ 筋は、上腕骨(小結節稜)に停止し、⑨ _____ を⑩ _____ する。

❸⑪ _____ 筋群は2層からなり、本来胸筋である後鋸筋(上後鋸筋・下後鋸筋)と固有背筋とに分けられる。固有背筋は、⑫ _____ 筋、⑬ _____ 筋、⑭ _____ 筋の3群に分けられ、脊柱の両側にある。いずれも脊髄神経後枝の支配を受ける。

❹脊柱起立筋は脊柱両側に沿って長く縦走し、外側から⑮ _____ 筋、⑯ _____ 筋、⑰ _____ 筋があり、脊柱起立筋とはこの3筋の総称である。これらの筋は全体が働けば⑱ _____ を支持し反らせる。片側が働けば⑱を横に曲げる。

問11 上肢の筋

図を参考に、次の文章中の空欄に適切な語句を入れなさい

❶上肢帯筋群であり、鎖骨(外側)と肩甲骨(肩甲棘、肩峰)から起こる① _____ 筋は、上腕骨(骨体中央外側の三角筋粗面)に停止する。上腕を② _____ (側方に水平に上げる)する。

❷肩甲骨(棘下窩)から起こる③ _____ 筋は、④ _____ 骨(大結節)に停止する。上腕を⑤ _____ (後方に引き外方に回す)する。

❸肩甲骨(下角の後面)から起こり、上腕骨(小結節稜)に停止する⑥ _____ 筋は、上腕を⑦ _____ 、⑧ _____ (内方に回す)し、⑨ _____ (後方に引く)する。

❹上腕屈筋群には⑩ _____ 筋、⑪ _____ 筋、⑫ _____ 筋の3種がある。すべて⑬ _____ 神経に支配される。

❺肩甲骨の関節上結節から起こる⑭ _____ と烏口突起から起こる⑮ _____ の2頭からなる⑯ _____ 筋は、前腕橈骨の⑰ _____ 粗面に停止する。肘関節の⑱ _____ の際に働き、上腕前面に力こぶをつくる。

❻上腕伸筋である⑲ _____ 筋は肩甲骨の関節下結節から起こる⑳ _____ と、

42

上腕骨後面から起こる㉑　　　と㉒　　　の3頭からなり、㉓　　　骨の肘頭に停止する。肘関節の㉔　　　に働く。

❼上腕筋群の神経支配は、屈筋群では㉕　　　神経で、伸筋群は橈骨神経である。

❽前腕（肘関節）の運動で、屈筋は㉖　　　筋、㉗　　　筋が、伸展は㉘　　　筋が、回外は㉙　　　筋、㉚　　　筋、回内は㉛　　　筋、㉜　　　筋が働く。

第3章 筋系

図ラベル：
- 肩峰、鎖骨、⑪筋、肩甲下筋
- 棘上筋、鎖骨、肩甲棘、三角筋、③筋、小円筋、⑥筋
- ⑩⑯㉖㉚筋 {⑮ ⑭}
- ⑳筋、㉒筋、㉑筋、⑲㉘筋
- ㉗筋
- 尺骨の肘頭

- ㉚筋、上腕骨内側上顆、㉛筋、㊷筋、腕橈骨筋、㊶手根屈筋、浅指屈筋、㊵手根屈筋、長母指屈筋、㉜筋、屈筋支帯、豆状骨
- 肘頭、腕橈骨筋、㊲手根伸筋、㊳手根伸筋、㊴手根伸筋、指伸筋、小指伸筋、長母指外転筋、伸筋支帯、短母指伸筋、長母指伸筋

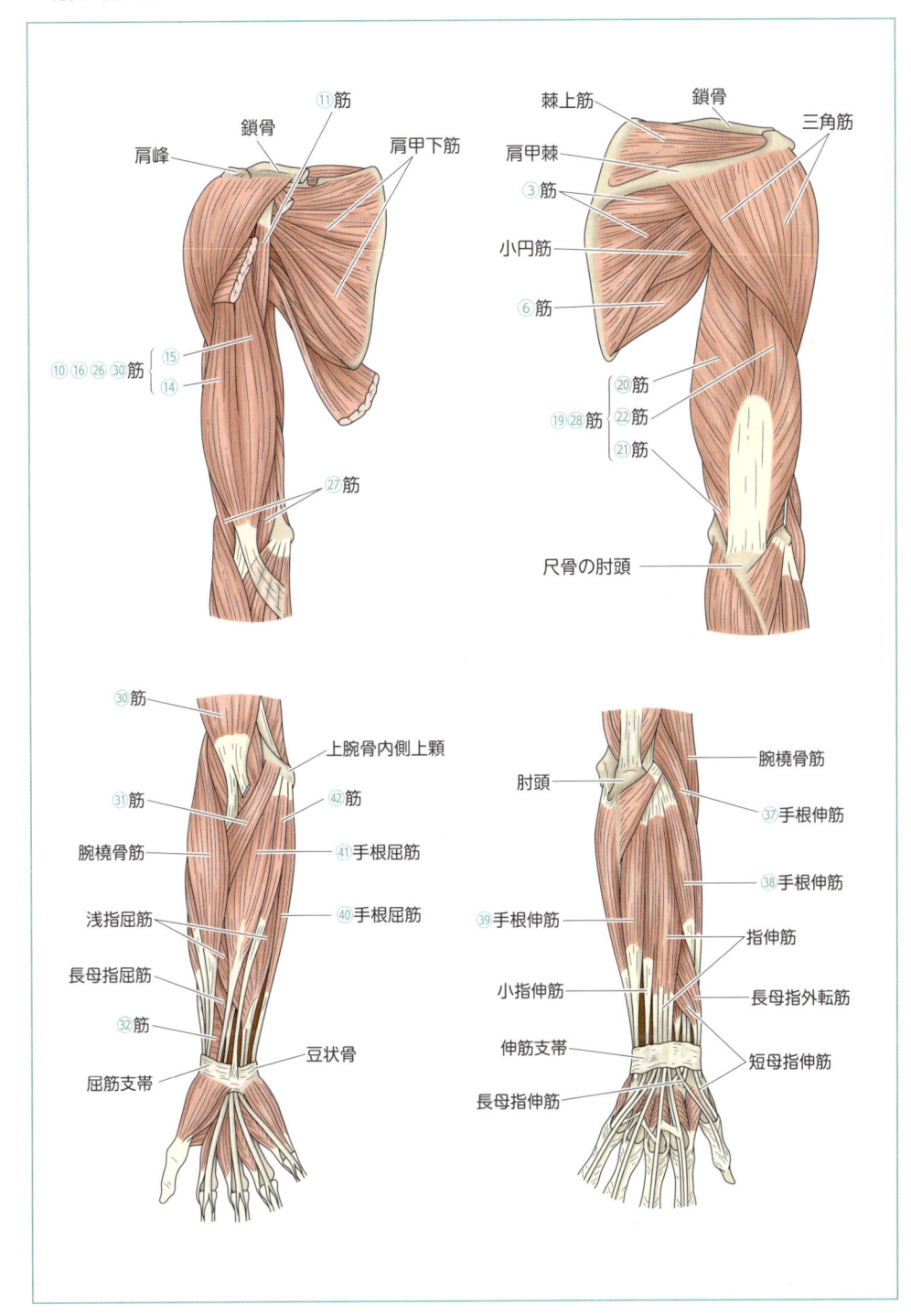

43

❾前腕筋群では、屈筋群は㉝＿＿＿＿＿神経、㉞＿＿＿＿＿筋（尺側部）と尺側手根屈筋のみ㉟＿＿＿＿＿神経が支配する。伸筋群は㊱＿＿＿＿＿神経により支配される。

❿手関節（手首）の伸展（背屈）運動は、㊲＿＿＿＿＿手根伸筋、㊳＿＿＿＿＿手根伸筋、㊴＿＿＿＿＿手根伸筋が、屈曲（掌屈）運動は㊵＿＿＿＿＿手根屈筋、㊶＿＿＿＿＿手根屈筋、㊷＿＿＿＿＿筋が関与する。

⓫母指球筋群は短母指外転筋、短母指屈筋、㊸＿＿＿＿＿筋が㊹＿＿＿＿＿神経の支配を受けている。母指㊺＿＿＿＿＿筋は尺骨神経の支配である。

⓬小指球筋群は短掌筋、小指外転筋、短小指屈筋、㊻＿＿＿＿＿筋で、すべて㊼＿＿＿＿＿神経の支配を受ける。

問12 下肢帯筋群と大腿筋群

図を参考に、次の文章中の空欄に適切な語句を入れなさい

❶股関節の運動は、屈曲は①＿＿＿＿＿筋が、伸展は②＿＿＿＿＿筋、外転は③＿＿＿＿＿筋・④＿＿＿＿＿筋、内転は長・短・大内転筋が行い、梨状筋、内閉鎖筋、大腿方形筋は⑤＿＿＿＿＿を、大腿筋膜張筋、中殿筋、小殿筋は⑥＿＿＿＿＿を行う。

❷⑦＿＿＿＿＿筋は仙骨、尾骨、腸骨外面から起こり、大腿骨の後上部⑧＿＿＿＿＿粗面と腸脛靱帯に停止する。股関節の⑨＿＿＿＿＿作用の主力筋である。⑩＿＿＿＿＿神経の支配を受ける。

❸中殿筋は腸骨外面から起こり、大腿骨⑪＿＿＿＿＿に停止し大腿を⑫＿＿＿＿＿させる。⑬＿＿＿＿＿神経の支配を受ける。

❹大腿伸筋群は膝関節の⑭＿＿＿＿＿に働き、縫工筋と⑮＿＿＿＿＿筋とがある。⑯＿＿＿＿＿神経に支配される。

❺⑰＿＿＿＿＿筋は大腿前面から両側面にかけての強大な筋で4頭からなり、膝関節の前で合して⑱＿＿＿＿＿となり脛骨の上端前面⑲＿＿＿＿＿粗面に停止する。

❻大腿四頭筋の4頭とは、寛骨が起始である⑳＿＿＿＿＿筋と大腿骨が起始である㉑＿＿＿＿＿筋、㉒＿＿＿＿＿筋、㉓＿＿＿＿＿筋のことである。

❼鼠径靱帯と長内転筋と縫工筋に囲まれた大腿上内側の三角形の部位を㉔＿＿＿＿＿といい、皮下に㉕＿＿＿＿＿動脈の拍動を触れる。

❽膝窩の上外側縁を㉖＿＿＿＿＿筋の停止腱が、㉗＿＿＿＿＿筋、㉘＿＿＿＿＿筋がその上内側縁をつくり、この3筋の腱を膝窩腱、3筋をまとめて㉙＿＿＿＿＿筋とよぶ。

❾ 膝関節の運動は、㉚_____を大腿二頭筋、半腱様筋が、伸展を大腿四頭筋が行う。

❿ 大腿内転筋群は大腿の上内側にあり、大腿の㉛_____作用を行う筋群で、寛骨から起始し、大腿骨内側後面に停止する。恥骨筋、㉜_____筋、短内転筋、㉝_____筋、薄筋があり、㉞_____神経の支配である。

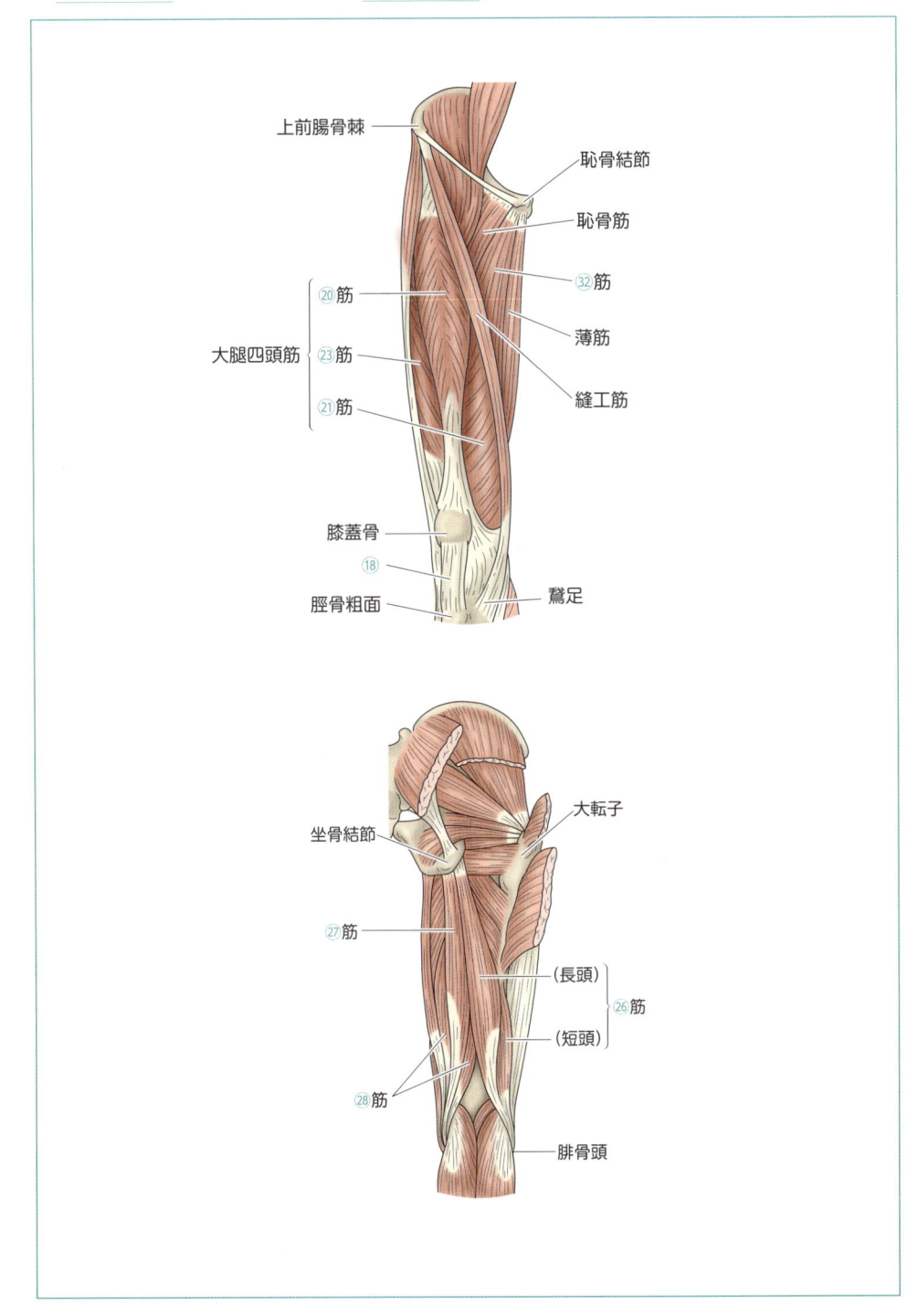

問13 下腿筋群

図を参考に、次の文章中の空欄に適切な語句を入れなさい

❶下腿伸筋群は主に足の① ＿＿＿＿＿を行う筋群で、② ＿＿＿＿＿筋、長母指伸筋、長指伸筋があり、すべて③ ＿＿＿＿＿神経の支配である。

❷下腿屈筋群は主に足の④ ＿＿＿＿＿を行う筋群で、下腿三頭筋、⑤ ＿＿＿＿＿筋、足底筋、膝窩筋、長母指屈筋、⑥ ＿＿＿＿＿筋がある。⑦ ＿＿＿＿＿神経に支配される。

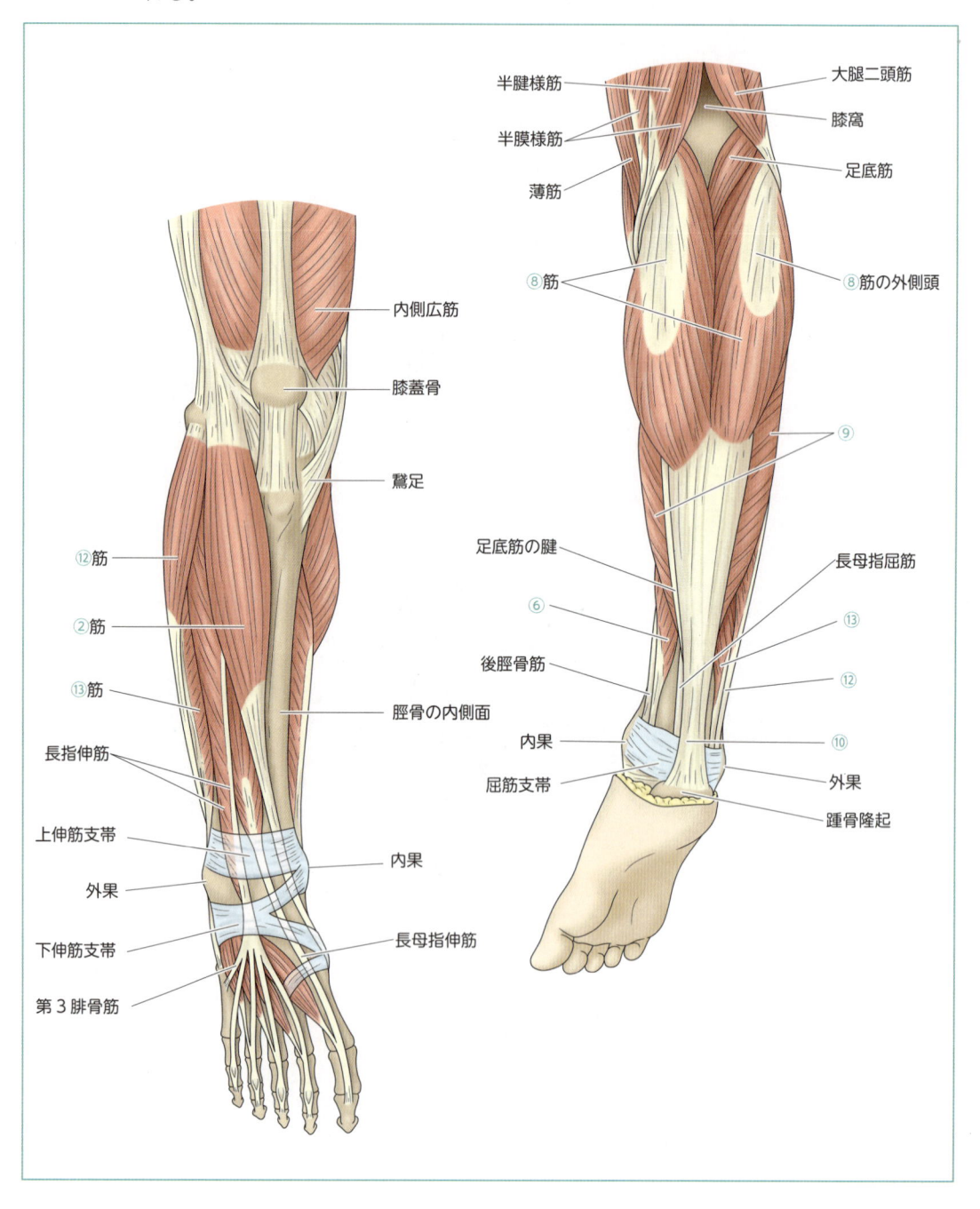

❸下腿三頭筋はふくらはぎの膨らみをつくる筋で、⑧_____筋の内側頭、外側頭と⑨_____筋の3頭からなり、筋尾は踵骨腱（⑩_____腱）となって踵骨に停止する。歩くとき⑪_____をあげ、つま先立ちして身体を支える働きである。

❹下腿腓骨筋は腓骨から起こり、⑫_____筋と⑬_____筋がある。長腓骨筋の停止腱は外果（そとくるぶし）の後方から足底に行き、第1、2中足骨底と内側楔状骨につく。短腓骨筋は第5中足骨粗面につき、長・短腓骨筋は足の外側縁を上げ、足底を外側に向ける⑭_____運動を行う。⑮_____神経に支配される。

問14 骨格筋の構造と筋収縮のしくみ

図を参考に、次の文章中の空欄に適切な語句を入れなさい

筋の収縮は①_____の収縮によるもので、①の収縮・弛緩は2種類のフィラメント、②_____と③_____の配列状態が変化することによって生じる。

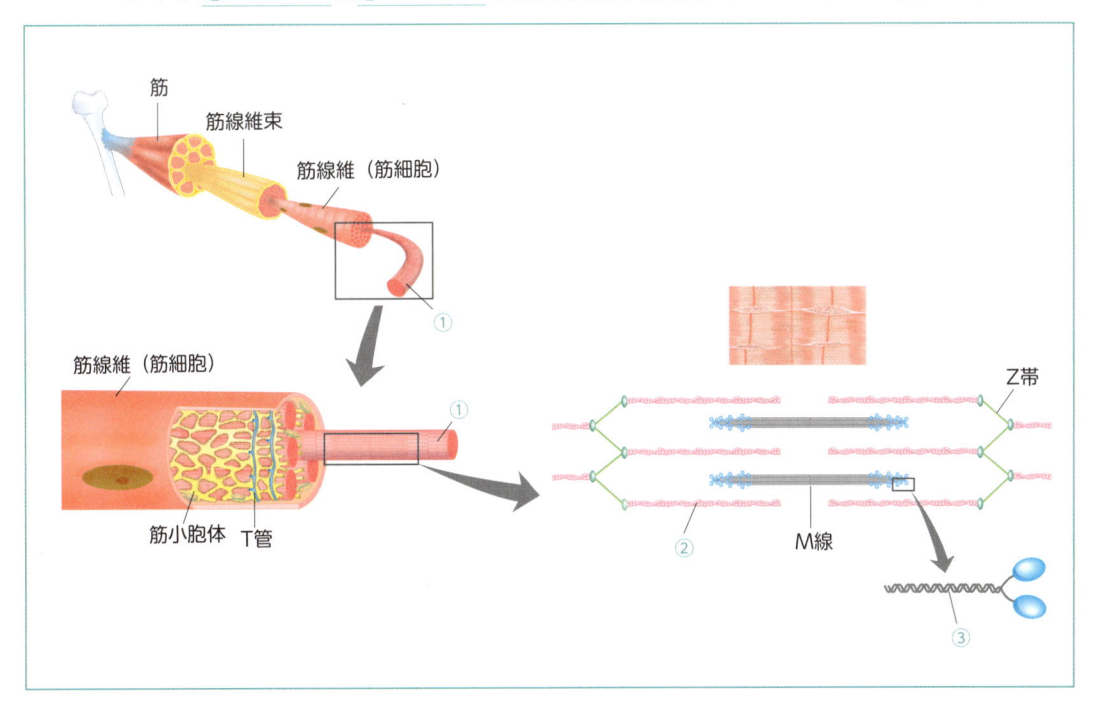

問15 筋収縮のエネルギー

次の文章中の空欄に適切な語句を入れなさい

❶ 筋収縮に必要なエネルギーは、細胞質中にある① _____（② _____）が分解され、③ _____（④ _____）となるときに生じるエネルギーが利用される。

❷ ATPが分解されてできたADPは再合成されて⑤ _____となるが、その際に必要なエネルギーは筋肉中の⑥ _____が⑦ _____と⑧ _____に分解されるときに放出されたエネルギーが使用される。

問16 筋の特性

筋には4つの特性がある。それぞれ説明しなさい

❶ 収縮性
① _____

❷ 弾性
② _____

❸ 興奮性
③ _____

❹ 伝導性
④ _____

問17 ATPの再合成

次の文章中の空欄に適切な語句を入れなさい。また④〜⑦の略語の正式名称を書きなさい

① _____（CP）の分解によって生じるエネルギーが、ATPの再合成に用いられる。

② _____ ＋ ③ _____ ⇄ ATP ＋ C

CP：④ _____
C：⑤ _____
ATP：⑥ _____
ADP：⑦ _____

問18 筋収縮の様式

次の文章中の空欄に適切な語句を入れなさい

❶ ①_____（れん縮）は、単一の刺激（1つの活動電位）に対し、筋は1回だけ収縮する。

❷ 適当な間隔で2度刺激すると収縮が重なって単収縮より大きな収縮が生じる。刺激を何回も繰り返して加えると、刺激の期間中、持続的な強い収縮を起こすようになる。このような収縮を② _____ という。

❸ 持続的な強い運動が続くと（長時間の強縮など）、筋は次第に強い収縮を維持できなくなり、収縮不能となる。このような現象を③ _____ という。

❹ 筋の収縮には、ある一定の強さの刺激を必要とする。刺激が弱いと筋線維は反応を示さないが、刺激がある強さに達すると、筋線維は最大限に収縮する。しかし、その刺激がさらに強くなっても収縮状態は変わらない。これを④ _____ の法則という。

note

○×確認問題

- □□ 1 筋収縮の仕組みは、筋を支配する神経線維の興奮が筋線維に伝達されて起こる。
- □□ 2 筋収縮に際しては、筋細胞内に化学変化が起こり、ATPの分解による科学的エネルギーが力に変えられる。
- □□ 3 筋収縮によって生じた熱は、全身に伝わり体温の維持に役立つ。
- □□ 4 横隔膜が収縮すると肺から空気が押し出される。
- □□ 5 大胸筋は、上腕を肩より高く外転する際には動かない。
- □□ 6 胸腔と腹腔の境となる横隔膜は、板状（膜状）の骨格筋でできている。
- □□ 7 骨格筋は、生体内では常に軽い持続的収縮状態にある。これを筋の硬直といい、姿勢の保持に役立っている。
- □□ 8 筋を繰り返し刺激し、単収縮を記録していくと、しだいに収縮の大きさを減じ、ついには収縮不能となる。これを筋の疲労という。
- □□ 9 1本の筋線維では、刺激の強さと収縮の強さとの間に比例関係がある。
- □□ 10 筋肉の活動度を皮膚の上に置いた電極や筋の中に差し込んだ電極を用いて記録したものを筋電図とよぶ。
- □□ 11 腱膜が鼠径靱帯である筋は、外腹斜筋である。
- □□ 12 上腕二頭筋と上腕三頭筋は、肘関節の屈曲に関しては協力筋として働く。
- □□ 13 下腿三頭筋の腱はアキレス腱といい、踵骨につく。
- □□ 14 大腿四頭筋の収縮により下腿は伸展する。
- □□ 15 三角筋、縫工筋、棘上筋、大円筋は上肢帯筋である。
- □□ 16 三角筋は、肩甲骨、鎖骨から上腕骨につき、側方に上げた腕を下げる働きをする。
- □□ 17 骨格筋の疲労は、ブドウ糖やATPなどエネルギー源の不足や、乳酸などの分解産物の蓄積などで起こる。
- □□ 18 広頚筋・咬筋・胸鎖乳突筋は頚部の筋である。
- □□ 19 アクチン（細いフィラメント）がミオシン（太いフィラメント）の間に滑り込むことにより、筋収縮が起こる。
- □□ 20 上腕筋と上腕二頭筋は、前腕の屈筋として働く。このように同じ目的のために協力して働く筋を協力筋という。
- □□ 21 男性では、鼠径管の中を精索が通る。
- □□ 22 顔の表情筋は、三叉神経の支配を受けている。
- □□ 23 筋線維は刺激に対して最大限の反応を示すか、全く反応を示さないかのいずれかである。

実践問題

☐☐ **3-01** 次のうち誤っているのはどれか
1 骨格筋において動きのある方の端を停止という。
2 摩擦を少なくするために腱の中に生じた小さな骨を滑車という。
3 顎二腹筋は前腹と後腹の間に中間腱をもつ。
4 表情筋は皮膚に停止する皮筋であるが、横紋筋性である。

[　　　]

☐☐ **3-02** 次のうち正しいのはどれか
1 三角筋は上腕を外転させる。
2 大胸筋は上腕を外旋させる。
3 中殿筋は大腿を伸展させる。
4 腸腰筋は大腿を内転させる。

[　　　]

☐☐ **3-03** 次のうち誤っているのはどれか
1 骨格筋とは、横紋筋である。
2 骨格筋の働きで、伸筋は筋線維の弛緩により運動を行う。
3 骨格筋は、収縮時に熱を産生する。
4 骨格筋は、関節に安定性を与える。

[　　　]

☐☐ **3-04** 次のうち誤っているのはどれか
1 大胸筋は、上腕を肩より高く外転する際には動かない。
2 上腕二頭筋と上腕三頭筋は、肘関節の屈曲に関しては協力筋として働く。
3 下腿三頭筋の腱はアキレス腱ともいい、踵骨につく。
4 大腿四頭筋の収縮により下腿は伸展する。

[　　　]

☐☐ **3-05** 次のうち正しい組合わせはどれか
1 上腕三頭筋　————　橈骨
2 広背筋　————　肩甲骨
3 中殿筋　————　坐骨
4 下腿三頭筋　————　踵骨

[　　　]

実践問題

☐☐ **3-06** 次のうち誤っているのはどれか
1 咀嚼筋とは、咬筋、口輪筋、内側翼突筋、外側翼突筋の4筋をいう。
2 腹直筋鞘は、腹横筋、内腹斜筋、外腹斜筋の腱膜によって構成される。
3 固有背筋は、板状筋、脊柱起立筋、横突棘筋の3群に分けられる。
4 脊柱起立筋とは、腸肋筋、最長筋、棘筋の3つの総称である。

[   ]

☐☐ **3-07** 次のうち誤っているのはどれか

a 腱膜が鼠径靱帯である筋は外腹斜筋である。
b 横隔膜が収縮すると肺から空気が押し出される。
c 顔の表情筋は三叉神経の支配を受けている。
d 男性では鼠径管の中を精索が通る。

1 a・b　　2 a・d　　3 b・c　　4 c・d

[   ]

☐☐ **3-08** 次のうち誤っている組合わせはどれか

a 上腕二頭筋――――筋皮神経
b 橈側手根屈筋――――橈骨神経
c 横隔膜――――肋間神経
d 僧帽筋――――副神経

1 a・b　　2 a・d　　3 b・c　　4 c・d

[   ]

☐☐ **3-09** 次のうち正しいのはどれか

a 三角筋、縫工筋、棘上筋、大円筋は、上肢帯筋である。
b 広頸筋、咬筋、胸鎖乳突筋は頸部の筋である。
c 腹直筋は多腹筋に分類される。
d 胸腔と腹腔の境となる横隔膜は、板状（膜状）の骨格筋でできている。

1 a・b　　2 a・d　　3 b・c　　4 c・d

[   ]

実践問題

☐☐ **3-10** 次のうち誤っているのはどれか
1. 筋肉の活動度を、皮膚の上においた電極や筋の中に差し込んだ電極を用いて記録したものを筋電図とよぶ。
2. 筋収縮に際しては、筋細胞に化学変化が起こり、アデノシン二リン酸（ADP）の分解による化学的エネルギーが力に変えられる。
3. 筋線維に対する刺激を繰り返し続ければ、しだいに強い収縮を維持できなくなり、ついには収縮不能になる。これを筋の疲労という。
4. 筋収縮のしくみは、筋を支配する神経線維の興奮が筋線維に伝達されて起こる。

[　　　]

☐☐ **3-11** 次のうち誤っているのはどれか
1. 深胸筋である肋間筋は、胸式呼吸を行う。
2. 外肋間筋、内肋間筋は肋間神経に支配されている。
3. 内肋間筋は、肋骨を引き下げ呼気運動を行う。
4. 大胸筋は、肋間神経によって支配されている。

[　　　]

☐☐ **3-12** 次のうち正しいのはどれか
1. 総頸動脈の拍動が触れられる頸動脈三角とは、顎二腹筋の前腹と後腹と下顎骨に囲まれた部位である。
2. 斜角筋隙を通るのは、鎖骨下動脈と鎖骨下静脈である。
3. 舌骨上筋とは、顎二腹筋、顎舌骨筋、オトガイ舌骨筋、甲状舌骨筋をいう。
4. 先天性筋性斜頚は胸鎖乳突筋の短縮によって起こる。

[　　　]

☐☐ **3-13** 次のうち誤っているのはどれか
1. 筋収縮によって生じた熱は全身に伝わり、体温の維持に役立つ。
2. 1本の筋線維では、刺激の強さと収縮の強さとの間には比例関係がある。
3. 骨格筋の疲労は、エネルギー源であるATPの不足や、その分解産物の乳酸の蓄積などで起こる。
4. 筋の収縮はアクチンがミオシンの間に滑り込むことにより起こるといわれる。

[　　　]

実践問題

☐☐ **3-14** 次のうち正しいのはどれか

> a 肩こりは主に僧帽筋が疲労したことによって起こる。
> b 左右の内腹斜筋の停止腱は、腹部正中で白線に終わる。
> c 尺骨手根伸筋などの前腕の伸筋群は、尺骨神経によって支配されている。
> d 尺骨手根屈筋などの前腕の伸筋群は、正中神経によって支配されている。

1　a・b　　2　a・d　　3　b・c　　4　c・d

[　　]

☐☐ **3-15** 次のうち誤っているのはどれか

1　膝関節の屈曲は、大腿二頭筋、半腱様筋、半膜様筋が行う。
2　大殿筋は大腿骨殿筋粗面に付着し、股関節を伸展させる。
3　腸腰筋は大腿骨大転子につき、大殿筋の拮抗筋である。
4　大腿四頭筋は、大腿直筋、内側広筋、中間広筋、外側広筋の4頭からなる。

[　　]

☐☐ **3-16** 次のうち正しいのはどれか

1　股関節の内転作用を行う長内転筋や大内転筋は、大腿神経によって支配されている。
2　腿の付け根で拍動の触れられる大腿三角は、鼡径靱帯と長内転筋と縫工筋に囲まれた部位である。
3　下腿三頭筋は、起始が脛骨筋、腓腹筋とヒラメ筋の3頭よりなり、停止はアキレス腱となって踵骨につく。
4　前脛骨筋などの下腿の伸筋群は脛骨神経に支配される。

[　　]

☐☐ **3-17** 筋収縮で正しいのはどれか

> a 筋収縮のエネルギーはATPの産生による。
> b 筋原線維のフィラメントはCa^{2+}の存在で機能する。
> c アクチンがミオシンの間に滑り込んで収縮する。
> d 等尺性収縮で起始部と停止部とが近づく。

1　a・b　　2　a・d　　3　b・c　　4　c・d

[　　]

実 践 問 題

□□ 3-18 骨格筋収縮のメカニズムで正しいのはどれか
1 カルシウムイオンが必要である。
2 筋収縮の直接のエネルギー源はADPである。
3 筋収縮時にミオシンフィラメントの長さは短縮する。
4 筋収縮の結果グリコーゲンが蓄積される。

[　　]

□□ 3-19 股関節を屈曲させる筋肉はどれか
1 腸腰筋
2 大殿筋
3 大腿四頭筋
4 腹直筋

[　　]

□□ 3-20 立位で画鋲を踏んだ際、右足を思わず引っ込めた。このときの状態で正しいのはどれか
1 右大腿四頭筋は収縮している。
2 右大腿二頭筋は弛緩している。
3 左大腿四頭筋は収縮している。
4 左大腿二頭筋は収縮している。

[　　]

□□ 3-21 つま先を引きずって歩行しているとき、障害されているのはどれか
1 前脛骨筋
2 大腿二頭筋
3 腓腹筋
4 ヒラメ筋

[　　]

4 循環器系

問01 血管の構造

次の文章中の空欄に適切な語句を入れなさい

❶血管壁は、内側から①_____、②_____、③_____の3層からなる。①は血管内面の④_____細胞（単層の上皮細胞）と、⑤_____組織からなる。
②は⑥_____筋と弾性線維からなる。
③は最外層で、疎性⑦_____組織からなる。

❷毛細血管に続き、血液を心臓に送り返す血管である⑧_____は、中膜の平滑筋が少なく弾性に乏しい。起始部は細（小）静脈という。場所により内膜に半月状の弁（⑨_____）をもち血液の逆流を防いでいる。皮下組織内を走行する静脈を⑩_____と総称する。これら皮静脈では静脈弁がとくによく発達している。

❸心臓から出た血液を通す管を⑪_____といい、一方⑫_____は心臓へ戻る血液を通す管である。細動脈と細静脈とを結ぶ網目状の血管である⑬_____は、直径5〜20μmと最も細い血管で、壁を透過して物質交換を行う。

❹毛細血管以前の部分での細動脈どうし、あるいは細静脈どうしの交通を⑭_____という。

❺動脈の枝は、吻合により互いに交通連絡しているため、1か所に閉塞による循環障害があっても、他の血管から吻合枝によって代償される。これら吻合枝を介してのバイパスを⑮_____という。

❻毛細血管を経ないで、動脈と静脈が交通している場合を⑯_____という。指先や陰部海綿体にみられる。

❼毛細血管に至る前の細動脈に吻合をもたない動脈を⑰_____という。脳、肺、肝臓、腎臓、脾臓、心臓などにみられる。

問02 動脈・静脈・毛細血管

図中の空欄（①〜⑤）に適切な語句を入れなさい

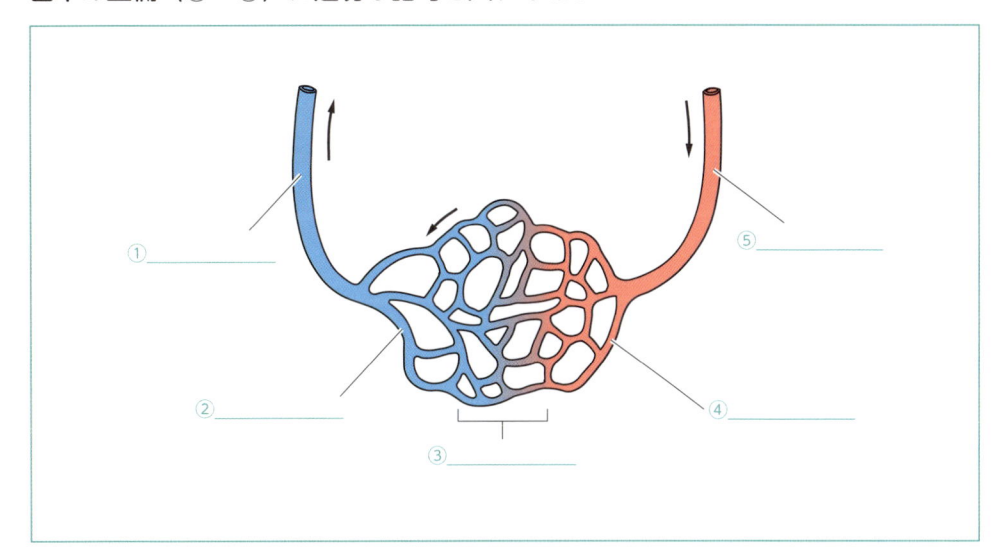

① _____
② _____
③ _____
④ _____
⑤ _____

問03 心臓の位置

心臓の位置について説明しなさい

胸腔内で左右の①_____にはさまれ、②_____に包まれて③_____の上にある。2/3は正中線より④_____に片寄っており、⑤_____は右上後部から左下前部に走る。

問04 心臓

次の文章中の空欄に適切な語句を入れなさい

❶ ①_____ は上大静脈、下大静脈、冠状静脈洞が入る。
❷ ②_____ は肺動脈（幹）が出る（肺動脈口）。
❸ ③_____ は左右各 ④_____ 本、計 ⑤_____ 本の肺静脈が入る。
❹ ⑥_____ は（上行）大動脈が出る（大動脈口）。
❺ 上部で大血管が出入りする広い部を ⑦_____ という。左下端の尖った部を ⑧_____ という。心底から心尖に走る心臓の長軸を ⑨_____ という。心尖拍動の位置は ⑩_____ 間隙で、⑪_____ 線よりやや内側に拍動を触れる。

問05 心臓の内腔

図中の空欄（①〜⑬）に適切な語句を入れなさい

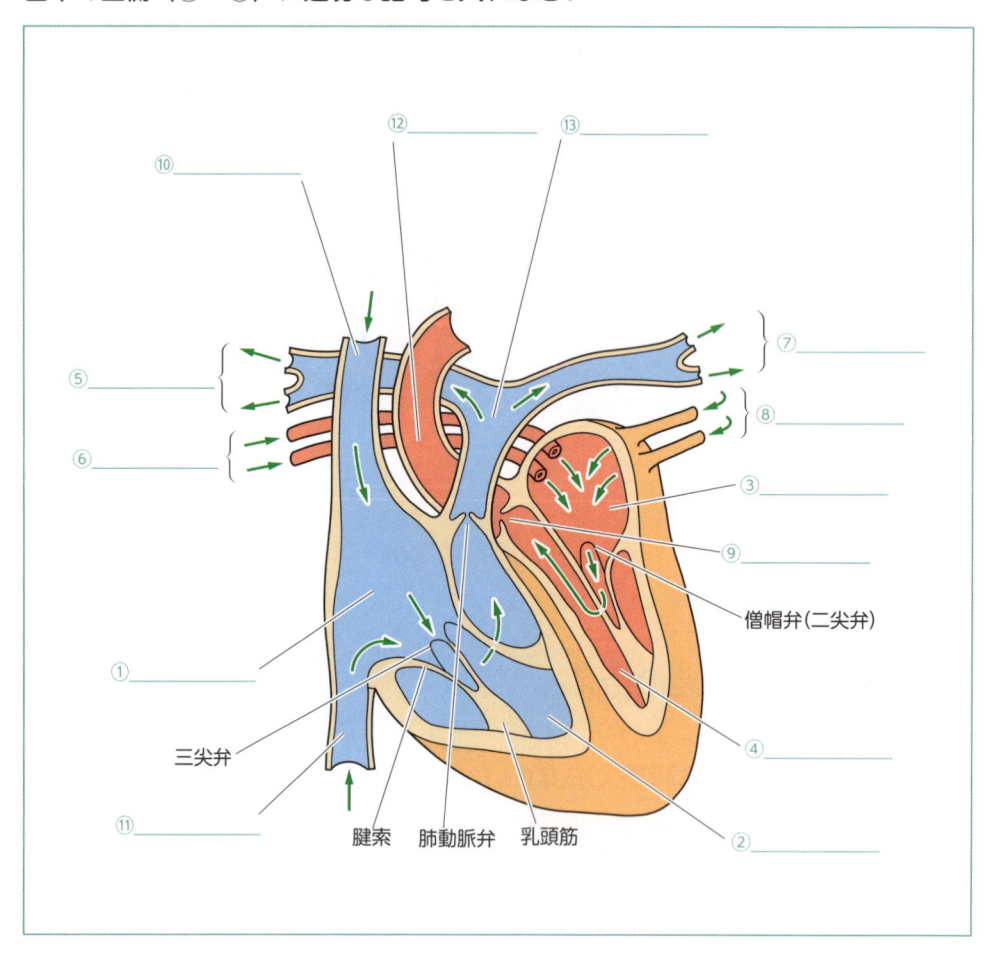

①_____
②_____
③_____
④_____
⑤_____
⑥_____
⑦_____
⑧_____
⑨_____
⑩_____
⑪_____
⑫_____
⑬_____

三尖弁　腱索　肺動脈弁　乳頭筋　僧帽弁（二尖弁）

問06 心臓壁の構造

図を参考に、次の文章中の空欄に適切な語句を入れなさい

❶ ①_____ は心臓の内表面をおおう薄膜（単層扁平上皮）で、心臓内腔に出入りする血管の内膜の続きである。

❷ 心内膜と心外膜の間に ②_____ があり、横紋をもつが不随意な筋層である。心房では極めて薄いが、心室では厚い。心房筋と心室筋とを結合する神経のような働きをする特殊心筋線維があり、③_____ 系とよばれている。

❸ ④_____ は心膜の臓側板で、漿膜性である。

❹ 心臓は2層の ⑤_____ に包まれ、外層を ⑥_____ 心膜、内層を ⑦_____ 心膜という。

❺内層の⑦心膜は単層扁平上皮でできた漿膜性の薄膜で、さらに2層からなる。直接心臓表面に密着する臓側板（④）と、大血管の基部で反転してふくろ状に包む⑧＿＿＿＿板とで、その間は腔所となり⑨＿＿＿＿＿＿＿とよばれ、漿液（心膜液）を入れている。

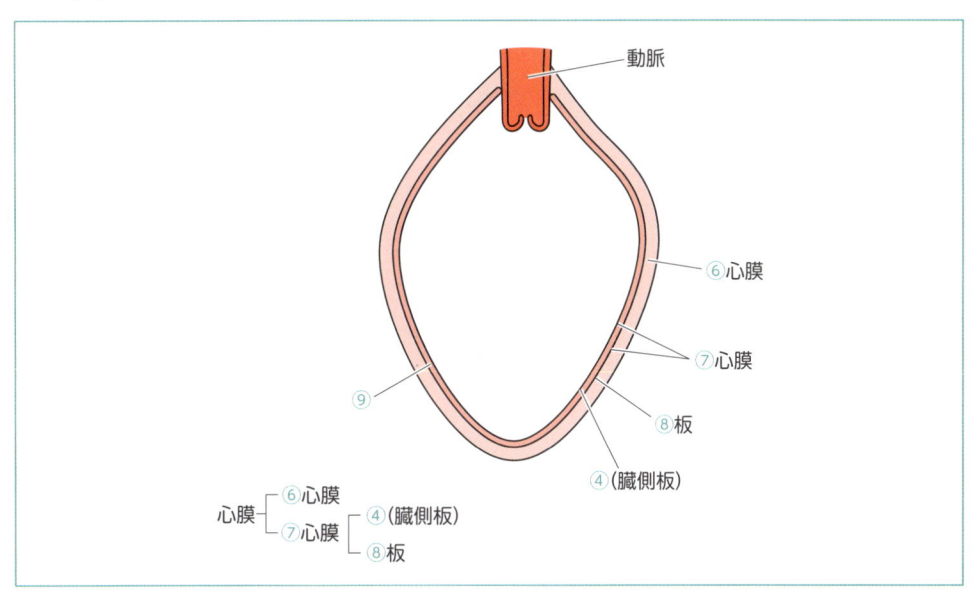

```
                    動脈
               ⑥心膜
               ⑦心膜
         ⑨     ⑧板
               ④（臓側板）

     ┌⑥心膜
心膜─┤         ┌④（臓側板）
     └⑦心膜 ─┤
               └⑧板
```

問07 心臓の弁膜

次の文章中の空欄に適切な語句を入れなさい

❶左房室口にある左房室弁は2枚の尖弁からなる①＿＿＿＿弁という。②＿＿＿＿弁ともよばれる。

❷③＿＿＿＿弁は右房室口にあり、④＿＿＿＿弁という。

❸上行大動脈の基部、左心室の大動脈口にある弁を⑤＿＿＿＿弁という。

❹⑥＿＿＿＿弁は肺動脈（幹）の基部、右心室の肺動脈口にある。

❺房室弁は⑦＿＿＿＿からなり、弁膜の縁より⑧＿＿＿＿が付着し、心室内にある⑨＿＿＿＿筋に連結する。

note

問08 尖弁の縁に付着する腱索と心室内の乳頭筋

図中の空欄（①～③）に適切な語句を入れなさい

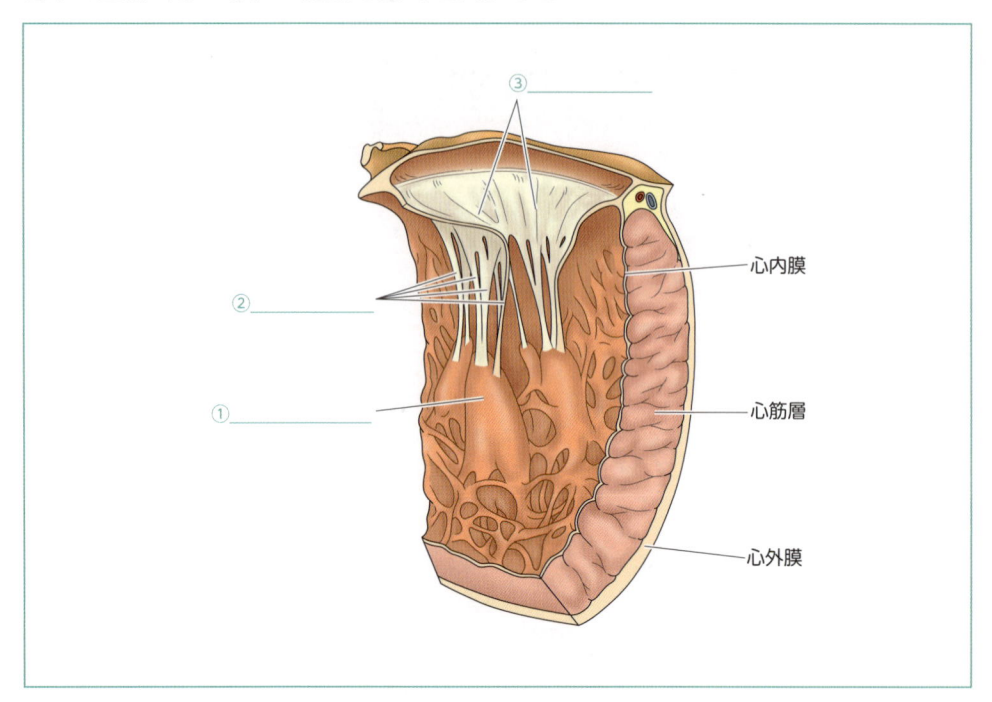

① _____
② _____
③ _____

心内膜
心筋層
心外膜

問09 心臓の脈管と神経

次の文章中の空欄に適切な語句を入れなさい

❶ 心臓の栄養血管のうち動脈は、上行大動脈の基部から出る左右① _____ が心臓壁に分布する。静脈は② _____ に集められ③ _____ に注ぐ。

❷ 心臓の動きは④ _____ 神経によって促進し、迷走神経の枝の⑤ _____ 神経によって抑制される。

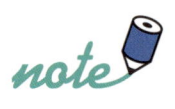

note

問10 血液の循環系

図を参考に、次の文章中の空欄に適切な語句を入れなさい

❶肺（小）循環：全身から集められた静脈血は、① _____ から出て② _____ を流れる。肺動脈（幹）は2枝に分かれ、左右の③ _____ に入る。左右各2本の④ _____ は肺門より出て、動脈血を⑤ _____ に注ぐ。

❷体（大）循環：肺からきた動脈血は、⑥ _____ より出る1本の⑦ _____ を流れる。大動脈は、分枝し⑧ _____ に分布、各⑨ _____ に酸素と栄養分を運ぶ。二酸化炭素と老廃物を受けた静脈血は静脈中を通る。全身からの静脈は、上、下2本の大静脈（⑩ _____ 静脈、⑪ _____ 静脈）となってそれぞれ⑫ _____ に戻る。

❸大動脈の走行は⑬ _____ （左心室）→⑭ _____ 動脈→⑮ _____ （頭頸・上肢への枝）→⑯ _____ 動脈→⑰ _____ 動脈に流れ、⑱ _____ 動脈と⑲ _____ 動脈に分かれる。

❹大動脈の境界は、⑳ _____ 動脈は大動脈口から右第2胸肋関節の高さまで。㉑ _____ は右第2胸肋関節の高さから第2胸椎の高さまで弓状をなし、第4胸椎の高さまで。㉒ _____ 動脈は、第4胸椎の高さから第12胸椎の高さ（横隔膜大動脈裂孔）まで。㉓ _____ 動脈は第12胸椎の高さから始まり、第4腰椎の前で左右総腸骨動脈を出した後、正中仙骨動脈に移行する。

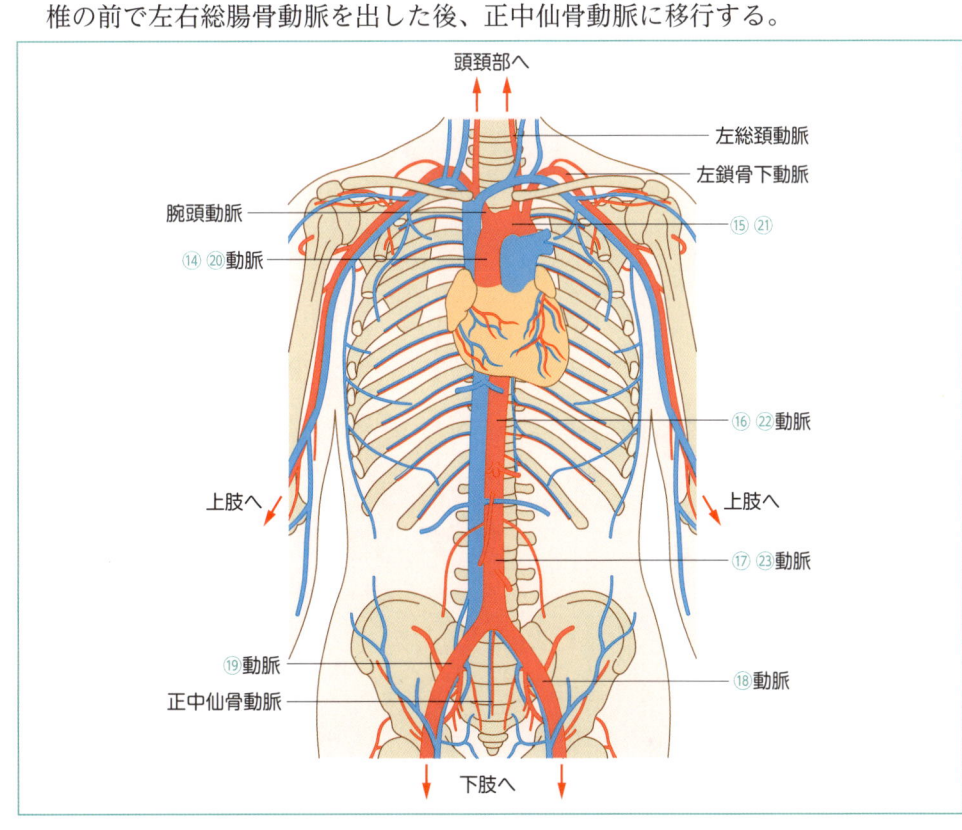

第4章 循環器系

問11 外頚動脈・内頚動脈・椎骨動脈

図を参考に、次の文章中の空欄に適切な語句を入れなさい

❶ ①_____動脈は主に頭蓋腔外、頭皮、顔面、頚部などに分枝を出す。

❷ 外頚動脈の枝は上甲状腺動脈、舌動脈、②_____動脈、③_____動脈、浅側頭動脈、④_____動脈や上行咽頭動脈、後耳介動脈などがある。

❸ ⑤_____動脈は頭蓋腔内に入り、主に脳に分布する。その枝は⑥_____動脈、⑦_____動脈、⑧_____動脈などである。

❹ 大動脈弓の枝は⑨_____動脈、⑩_____動脈、⑪_____動脈の3本である。

❺ 内頚動脈と外頚動脈との分岐点は⑫_____頚椎の高さ、⑬_____隆起の高さにあたる。

❻ ⑭_____輪（⑮_____輪）は内頚動脈と鎖骨下動脈の枝の椎骨動脈によって構成される。

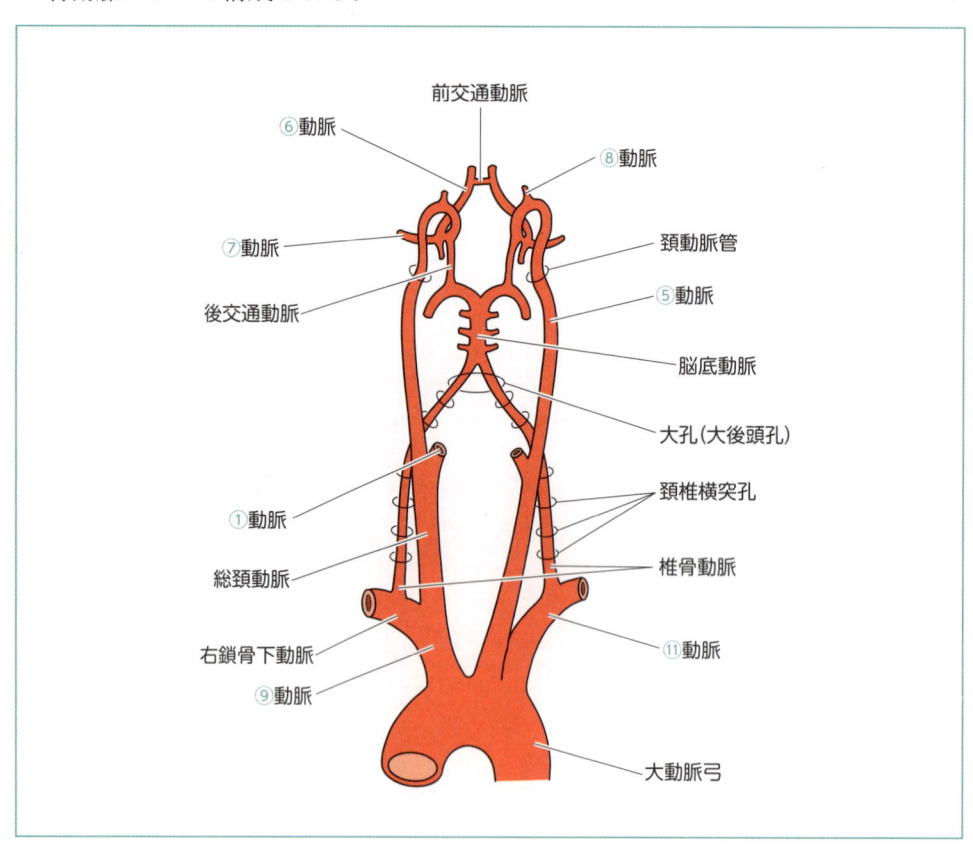

問12 上肢の動脈

図中の空欄（①〜⑤）に適切な語句を入れなさい

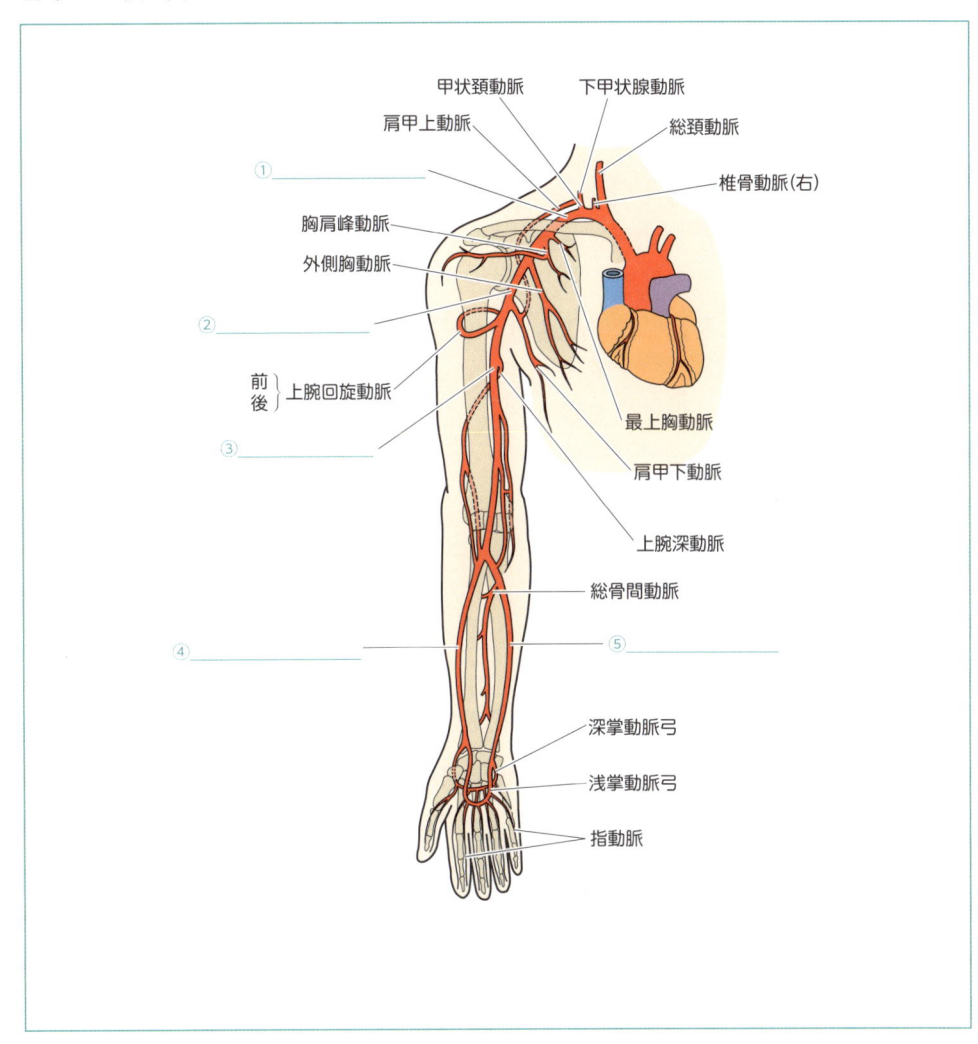

① _____
② _____
③ _____
④ _____
⑤ _____

問13 胸大動脈

次の文章中の空欄に適切な語句を入れなさい

　胸大動脈には10対（第3〜11 ①_____動脈と肋下動脈）の胸壁を養う枝がある。また、臓器にいく枝で ②_____動脈は食道に分布、③_____動脈は肺に分布して、肺の栄養動脈となる。

問14 腹大動脈

次の文章中の空欄に適切な語句を入れなさい
　腹大動脈の臓側枝が発出するのは、① _____ 動脈、② _____ 動脈、腎動脈、③ _____ （　　　）動脈、④ _____ 動脈の順である。

問15 腹大動脈臓側枝の有対枝・無対枝

次の文章中の空欄に適切な語句を位置する順に入れなさい
- ❶ 有対枝：① _____ 動脈
　　　　　② _____ 動脈
- ❷ 無対枝：③ _____ 動脈
　　　　　④ _____ 動脈
　　　　　⑤ _____ 動脈

問16 腹腔動脈の枝

次の文章中の空欄に適切な語句を入れなさい
- ❶ 胃および食道下部に分布する腹腔動脈の枝を① _____ 動脈という。
- ❷ 肝臓、胆嚢、胃、十二指腸、膵臓（頭部）に分布する腹腔動脈の枝を② _____ 動脈という。
- ❸ 脾臓、胃、膵臓（体、尾部）、大網に分布する腹腔動脈の枝を③ _____ 動脈という。

問17 腸間膜動脈

次の文章中の空欄に適切な語句を入れなさい
- ❶ 上腸間膜動脈の分布域は膵臓、① _____ 腸、空腸、② _____ 腸、虫垂、盲腸、上行結腸、③ _____ 腸の中央付近である。
- ❷ 下腸間膜動脈の分布域は④ _____ 腸の終半、下行結腸、S状結腸、⑤ _____ 腸上部である。

問18 総腸骨動脈

次の文章中の空欄に適切な語句を入れなさい

❶ 総腸骨動脈は① _____ 腰椎体の前で、腹大動脈から左右に分かれ、仙腸関節の前で② _____ 動脈・③ _____ 動脈の2主大枝に分かれる。

❷ 内腸骨動脈は骨盤内臓器、④ _____ 部、⑤ _____ 部に分布する。

❸ 内腸骨動脈の枝は⑥ _____ 動脈、⑦ _____ 動脈、精管動脈、⑧ _____ 動脈、⑨ _____ 動脈、閉鎖動脈、内陰部動脈、上殿動脈、下殿動脈などである。

問19 下肢の動脈

図を参考に、次の文章中の空欄に適切な語句を入れなさい

❶ 下肢の動脈では、① _____ 動脈が鼡径靱帯の下を通り、大腿の前面に出て大腿動脈となる。

❷ ② _____ 動脈は大腿の内側、大腿三角内を下行し、大内転筋の腱裂孔を通り膝窩動脈となって、膝関節の後面、膝窩中央付近を下行する。

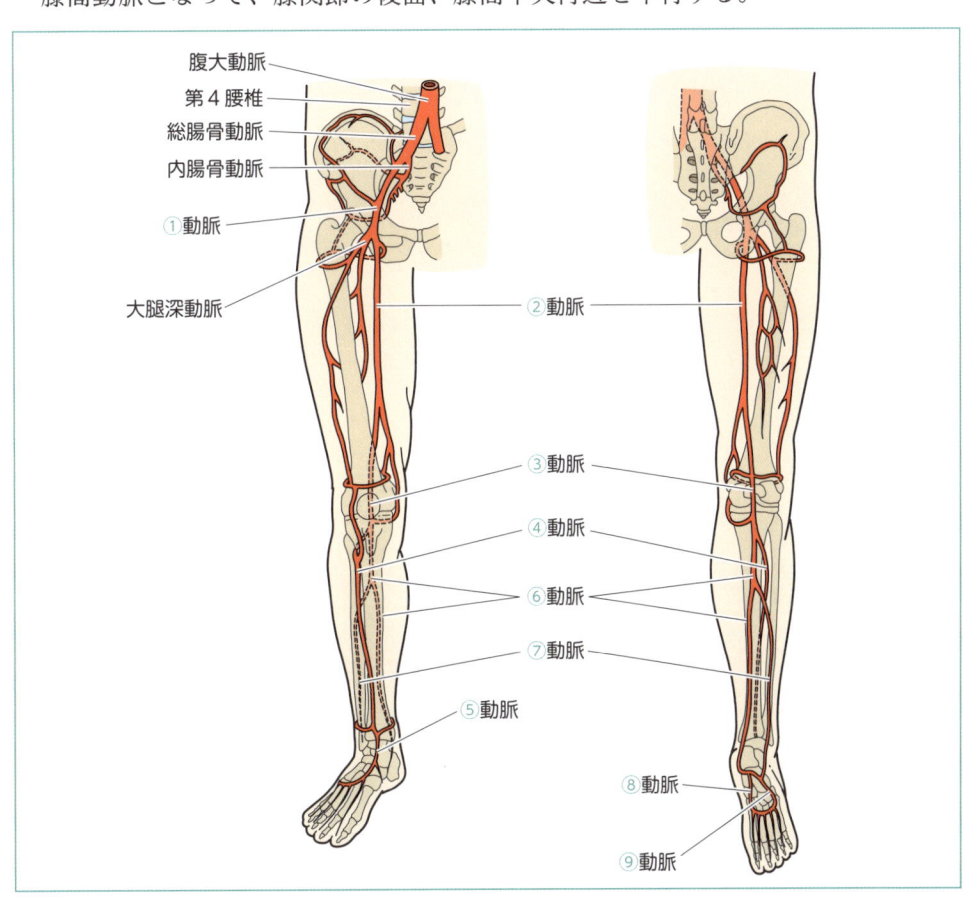

腹大動脈
第4腰椎
総腸骨動脈
内腸骨動脈
①動脈
大腿深動脈
②動脈
③動脈
④動脈
⑥動脈
⑦動脈
⑤動脈
⑧動脈
⑨動脈

❸ ③_____動脈はヒラメ筋の起始部で前・後脛骨動脈に分かれる。

❹ ④_____動脈は下腿の前面を下行し、足背部で⑤_____動脈となる。足背動脈は拍動を触れる。

❺ ⑥_____動脈は起始部近くで⑦_____動脈を出し、内果の下を後ろからまわり足底動脈となる。足底動脈は⑧_____動脈と⑨_____動脈とに分かれる。

問20 脈拍の触れやすい動脈

図中の空欄（①〜⑨）に適切な語句を入れなさい

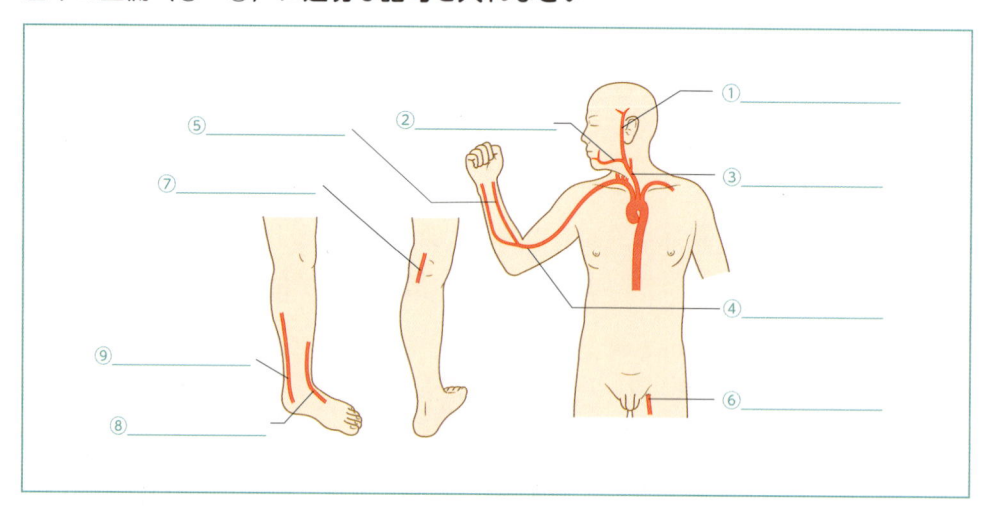

問21 門脈系

図中の空欄（①～⑥）に適切な語句を入れなさい

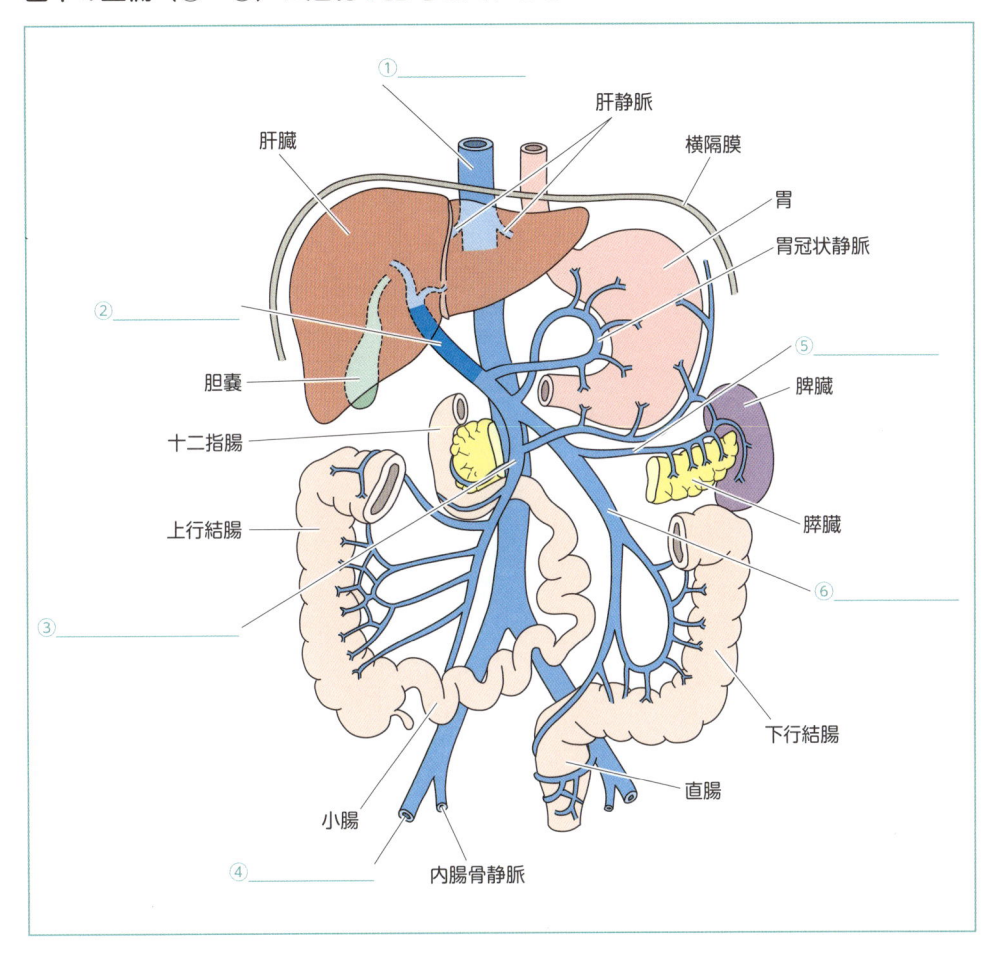

図中ラベル：
- ① _____
- 肝静脈
- 肝臓
- 横隔膜
- 胃
- 胃冠状静脈
- ② _____
- 胆嚢
- ⑤ _____
- 脾臓
- 十二指腸
- 膵臓
- 上行結腸
- ⑥ _____
- ③ _____
- 下行結腸
- 小腸
- 直腸
- ④ _____
- 内腸骨静脈

問22 静脈が動脈と異なる点

次の文章中の空欄に適切な語句を入れなさい

❶ 動脈は心臓から出る大動脈が① _____ 本であるのに対し、心臓へ戻る大静脈は② _____ 本で上大静脈と下大静脈がある。

❷ 頭蓋腔内の静脈には脳から返る血液を受け、内頸静脈に注ぐ③ _____ がある。

❸ ④ _____ は腹腔内の胃や腸などの消化管、膵臓および脾臓からの血液を集めて1本となり、肝門から肝臓に運ぶ長さ6〜8cmほどの静脈である。

❹ 主に胸腹壁の血液を集めて脊柱の両側を上行する静脈を⑤ _____ とよぶ。

❺ 皮下組織内を走る静脈を⑥ _____ という。

問23 奇静脈系

図中の空欄（①〜③）に適切な静脈名を入れなさい

ラベル：右腕頭静脈、左腕頭静脈、左最上肋間静脈、副半奇静脈、半奇静脈、第9肋間静脈、第12肋骨、左腎静脈、右腎静脈、第3腰椎静脈、上行腰静脈、総腸骨静脈

①＿＿＿＿＿
②＿＿＿＿＿
③＿＿＿＿＿

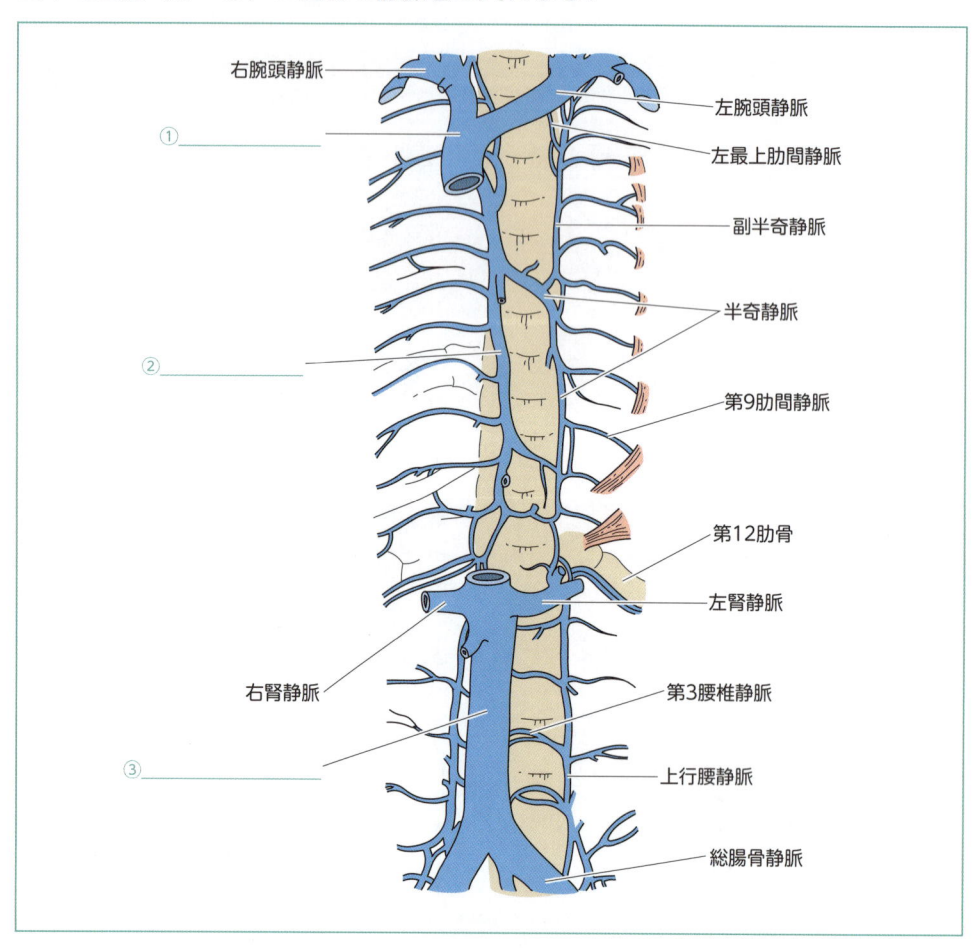

問24 肘窩の皮静脈

図中の空欄（①〜③）に適切な静脈名を入れなさい

ラベル：肘正中皮静脈

①＿＿＿＿＿
②＿＿＿＿＿
③＿＿＿＿＿

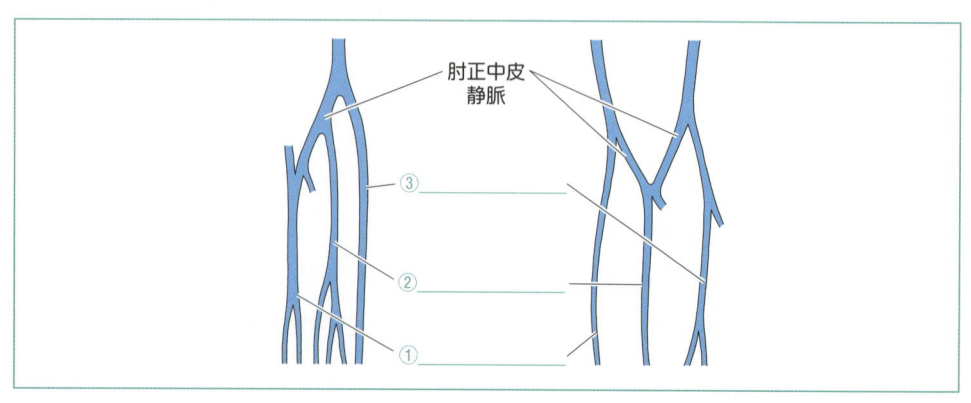

問25 上肢の皮静脈

次の文章中の空欄に適切な語句を入れなさい

上肢の皮静脈は手背の静脈網（① _____ 静脈網）より始まり、② _____ 静脈、③ _____ 静脈、④ _____ 静脈、⑤ _____ 静脈などとなる。

問26 下肢の皮静脈

次の文章中の空欄に適切な語句を入れなさい

下肢の皮静脈は足背の静脈網（① _____ 静脈網）から始まり、内果の前方を通り下腿および大腿の内側を上行し、腿の付け根付近で伏在裂孔から大腿静脈に注ぐ② _____ 静脈と、外果の後方から下腿の後面を上がり、膝窩静脈に注ぐ③ _____ 静脈がある。

問27 胎児循環

図を参考に、次の文章中の空欄に適切な語句を入れなさい

❶ ① _____ 静脈は胎盤から始まる② _____ 本の血管で、臍帯を通って臍から胎児体内に入り、肝臓の下面で門脈に合流する。酸素と栄養に富む③ _____ が流れている。

❷ ④ _____ 動脈は胎児の左右⑤ _____ 動脈から出た⑥ _____ 本の血管で、胎児が産出した二酸化炭素と老廃物を胎盤に送る。静脈性血液（厳密には混合血）が流れる。

❸ 動脈管（⑦ _____ 管）は⑧ _____ 動脈（幹）と⑨ _____ を結ぶ血管である。肺呼吸が行われていないため、肺動脈への血液の大部分は肺に入らず、これを通って大動脈に流れ込む。

❹ ⑩ _____ 管（アランチウス管）は門脈に合流する臍静脈から分かれ、⑪ _____ 静脈に直接注ぐ血管である。母体からの栄養は解毒も貯蔵も必要ないため肝臓を通らず、静脈管を通って直接下大静脈に入る。

❺ ⑫ _____ は左右心房間の壁である⑬ _____ に開いている孔である。胎児は肺呼吸が行われていないため、右心室から肺、左心房へと流れる肺循環を経由する必要がなく、右心房から卵円孔を通り左心房へ入る。

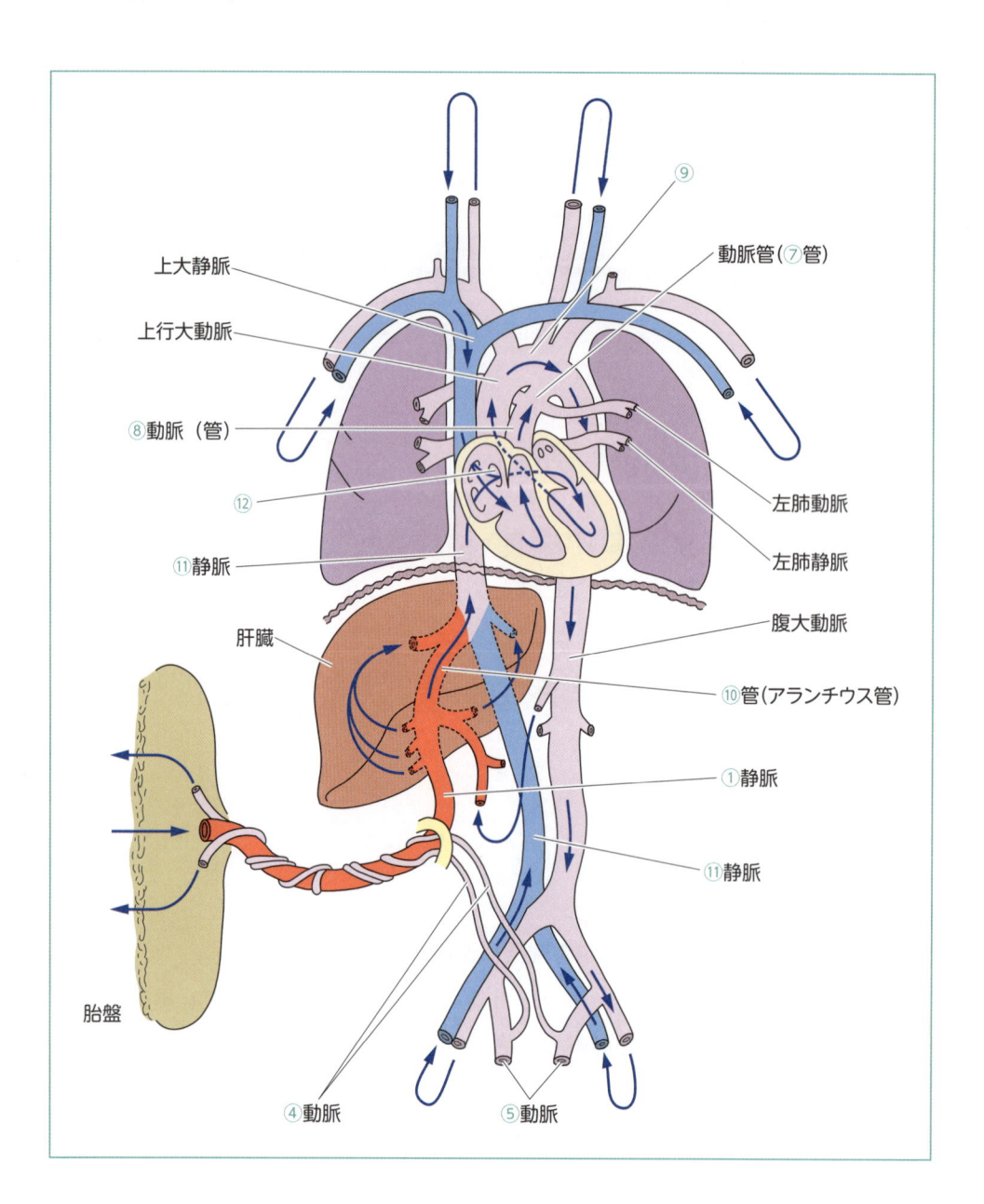

第4章

上大静脈
上行大動脈
⑧動脈（管）
⑫
⑪静脈
肝臓
胎盤
④動脈　⑤動脈

⑨
動脈管（⑦管）
左肺動脈
左肺静脈
腹大動脈
⑩管（アランチウス管）
①静脈
⑪静脈

note

問28 リンパ管

図を参考に、次の文章中の空欄に適切な語句を入れなさい

❶ ①_____管が合流し太くなったものがリンパ管で、多くの弁をもち、とくに太いものではじゅず状にみえる。リンパ管は、②_____節を経由しながら合流し、最後は③_____となって静脈に注ぐ。

❷ 左右の下半身と左上半身のリンパを集める本幹を④_____管といい、⑤_____角に入る。

❸ 右上半身のリンパを集めて右静脈角に流入する本幹を⑥_____（⑦_____管）という。

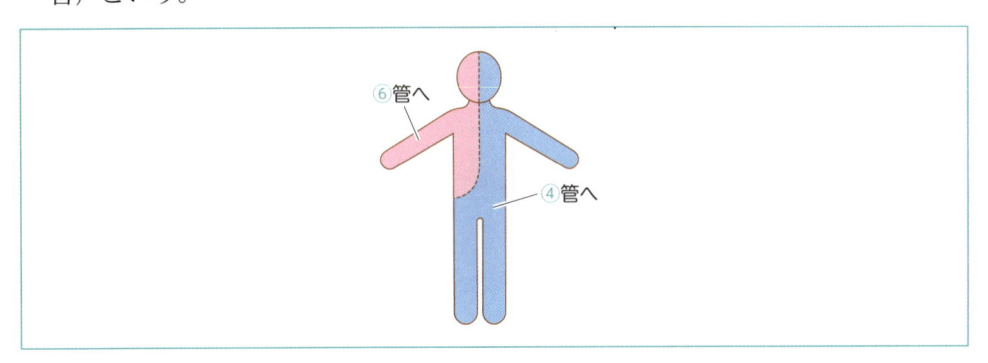

問29 リンパ本幹

次の文章中の空欄に適切な語句を入れなさい

❶ 頭、顔、頸のリンパ管を集める本幹を①_____リンパ本幹という。

❷ 鎖骨下静脈の流域に相当し、上肢と胸部（背面上半を含む）の浅リンパ管を集める本幹を②_____リンパ本幹という。

❸ 奇静脈の流域に相当し、胸壁の深部と胸部内臓（肺と、縦隔にある心臓・気管・食道など）からのリンパ管を集める本幹を③_____リンパ本幹という。

❹ 門脈の流域に相当し、腹部内臓（胃・腸・肝臓・膵臓・脾臓など無対性の臓器）からのリンパ管を集める本幹を④_____リンパ本幹という。

❺ 腹大動脈の両側にあり、下肢・腹腔と骨盤内臓の一部（有対性の腎臓・副腎・精巣・卵巣など）のリンパ管と体幹の下半分の浅リンパ管を集める本幹を⑤_____リンパ本幹という。

❻ ⑥_____は白血球の一種で、免疫に関係している。

問30 リンパ節

次の文章中の空欄に適切な語句を入れなさい

❶ リンパ節は、免疫抗体を産生し、濾過装置として細菌や異物をとらえ① _____ 作用で処理する。

❷ ② _____ リンパ節は歯やその周辺組織の炎症などが波及して、しばしば腫脹する。

❸ ③ _____ リンパ節・④ _____ リンパ節は、頭、顔（眼窩、鼻腔、口腔）、頸部からのすべてのリンパ管が流入し、臨床上の触診が重要視される。

❹ 胸管の静脈流入部、左静脈角付近のリンパ節は⑤ _____ のリンパ節とよばれる。このリンパ節は、胃癌の転移の際に腫脹をきたし、左鎖骨上部での触診が臨床上重要視される。

❺ 気管支の分枝部、とくに肺門の内外にある多くのリンパ節は⑥ _____ リンパ節とよばれるが、結核の初期にはこのリンパ節に炎症が起こり、⑦ _____ リンパ節ともいわれる。

❻ ⑧ _____ リンパ節は上肢、胸壁、乳房（乳腺）からのリンパを受け、乳癌の転移がここに起こる。

❼ ⑨ _____ リンパ節には浅・深群があり、下肢の付け根、⑩ _____ 靱帯の下で大伏在静脈の根部にある。下肢のリンパのみでなく外陰部、会陰、肛門部のリンパをも集める。浅層のものは、腫脹すると皮膚の上からよく触れられる。

note

問31 リンパ節の構造

図中の空欄（①～③）に適切な語句を入れなさい

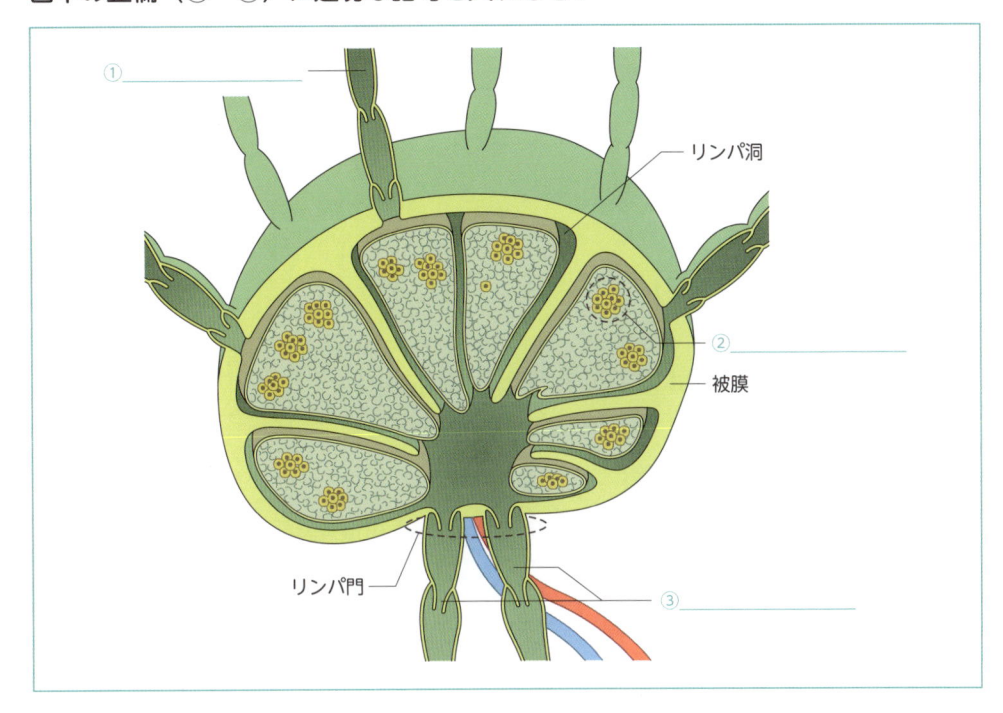

① _____
② _____（リンパ洞、被膜の図中）
③ _____（リンパ門の図中）

問32 脾　臓

次の文章中の空欄に適切な語句を入れなさい

❶ 脾臓は腹腔内の左上部にあり、①_____と②_____に接し、その長軸が第③_____肋骨に平行になるよう前下方に傾く。

❷ 脾臓は④_____の産生、⑤_____の破壊、血中の細菌や異物の処理などの働きをもつ。

❸ 脾臓内側面中央に脾動・静脈の出入りする⑥_____があり、内部は赤血球で満たされている。暗赤色の⑦_____と、その中を小さな白い斑点状の⑧_____が散在している。

問33 胸腺

次の文章中の空欄に適切な語句を入れなさい

胸腺は細網組織のなかにリンパ球を含み、① _____ の器官である。他のリンパ性組織より早期に発生し、② _____ 細胞（Tリンパ球・胸腺由来リンパ球）を産出し、全身のリンパ組織に分配する。

問34 自動性と刺激伝導系

次の文章中の空欄に適切な語句を入れなさい

❶ 心臓は① _____ が切断されても、自動的に興奮し、拍動を続ける。これは心臓自身に興奮・収縮する能力、つまり② _____ 性が備わっているためである。これは心筋すべてにあるのではなく、特殊な③ _____ 線維にのみみられる。

❷ 心筋の自動性の興奮は、右心房の④ _____（⑤ _____ 結節、キース・フラック）に始まる。ここを歩調とり（⑥ _____）とよぶ。洞房結節からの興奮が、左右の心房に伝わって心房が収縮する。また、この洞房結節からの興奮は、⑦ _____ 結節（田原の結節）に伝わり、ここから出る⑧ _____ 束（⑨ _____ 束）によって心室に伝えられる。さらに⑩ _____ と⑪ _____ となり、その先はそれぞれ⑫ _____ 線維となって左右の心室の乳頭筋（にゅうとうきん）や心筋に付着している。ヒス束によって刺激が左右心室に達すると、左右の心室はほとんど同時に収縮する。

問35 心臓の収縮

次の文章中の空欄に適切な語句を入れなさい

❶ ① _____ 作用は心筋の収縮力の増大をもたらす作用で、刺激頻度を増したり、外液のCa^{2+}を増すアドレナリンさらにジギタリスを働かすと② _____ は強くなる。

❷ 心臓の拡張期に入ってくる血液量が増すと、内圧が上がるため強く引き伸ばされ、収縮期に強く収縮し、より多くの血液を拍出する。これを③ _____ の心臓の法則という。

❸ 心周期は弁の開閉や収縮開始時点によって5相に細分される。心室の収縮開始

から動脈弁が開くまでを④_____期、動脈弁の開放から閉鎖までを⑤_____期、動脈弁の閉鎖から房室弁の開放までを⑥_____期、房室弁の開放から心房の収縮の開始までを⑦_____期、心房の収縮から心室の収縮開始までを⑧_____期という。

❹心音の聴診部位は、僧帽弁では⑨_____部に、三尖弁では⑩_____肋間、大動脈弁は⑪_____肋間、肺動脈弁は⑫_____肋間に位置する。

問36 心音

心周期の1周期ごとに2つの心音が発生する。次の文章中の空欄に適切な語句を入れなさい

❶第Ⅰ音：①_____部で最もよく聞こえる。②_____く③_____い音。

❷第Ⅱ音：両側④_____肋間の高さで、⑤_____に当たるところで最もよく聞こえる。⑥_____く⑦_____い音。

問37 心音の聴診部位

次の図は心音の聴診部位を示している。空欄（①～④）を埋めなさい

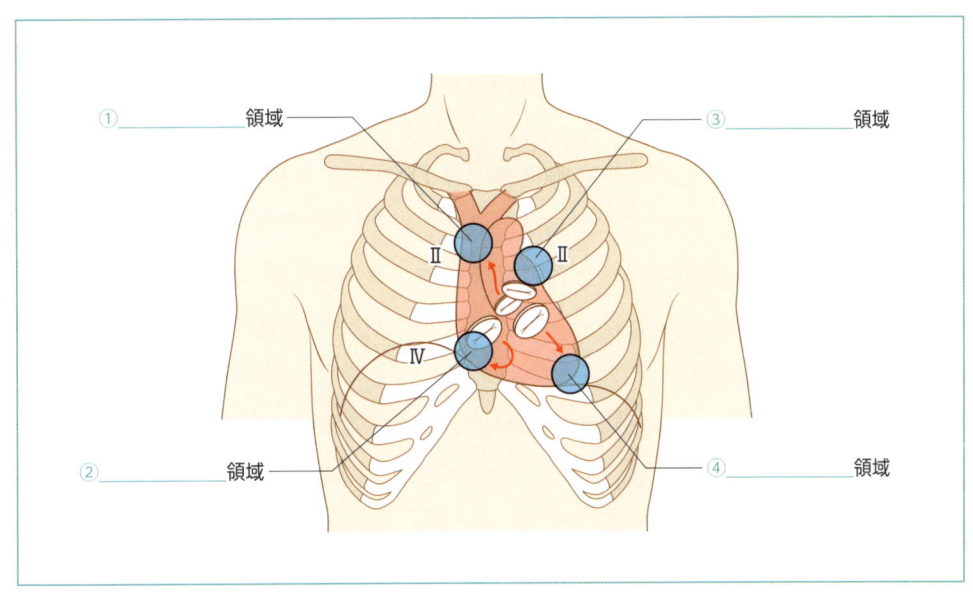

①_____領域
②_____領域
③_____領域
④_____領域

問38 心拍出量

次の文章中の空欄に適切な語句を入れなさい

❶ 心室の1回の収縮と弁の開閉によって、大動脈と肺動脈に拍出される血液量を① _____ 量といい、成人では約70mlである。② _____ 量とは1分間の拍出量をいい、心拍数を約70回/分とすると約③ _____ ml/分となる。

❷ 心拍出量と心拍出係数の計算式をあげなさい。
　　心拍出量（ml/分）＝④ _____
　　心拍出係数（ml/分/m²）＝⑤ _____

問39 心電図

次の文章中の空欄に適切な語句を入れなさい

❶ 心房が興奮するときに発生する波形は？　　　　　① _____ 波
❷ 心室が興奮するときに発生する波形は？　　　　　② _____ 波
❸ 興奮した心室筋が回復していくときに発生する波形は？　③ _____ 波

問40 異常心電図

次の文章中の空欄に適切な語句を入れなさい

❶ 心筋の異常がみられると、左室肥大では① _____ 波が増大、狭心症で② _____ 波の低下が生ずる。心筋梗塞では③ _____ 波の上昇や異常な④ _____ 波が出現する。

❷ 電解質異常がみられると、高カリウム血症では⑤ _____ 短縮、⑥ _____ 波の狭高化、さらには⑦ _____ 波が延長する。低カリウム血症では⑧ _____ 波が平低化し⑨ _____ 波のあとに⑩ _____ 波が出現する。高カルシウム血症では⑪ _____ が短縮する。

問41 不整脈

次の文章中の空欄に適切な語句を入れなさい

❶ ①_____ ではQRS波は間隔が延長し、波形も異常である。心房や心室の規則正しいリズムの間に、余分の興奮が起こって拍動のリズムが乱れることを①という。

❷ ②_____ の第1度ではPR間隔の延長が生ずる。第2度では房室間の伝導がブロックし、2回のPに1回（2：1ブロック）、3回のPに1回だけ（3：1ブロック）QRS波が生ずる。このようなブロックを③_____ という。房室伝導が異常に遅くなり、また心拍によって伝導が行われたり、行われなくなったりする状態を②という。心筋梗塞の場合によくみられる。

❸ 心房が250～350回/分もの速い頻度で規則正しく興奮し、心房は全体としてまとまって興奮している状態を④_____ という。

❹ 心房がさらに高く400～600回/分もの頻度で、しかも心房の各部分がばらばらに興奮した状態を⑤_____ という。

問42 血 圧

次の文章中の空欄に適切な語句を入れなさい

❶ ①_____ 血圧とは、心臓の収縮期に記録される血圧の最高値で、②_____ 血圧ともいい、成人で③_____ ～④_____ mmHgである。

❷ ⑤_____（ ）血圧は心臓の弛緩期に記録される最も低い血圧で、⑥_____ 血圧ともいい、成人で⑦_____ ～⑧_____ mmHgである。

❸ 動脈中の血圧は最高血圧と最低血圧の間を変動しており、この変動の幅を⑨_____ という。つまり、最高血圧と最低血圧の差をいい、⑩_____ ～⑪_____ mmHgである。

❹ ⑫_____ 血圧は血圧異常の判定に臨床的に使用されており、⑬_____ 血圧に脈圧の⑭_____ を足した値である。平均血圧の正常値は、成人男性で⑮_____ ～110mmHg、成人女性は⑯_____ ～110mmHgである。

❺ 正常血圧の上限は、40～65歳で最高血圧⑰_____ ～⑱_____ mmHg、最低血圧⑲_____ ～⑳_____ mmHgが正常の上限として一般的に認められている。

❻ ㉑_____ 音とは聴診法で聞く血管音で、血管が圧迫されたために生ずる乱流の音。聴診器を肘窩の脈拍を感ずる部分（上腕動脈）にあてて聴取する。

問43 血圧の高低

次の文章中の空欄に適切な語句を入れなさい

血圧の高低は① _____ の拍出する力および拍出量、② _____ の弾力性、③ _____ の抵抗、血管内の④ _____ 、血液の⑤ _____ などによって決定される。

問44 血圧の異常

次の文章中の空欄に適切な語句を入れなさい

❶ 高血圧とは収縮期血圧が① _____ mmHg以上、弛緩期（拡張期）血圧が② _____ mmHg以上をいう。

❷ 高血圧症には③ _____ 血圧だけが高い高血圧症と、③血圧と④ _____ （ _____ ）血圧の両方が高い高血圧症とがある。

❸ 低血圧症とは収縮期血圧が⑤ _____ mmHg以下をいう。

❹ ③だけが高い高血圧症には、⑥ _____ によるもの（老人性）、⑦ _____ 量の増すもの（大動脈弁閉鎖不全症・バセドウ病）がある。

❺ ③と④の両方が高い高血圧症には、⑧ _____ 高血圧症（原因不明）、二次性高血圧症、⑨ _____ 高血圧症（急性または慢性腎炎・腎盂腎炎・水腎症など）、⑩ _____ 高血圧（大動脈縮窄症、末梢血管閉塞）、⑪ _____ 高血圧（褐色細胞腫、クッシング症候群）、妊娠高血圧症候群、結節性動脈炎などがある。

❻ 慢性的・持続的な低血圧には、⑫ _____ 機能低下（アジソン病）、高度の⑬ _____ 障害、⑭ _____ などがある。

問45 脈 拍

次の文章中の空欄に適切な語句を入れなさい

❶ ① _____ （滞）とは、規則的な脈拍のうち1つ、2つが抜ける場合をいう。

❷ 脈拍数の多いものを② _____ 、少ないものを③ _____ という。

❸ 眼球を圧迫すると、③を起こす。これは圧迫刺激が三叉神経によって伝導されると迷走神経（副交感神経）に反射性刺激を与えるからであり、これを④ _____ 眼球圧迫試験という。

○×確認問題

- □□ 1 橈骨動脈は、脈拍の触診に適した血管である。
- □□ 2 肝臓を流れた後の血液は、門脈を経由して下大静脈に合流する。
- □□ 3 心電図においてP波は心房の興奮を示す。
- □□ 4 平均血圧は、平均血圧＝（最高血圧＋最低血圧）÷2の式で求められる。
- □□ 5 心臓は、自動的に歩調とりをしている。
- □□ 6 血圧は大動脈で高く、末梢に向かうに従って低くなる。
- □□ 7 心音の第2音は、両動脈弁の閉じる音である。
- □□ 8 収縮期血圧は最低血圧と一致する。
- □□ 9 外頚動脈は総頚動脈から分かれ、顔面や頭部に分布する。
- □□ 10 奇静脈は下半身からの静脈を受けて、下大静脈に注ぐ。
- □□ 11 腹腔動脈は腹大動脈から分かれて、胃、十二指腸、肝臓などの内臓に分布する。
- □□ 12 胎児の血液循環について、純粋な動脈血が流れているのは臍静脈である。
- □□ 13 動脈に血行障害が起き、吻合枝によって代償される場合を側副循環という。
- □□ 14 胸管は下半身と左上半身のリンパを集める本幹である。
- □□ 15 一般に上腕で測定した場合、常に収縮期血圧が140mmHg以上、あるいは、弛緩期血圧が90mmHgであるなら、年齢に関係なく高血圧症であるといえる。
- □□ 16 血流が右心室を出て肺を流れ、左心房に帰るまでの過程を体循環という。
- □□ 17 最高血圧と最低血圧の差を脈圧という。
- □□ 18 肺動脈には動脈血が流れ、肺静脈には静脈血が流れる。
- □□ 19 脳、肺、腎臓などでは、小動脈に吻合をもたないので終動脈とよばれている。
- □□ 20 臍帯内容の主なものは、2本の臍動脈と1本の臍静脈である。
- □□ 21 心拍数は、成人男性のほうが成人女性よりやや多い。
- □□ 22 胸管は腸壁から吸収した脂肪を含むため、白濁している。
- □□ 23 脳に注ぐ動脈は外頚動脈と椎骨動脈で、これらが脳底で合流して大脳動脈輪をつくる。
- □□ 24 心臓の自動性を支配する刺激伝導系において、興奮は左心房にある洞房結節に始まる。
- □□ 25 心臓は全身に血液を供給するためのポンプであるため、左心室内圧は常に大動脈血圧よりも高い。
- □□ 26 心臓の1回の収縮で拍出する血液量を1回拍出量といい、成人では約70mlである。
- □□ 27 心臓の機能の促進は交感神経、抑制は副交感神経による。
- □□ 28 心臓は左右の心房と心室に分かれ、右心房と右心室の間に三尖弁がある。
- □□ 29 大動脈弓は上行大動脈に連なり、腕頭動脈、左総頚動脈、左鎖骨下動脈を分枝する。
- □□ 30 心臓には自動性があり、外から神経支配を受けない。
- □□ 31 心電図は心臓の活動電位を記録したもので、心疾患の診断に重要である。

実践問題

4-01 次のうち正しいのはどれか

a 心房・心室のうち最も筋層の発達しているのは左心室である。
b 大動脈弁と肺動脈弁には乳頭筋からの腱索が付着している。
c 上大静脈では大動脈弓の下をくぐり抜けて右心房に至る。
d 胎児期では、大動脈は動脈管によって肺動脈と交通している。

1　a・b　　　2　a・d　　　3　b・c　　　4　c・d

[　　　]

4-02 次のうち誤っているのはどれか

1　終動脈は脳、肝臓、腎臓および心筋などにみられる。
2　肺動脈は肺の栄養血管である。
3　腸に分布する小動脈の枝は、隣のものとさかんに吻合し、側副血行が豊富である。
4　静脈は動脈と同じ層構造をもつ。

[　　　]

4-03 次のうち誤っているのはどれか

1　動脈の壁は内膜、中膜、外膜の3層からなる。
2　静脈は内膜の所々に弁をもち血液の逆流を防いでいる。
3　毛細血管の壁は単層の内皮細胞からなる。
4　動脈が毛細血管を経て静脈と交通することを動静脈吻合という。

[　　　]

4-04 次のうち正しい組合わせはどれか

a　右心室————————肺動脈口
b　右房室弁———————僧帽弁
c　洞房結節———————左心房
d　心臓の自動性—————刺激伝導系

1　a・b　　　2　a・d　　　3　b・c　　　4　c・d

[　　　]

実践問題

□□ 4-05 次のうち正しいのはどれか
1 心拍出量は左心室が1分間に送り出す血液量である。
2 眼球を強く圧迫すると頻脈になる。
3 心係数は、心拍出量を体重（kg）で割ることにより算出される。
4 心拍リズムは房室結節のリズムで支配される。

[　　]

□□ 4-06 次のうち誤っているのはどれか
1 P波は、心房の興奮を表す。
2 QRS波は、心室内の伝導を表す。
3 ST部は、心筋の虚血で変化する。
4 T波は、尿素、窒素によって尖鋭化する。

[　　]

□□ 4-07 次のうち誤っているのはどれか
1 大動脈弓の枝は、3本である。
2 腕頭静脈は左右にあり、上大静脈にて合流する。
3 冠状静脈洞は右心房に入り、冠状動脈は右心室から出る。
4 肺静脈は左心房に4本入る。

[　　]

□□ 4-08 次のうち誤っているのはどれか
1 肺の栄養動脈は、気管支動脈である。
2 大脳動脈輪をつくる椎骨動脈は、内頚動脈の枝である。
3 卵巣動脈は、腹大動脈の枝である。
4 肝臓には、固有肝動脈と門脈が流入している。

[　　]

□□ 4-09 次のうち正しいのはどれか
1 消化管のリンパは、胸管を経て頚部で右静脈角から静脈へ入る。
2 胃、小腸、大腸、膵臓、肝臓、脾臓の静脈血は、門脈を経て下大静脈に入る。
3 下腸間膜動脈は、空腸以下の小腸と上行結腸に分布する。
4 ウィルヒョウのリンパ節は、左静脈角付近のリンパ節である。

[　　]

実践問題

☐☐ **4-10** 次のうち誤っているのはどれか
1. 顎動脈や顔面動脈、後頭動脈は外頸動脈の枝である。
2. 後大脳動脈は、内頸動脈の枝である。
3. 脳は内頸動脈と椎骨動脈から動脈血の供給を受けている。
4. 腕頭動脈は右側にのみ存在する。

[　　　]

☐☐ **4-11** 次のうち門脈系に属さない静脈はどれか
1. 脾静脈
2. 伏在静脈
3. 臍傍静脈
4. 下腸間膜静脈

[　　　]

☐☐ **4-12** 次のうち正しいのはどれか

> a 手首で脈拍の触診に利用するのは橈骨動脈である。
> b 外腸骨動脈は総腸骨動脈から分かれ、大腿動脈となり下肢に分布する。
> c 胸腹壁の血液を集めて上行する奇静脈は下大静脈に注ぐ。
> d 平均血圧は、（最高血圧＋最低血圧）×1/2の式で求められる。

1. a・b　　2. a・d　　3. b・c　　4. c・d

[　　　]

☐☐ **4-13** 胎児循環について誤っているのはどれか
1. 臍動脈は2本、臍静脈は1本である。
2. 心房中隔には卵円孔という孔が開いている。
3. 静脈管（アランチウス管）は、臍静脈からの血液を下大静脈に流す。
4. 臍静脈には静脈血が流れている。

[　　　]

実践問題

4-14 次のうち誤っているのはどれか

a 血圧は大動脈で高く、末梢に行くにしたがって低くなる。
b 心拍数は成人男性の方が成人女性よりやや多い。
c 血圧は末梢血管が拡張して抵抗が少なくなると上昇する。
d 高血圧とは、最高血圧が140mmHg以上、最低血圧が90mmHg以上の場合をいう。

1　a・b　　2　a・d　　3　b・c　　4　c・d

[　　]

4-15 次のうち誤っているのはどれか

1　心筋の収縮力の増大をもたらす作用を陽性変力作用という。
2　最高血圧と最低血圧の差を脈圧という。
3　心臓には自動性があり、外から神経支配を受けない。
4　血圧は心拍出量が増すか、血管抵抗が増せば上昇する。

[　　]

4-16 次のうち正しいのはどれか

1　腹大動脈の有対枝は卵巣動脈、子宮動脈、腎動脈である。
2　心尖拍動の位置は左第5肋間隙で、乳頭線よりやや内側である。
3　大腿動脈に続く膝窩動脈は、脛骨動脈と腓骨動脈に分かれる。
4　左右の総腸骨リンパ本幹が合流し胸管となる。

[　　]

4-17 循環経路で正しいのはどれか

1　椎骨動脈→ウィリス動脈輪→外頚静脈
2　上腸間膜静脈→門脈→肝動脈
3　肺静脈→肺動脈→左心房
4　食道静脈→奇静脈→上大静脈

[　　]

実 践 問 題

☐☐ **4-18** 冠状動脈で正しいのはどれか
　1　大動脈から3本の冠状動脈が出る。
　2　冠状動脈は大動脈弁の直下から出る。
　3　前下行枝は左冠状動脈から分かれる。
　4　左冠状動脈の閉塞で下壁梗塞をきたす。

[　　　]

☐☐ **4-19** 動脈で正しいのはどれか
　1　骨格筋の収縮は動脈の血流を助けている。
　2　内膜、中膜および外膜のうち中膜が最も厚い。
　3　逆流を防ぐ弁が備わっている。
　4　大動脈は弾性線維が乏しい。

[　　　]

☐☐ **4-20** 体表からの触診で最も触れにくいのはどれか
　1　総頚動脈
　2　外腸骨動脈
　3　橈骨動脈
　4　大腿動脈
　5　足背動脈

[　　　]

☐☐ **4-21** 全身からの静脈血が戻る心臓の部位はどれか
　1　右心房
　2　右心室
　3　左心房
　4　左心室

[　　　]

実 践 問 題

☐☐ **4-22** 心音で正しいのはどれか
1 Ⅰ音は心室が拡張し始めるときに生じる。
2 Ⅰ音は僧帽弁と三尖弁とが開く音である。
3 Ⅱ音は心室が収縮し始めるときに生じる。
4 Ⅱ音は大動脈弁と肺動脈弁とが閉じる音である。

[　　　]

☐☐ **4-23** 動脈血中の酸素で正しいのどれか
1 多くはそのままの形で血漿中に溶解している。
2 貧血では酸素含有量は低下する。
3 酸素飽和度85％は正常範囲内である。
4 橈骨動脈の酸素分圧は大腿動脈に比べ高い。

[　　　]

☐☐ **4-24** 胎児で酸素飽和度の最も高い血液が流れているのはどれか
1 門脈
2 臍動脈
3 臍静脈
4 下大静脈

[　　　]

☐☐ **4-25** リンパ系について正しいのはどれか
1 リンパ管には弁がない。
2 吸収された脂肪を輸送する。
3 胸管は鎖骨下動脈に合流する。
4 リンパの流れは動脈と同方向である。

[　　　]

実践問題

☐☐ **4-26** 心電図で矢印が表すのはどれか

1　房室伝導
2　心室中隔伝導
3　左室伝導
4　脱分極

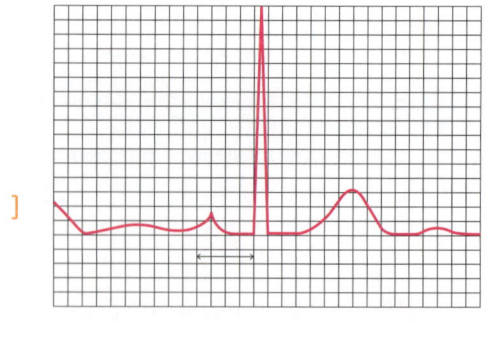

[　　　]

☐☐ **4-27** 脱水で低下するのはどれか

1　中心静脈圧
2　レニン分泌量
3　血清総蛋白量
4　ヘモグロビン濃度

[　　　]

☐☐ **4-28** 心拍数（HR）と脈拍数（P）との関係で正しいのはどれか

1　HR＝P
2　HR≧P
3　HR≦P
4　HR＜PまたはHR＞P

[　　　]

☐☐ **4-29** 部位と流れる血液との組合せで正しいのはどれか

1　肺動脈────────動脈血
2　肺静脈────────静脈血
3　右心房────────動脈血
4　左心室────────動脈血

[　　　]

実践問題

□□ **4-30** 心臓の刺激伝導系で最も早く興奮するのはどれか
1　ヒス束
2　房室結節
3　洞結節
4　プルキンエ線維

[　　　]

□□ **4-31** 心臓の模式図を示す。通常のペースメーカーはどれか
1　1
2　2
3　3
4　4
5　5

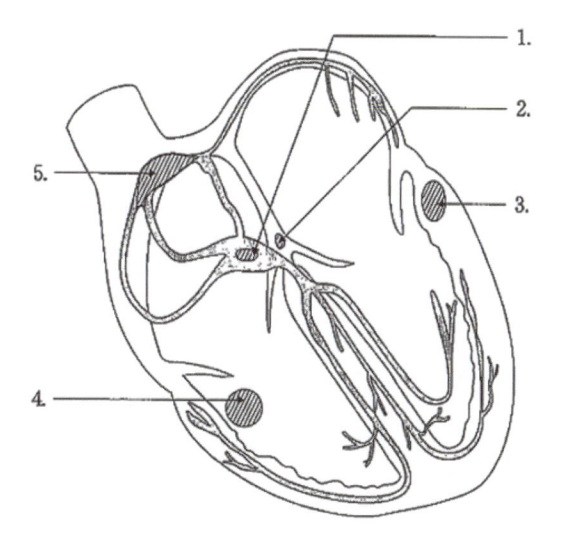

[　　　]

5 呼吸器系

問01 呼吸器系の全景

図中の空欄（①～⑦）に適切な語句を入れなさい

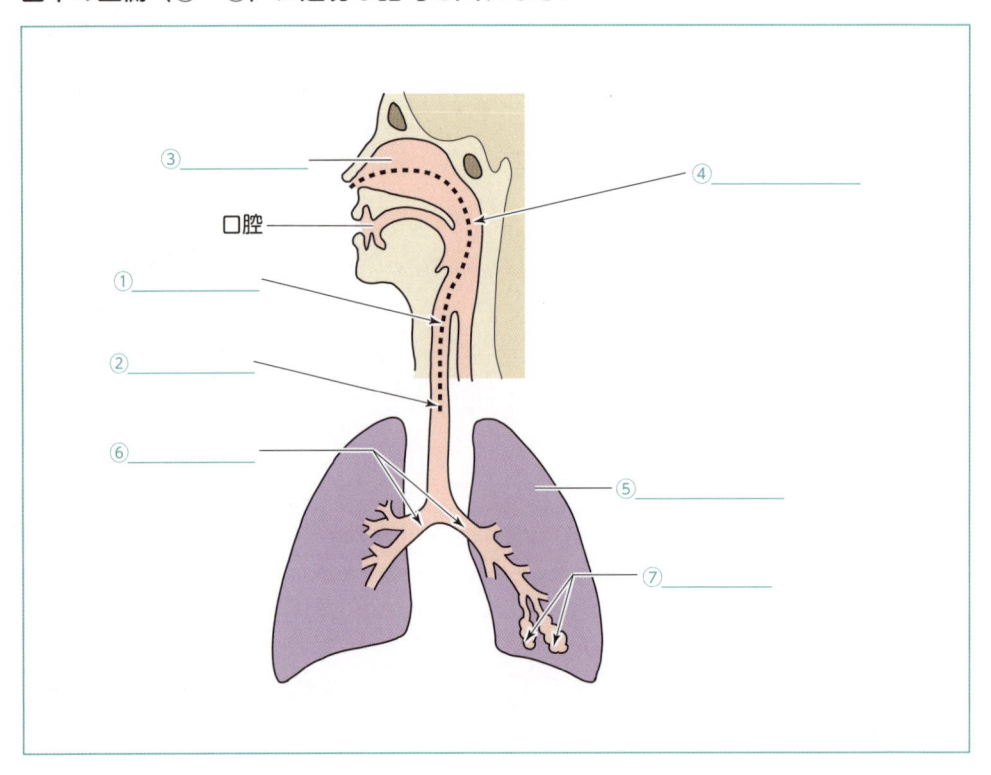

③ _____
④ _____
口腔
① _____
② _____
⑥ _____
⑤ _____
⑦ _____

問02 呼　吸

次の文章中の空欄に適切な語句を入れなさい

　呼吸とは、栄養素の燃焼に必要な①＿＿＿＿＿を取り入れ、物質代謝の結果生じた②＿＿＿＿＿＿＿を排出する働きをいう。呼吸には、肺胞内の空気と血液との間のガス交換を行う③＿＿＿＿＿呼吸と、血液と組織細胞間のガス交換を行う④＿＿＿＿＿呼吸とがある。

問03 呼吸の模式図

図中の空欄（a～d、①②）に適切な語句を入れなさい

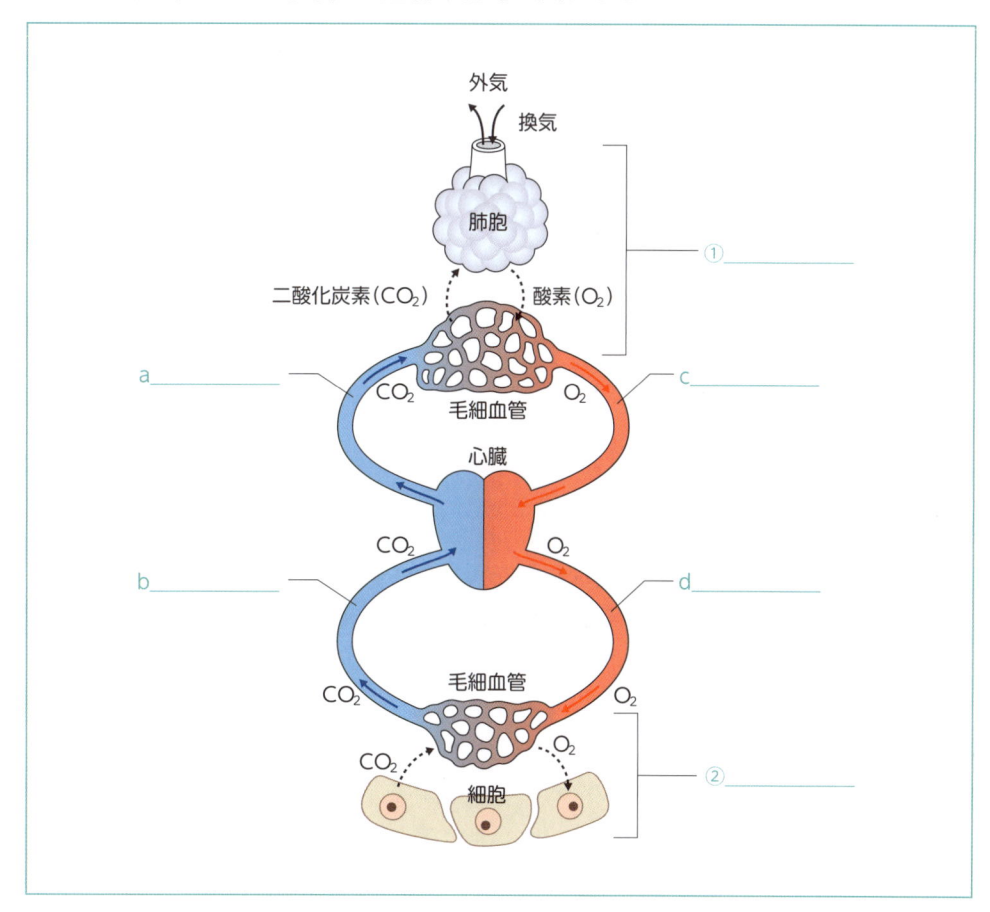

問04 鼻

図を参考に、次の文章中の空欄に適切な語句を入れなさい

❶ 鼻中隔の前下部の粘膜下は血管に富んだ部位で、鼻出血を起こしやすく、① _____ の部位という。

❷ 副鼻腔のうち、中鼻道には② _____ 洞、③ _____ 洞、④ _____ 洞の前部と中部、上鼻道には⑤ _____ 洞の後部、蝶篩陥凹には⑥ _____ 洞（鼻腔上後部）が開口している。

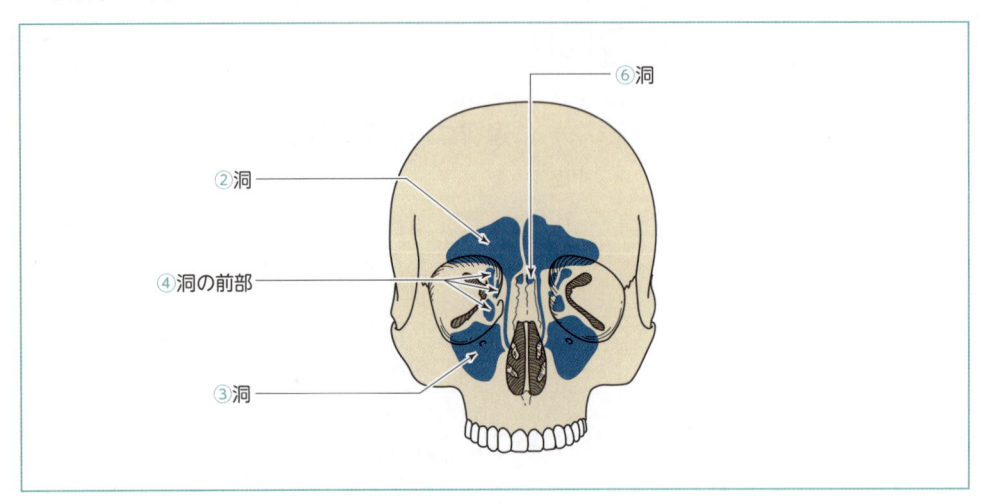

- ⑥洞
- ②洞
- ④洞の前部
- ③洞

問05 咽頭

次の文章中の空欄に適切な語句を入れなさい

咽頭は鼻腔、口腔、喉頭の後ろにあり、頭蓋底に始まり食道に続く。① _____ 部、② _____ 部、③ _____ 部の3部に区別される。

note

問06 咽頭の正中断面図

図中の空欄（a～d、①～③）に適切な語句を入れなさい

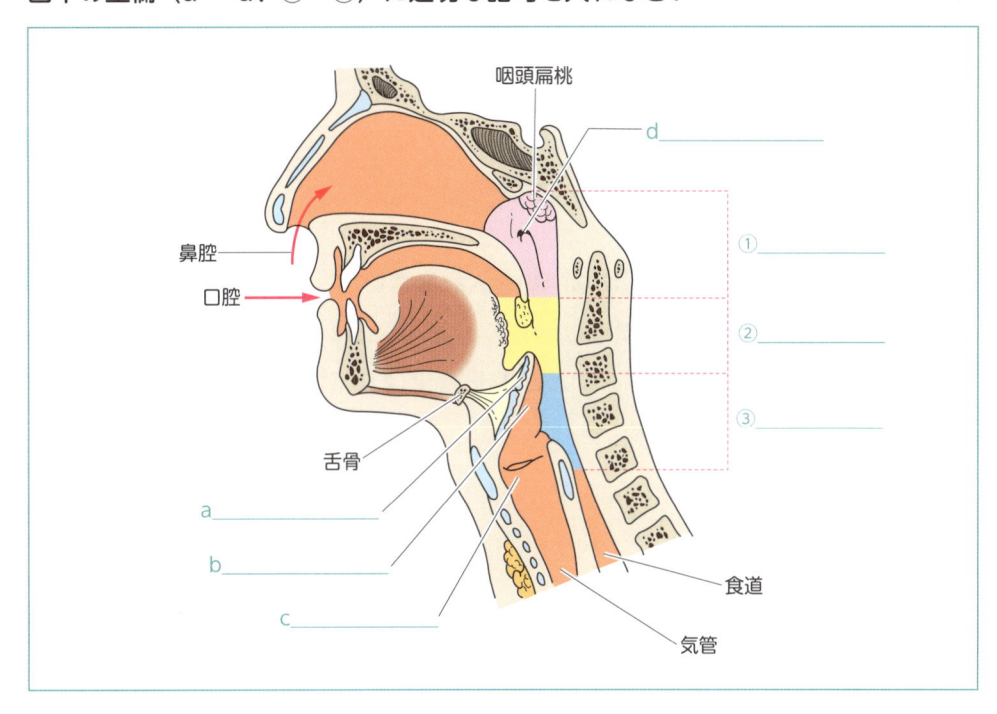

咽頭扁桃
d _____
鼻腔
口腔
① _____
② _____
③ _____
舌骨
a _____
b _____
c _____
食道
気管

第5章 呼吸器系

問07 喉　頭

図を参考に、次の文章中の空欄に適切な語句を入れなさい

❶声門とは、① _____ ヒダと② _____ を合わせたものである。③ _____ を単に声帯ともいう。

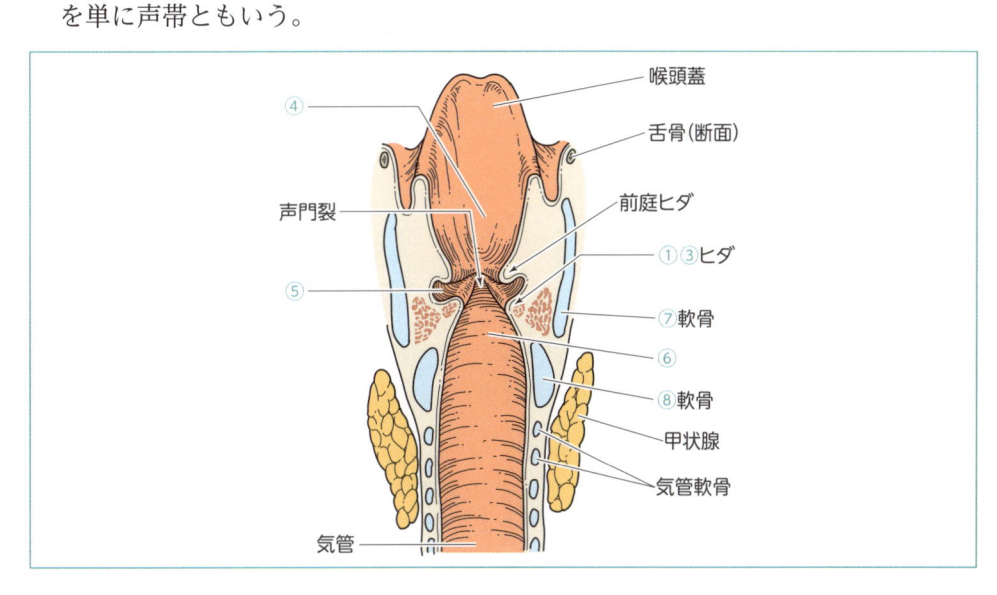

喉頭蓋
④
舌骨（断面）
声門裂
前庭ヒダ
①③ヒダ
⑤
⑦軟骨
⑥
⑧軟骨
甲状腺
気管軟骨
気管

❷喉頭腔は前庭ヒダより上の④＿＿＿＿＿＿、前庭ヒダと声帯ヒダの間の⑤＿＿＿＿＿＿、声帯ヒダより下の⑥＿＿＿＿＿＿の3部に分けられる。

❸喉頭軟骨には⑦＿＿＿軟骨、⑧＿＿＿＿軟骨、⑨＿＿＿＿軟骨、⑩＿＿＿＿軟骨などがある。

問08 気管および気管支

次の文章中の空欄に適切な語句を入れなさい

気管は①＿＿＿＿頸椎に始まり、第4～5②＿＿＿＿＿の前で分岐する。ここを③＿＿＿＿＿＿＿＿という。右気管支は左気管支に比べて④＿＿＿く、太く、⑤＿＿＿＿傾斜である。

問09 肺

次の文章中の空欄に適切な語句を入れなさい

❶肺の上端は①＿＿＿＿＿＿といい、鎖骨の上2～3cmのところに達し、下部は②＿＿＿＿＿といい、横隔膜の上に乗る。内側面中央は、③＿＿＿＿＿という。右肺は④＿＿＿葉、左肺は⑤＿＿＿葉からなる。⑥＿＿＿＿＿は多角形小葉の集まりからなり、そのなかを葉気管支が枝に分かれ、一定の肺区域に広がり、さらに分枝し、肺胞となる。

❷肺門は、気管支のほか、⑦＿＿＿＿＿・⑧＿＿＿＿＿、気管支動脈・気管支静脈、⑨＿＿＿＿＿、神経などが出入りする。

note

問10 肺の内側面

図中の空欄（①〜⑧）に適切な語句を入れなさい

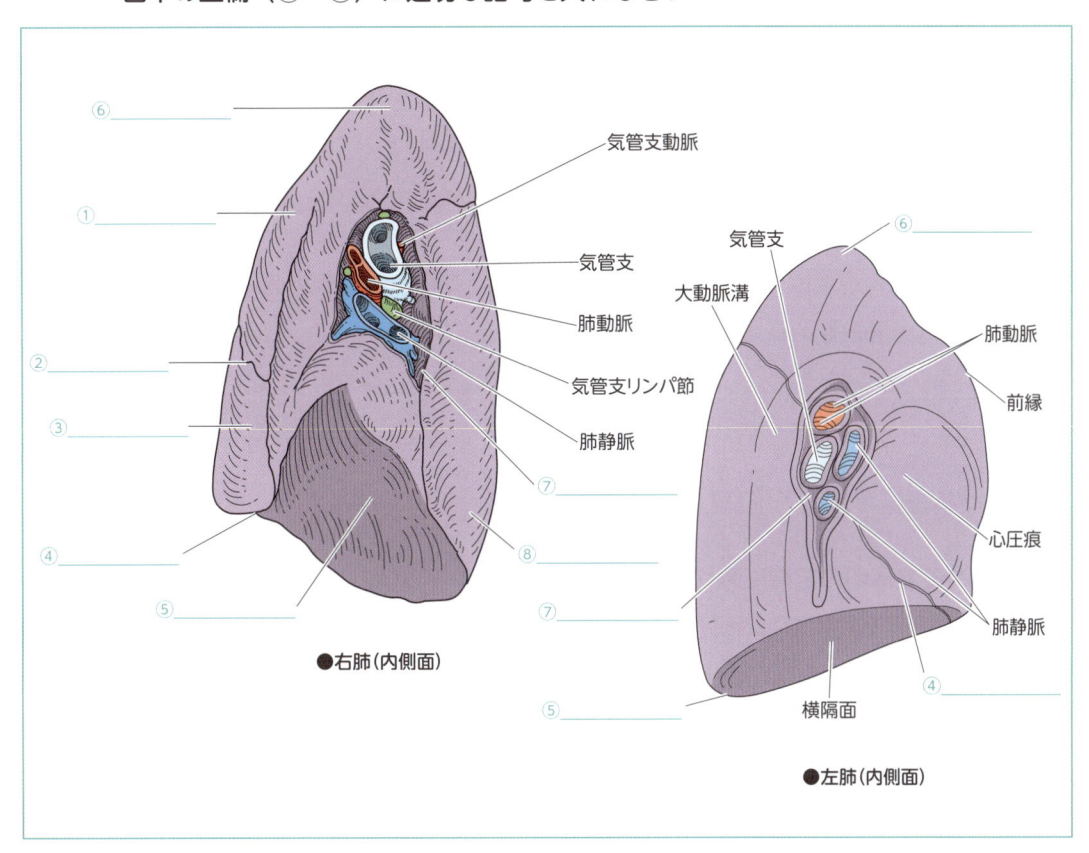

① _____
② _____
③ _____
④ _____
⑤ _____
⑥ _____
⑦ _____
⑧ _____

●右肺（内側面）
●左肺（内側面）

問11 胸　膜

次の文章中の空欄に適切な語句を入れなさい

❶ 壁側胸膜は、① _____ 胸膜と② _____ 胸膜と③ _____ 胸膜の3部に分けられる。

❷ 左右の肺にはさまれた胸腔の正中部を縦隔といい、前（壁）を④ _____ に、後（壁）を⑤ _____ （脊柱）に、左右（両壁）は⑥ _____ 胸膜（または左右の肺）に、下（壁）は⑦ _____ に囲まれ、上方は開放されている。

❸ 縦隔内の器官には、⑧ _____ 、気管・気管支、⑨ _____ 、⑩ _____ 動脈・肺動脈・肺静脈・⑪ _____ 静脈、⑫ _____ 静脈・奇静脈・半奇静脈、⑬ _____ 、迷走神経・横隔神経、胸腺が含まれる。

問12 呼吸運動

次の文章中の空欄に適切な語句を入れなさい

❶胸式呼吸は主として① _____ 筋の働きによる。② _____ 性に多い。

❷腹式呼吸は主として③ _____ の働きによる。④ _____ 性に多い。

❸⑤ _____ は胸式呼吸と腹式呼吸を併用した呼吸型で、普通はこの型で呼吸する。

❹⑥ _____ 呼吸とは病的な呼吸型で、⑦ _____ の状態が続いたあと、不規則な呼吸が現れ、また⑦となる状態を反復する呼吸である。呼吸中枢の興奮性の低下による。

問13 呼吸数と換気量・呼吸量

次の文章中の空欄に適切な語句を入れなさい

❶健康な成人では、ふつう① _____ 〜17回/分、新生児では② _____ 〜50回/分の呼吸数がある。

❷安静時に1回の呼吸で出入りする空気の量を③ _____ 量といい、およそ④ _____ mlである。

❸毎分（分時）換気量は1回換気量と⑤ _____ の積で、成人で⑥ _____ 〜8,000ml、激しい運動時には⑦ _____ 倍以上にも増加する。

❹最大に吸息し、ついで最大に呼息したときの呼吸量を⑧ _____ 量といい、⑨ _____ 量と1回換気量と⑩ _____ 量との和である。成人男性では⑪ _____ 〜4,000ml、女性で⑫ _____ 〜3,000mlである。肺活量のうち右肺は約⑬ _____ ％、左肺は約45％を占める。

問14 換気量と肺活量

次の計算式の空欄に適切な語句を入れなさい

❶① _____ 量＝1回換気量×呼吸数

❷肺胞換気量＝② _____ 量－死腔量

❸毎分肺胞換気量＝(③ _____ 量－死腔量)×呼吸数

❹肺活量＝④ _____ 量＋1回換気量＋予備呼気量

　または、肺活量＝⑤ _____ 量－残気量

問15 肺容量の区分

図中の空欄（①～⑥）に適切な語句を入れなさい

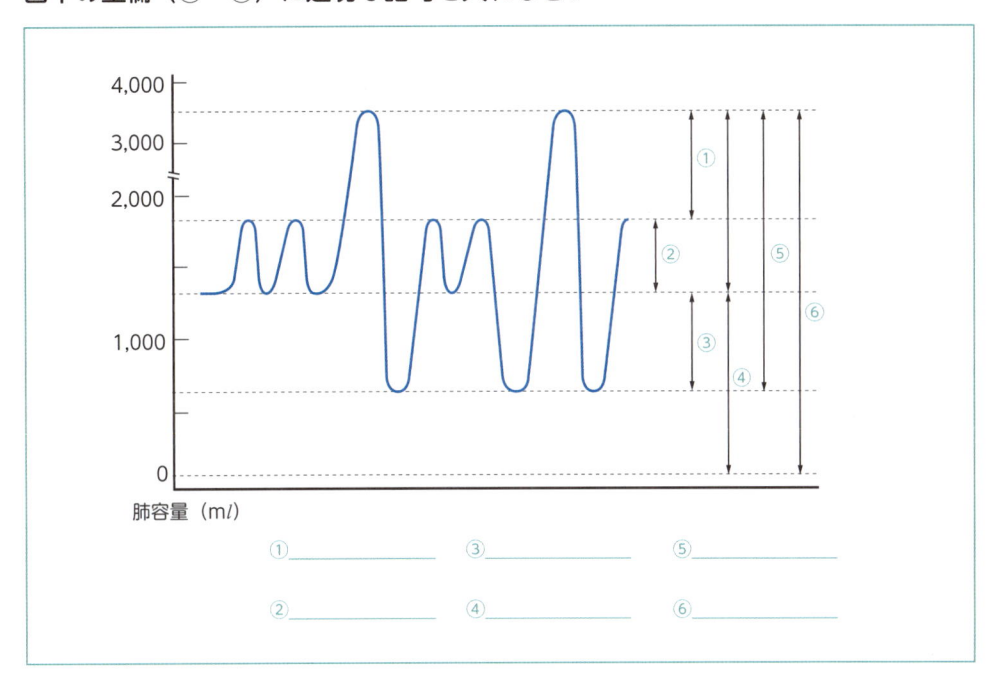

肺容量（ml）

① _____   ③ _____   ⑤ _____
② _____   ④ _____   ⑥ _____

問16 ガス交換とガスの運搬

次の文章中の空欄に適切な語句を入れなさい

❶ 肺胞気と静脈血の各ガス分圧の差により、毛細血管に酸素（O_2）を渡し、肺胞中に二酸化炭素（CO_2）を取り込む。血液に取り込まれた① _____ は血球内の② _____（③ _____）に結合して、全身の各所に運ばれる。

❷ 空気の組成は、④ _____ 約79％、⑤ _____ 約21％、⑥ _____ 約0.04％、その他微量ガスである。

❸ 動脈血でのガス分圧値は、O_2分圧⑦ _____ mmHg、CO_2分圧⑧ _____ mmHgであり、静脈血中ではO_2分圧⑨ _____ mmHg、CO_2分圧⑩ _____ mmHgである。

❹ 肺の伸展により、肺の伸展受容器から迷走神経を通って求心性の刺激が中枢に送られる。これによって吸息中枢が抑制され吸息が中断される反射を⑪ _____ 反射という。

問17 呼吸の調節

次の文章中の空欄に適切な語句を入れなさい

❶呼吸中枢に影響を与える刺激は、血液中の①＿＿＿＿濃度である。血液中の②＿＿＿＿分圧が正常より高くなると、③＿＿＿＿運動は激しくなる。吸気中の④＿＿＿＿濃度が5％を超えると⑤＿＿＿＿亢進が起こり、呼吸困難を感じる。

❷呼吸の調節は、一般に⑥＿＿＿＿の呼吸中枢により、反射的に規則正しいリズムで行われる。

❸末梢の化学受容器である⑦＿＿＿＿小体は、内頚動脈と外頚動脈の分岐部近くにあり、舌咽神経によって伝達されている。

❹末梢の化学受容器である⑧＿＿＿＿小体は、大動脈弓の上・下方に存在し、迷走神経によって伝達される。

○×確認問題

- □□ 1 　呼息時に収縮するのは、外肋間筋と横隔膜である。
- □□ 2 　動脈血の酸素（O_2）分圧は約95mmHg、二酸化炭素（CO_2）分圧は約40mmHgである。
- □□ 3 　1秒率とは、1秒間に最大吸気量の何％を吸収したかによって測定される。
- □□ 4 　肺葉の数は、右肺は2葉、左肺は3葉である。
- □□ 5 　肺の血管外組織や肺胞に水分が貯留する状態を肺気腫という。
- □□ 6 　副鼻腔は、上顎洞、前顎洞の2種類からなる。
- □□ 7 　気管は、喉頭の下に続く管で、第4～5胸椎の高さで左右の気管支に分かれる。
- □□ 8 　肺の内側中央部を肺門とよび、気管支、肺動脈・肺静脈、リンパ管などが出入りする。
- □□ 9 　横隔膜と肋間筋の動きを併用した呼吸の型は、腹胸式呼吸である。
- □□ 10 　無呼吸が続いた後の不規則な呼吸は、人工呼吸である。
- □□ 11 　肋間筋の働きにより胸郭を拡大する呼吸の型は、胸式呼吸である。
- □□ 12 　横隔膜の働きによる呼吸の型は、腹式呼吸である。
- □□ 13 　1回換気量は500m*l*前後で、このうち約50m*l*は死腔である。
- □□ 14 　呼吸運動は、基本的に延髄の呼吸中枢によって調節される。
- □□ 15 　肺で行われている呼吸を内呼吸、血液と組織細胞のガス交換を外呼吸という。
- □□ 16 　呼吸中枢に影響を与える最も強力な刺激は、血液中の酸素濃度である。
- □□ 17 　咽頭は鼻腔、口腔、喉頭の後ろにある器官で、鼻部、口部、喉頭部の3部からなる。
- □□ 18 　呼吸中枢の興奮性が亢進するとチェーン・ストークス呼吸となる。
- □□ 19 　肺活量と残気量を合わせて全肺気量という。
- □□ 20 　左右の肺に挟まれた部分を縦隔という。
- □□ 21 　1回の呼吸による換気量は約500m*l*で、毎分換気量は約8,000m*l*にも達する。
- □□ 22 　成人の安静時の呼吸数は、1分間に15～17回である。
- □□ 23 　肺活量のうち右肺はおよそ55％、左肺はおよそ45％を占める。
- □□ 24 　死腔は、肺胞を除いた気道のスペースをいう。
- □□ 25 　右気管支は、左気管支より太くて短い。
- □□ 26 　気管が左右の気管支に分岐するところを気管分岐部という。
- □□ 27 　鼻涙管は上鼻道に開口している。
- □□ 28 　縦隔内には、左右の肺、心臓、食道、気管、胸管などの器官がある。
- □□ 29 　鼻中隔は、篩骨の垂直板、鋤骨、鼻中隔軟骨により構成される。
- □□ 30 　声帯とは、前庭ヒダと声帯ヒダに挟まれた腔である。

実践問題

☐☐ **5-01** 次のうち正しいのはどれか

> a 上気道は外鼻孔より後鼻孔までである。
> b 鼻涙管は上鼻道に開口している。
> c 前頭洞や上顎洞は、中鼻道に開口している。
> d 耳管は、咽頭鼻部に開口している。

1　a・b　　　2　a・d　　　3　b・c　　　4　c・d

[　　　]

☐☐ **5-02** 次のうち誤っているのはどれか

1　喉頭は、甲状軟骨、輪状軟骨、披裂軟骨、喉頭蓋軟骨などからなる。
2　声門とは、前庭ヒダと声帯ヒダに挟まれた腔である。
3　気管とは、第4～5胸椎の前で左右の気管支に分岐する。
4　肺門とは、気管支、肺動脈、肺静脈、リンパ管などが出入りする肺の出入り口のことである。

[　　　]

☐☐ **5-03** 次のうち誤っているのはどれか

1　左肺は2葉に分かれている。
2　胸膜は組織学的には漿膜に属する。
3　腹式呼吸を行う横隔膜は、主に横紋筋でできている。
4　気管異物は、左気管支に入りやすい。

[　　　]

☐☐ **5-04** 次のうち正しい組合わせはどれか

> a　肺動脈――――――動脈血
> b　肺静脈――――――動脈血
> c　右肺――――――――3葉
> d　内呼吸――――――肺呼吸

1　a・b　　　2　a・d　　　3　b・c　　　4　c・d

[　　　]

実践問題

☐☐ 5-05 次のうち正しいのはどれか
1 吸入した空気は肺胞に達し、酸素は血液中へ拡散する。
2 気管の壁には、全周に気管軟骨が存在する。
3 チェーン・ストークス呼吸の型は、異常に深く大きい緩徐な呼吸である。
4 呼吸中枢にある化学受容体は、酸素分圧の変化に敏感である。

[　　　]

☐☐ 5-06 次のうち誤っているのはどれか
1 動脈血の酸素分圧は約95mmHg、二酸化炭素分圧は約40mmHgである。
2 呼吸運動は、基本的には延髄の呼吸中枢によって調節される。
3 肺胞は呼気終末時にも完全には縮まない。
4 動脈血中の二酸化炭素分圧が増すと、換気量を減らし、炭酸ガスを排出する。

[　　　]

☐☐ 5-07 次のうち正しいのはどれか

> a 肺胞以外のガス交換をしていない気道のスペースを死腔という。
> b 肺活量と残気量を合わせて全肺気量という。
> c 血液中の二酸化炭素は、白血球に結合して運搬される。
> d 肺胞でガス交換にあずかる肺胞換気量は、1回の呼吸で出入りする空気の量そのものである。

1　a・b　　2　a・d　　3　b・c　　4　c・d

[　　　]

☐☐ 5-08 次のうち誤っているのはどれか
1 1回の呼吸による換気量は約500mlで、毎分換気量は8,000mlにも達する。
2 縦隔内において、気管は食道の後方にある。
3 成人の安静時の呼吸数は、1分間に15〜17回である。
4 肺胞が呼気時にも拡張を続け、肺が過度に広がった状態を肺気腫という。

[　　　]

実践問題

☐☐ **5-09** 気管支の構造で正しいのはどれか
1 左葉には3本の葉気管支がある。
2 右気管支は左気管支よりも長い。
3 右気管支は左気管支よりも直径が大きい。
4 右気管支は左気管支よりも分岐角度が大きい。

[　　　]

☐☐ **5-10** 呼吸で正しいのはどれか。**2つ選べ**
1 内呼吸は肺で行われる。
2 呼気ではCO_2濃度がO_2濃度よりも高い。
3 吸気時には外肋間筋と横隔膜筋とが収縮する。
4 呼吸を調節する神経中枢は橋と延髄とにある。
5 呼吸の中枢化学受容体は主に動脈血酸素分圧に反応する。

[　　　]

☐☐ **5-11** 呼吸数を増加させるのはどれか
1 脳圧亢進
2 体温上昇
3 動脈血pHの上昇
4 動脈血酸素分圧（PaO_2）の上昇

[　　　]

☐☐ **5-12** 内圧が陽圧になるのはどれか
1 吸息中の肺胞
2 呼息中の肺胞
3 吸息中の胸膜腔
4 呼息中の胸膜腔

[　　　]

実 践 問 題

☐☐ **5-13** ガスの運搬で正しいのはどれか
1. 肺でのガス交換は拡散によって行われる。
2. 酸素は炭酸ガスよりも血漿中に溶解しやすい。
3. 酸素分圧の低下でヘモグロビンと酸素は解離しにくくなる。
4. 静脈血中に酸素はほとんど含まれない。

[   ]

☐☐ **5-14** 肺拡散能に影響を与えるのはどれか
1. 肺胞表面積
2. 気道抵抗
3. 死腔換気量
4. 残気量

[   ]

6 消化器系

問01 消化器系の全景

図中の空欄（①〜⑮）に適切な語句を入れなさい

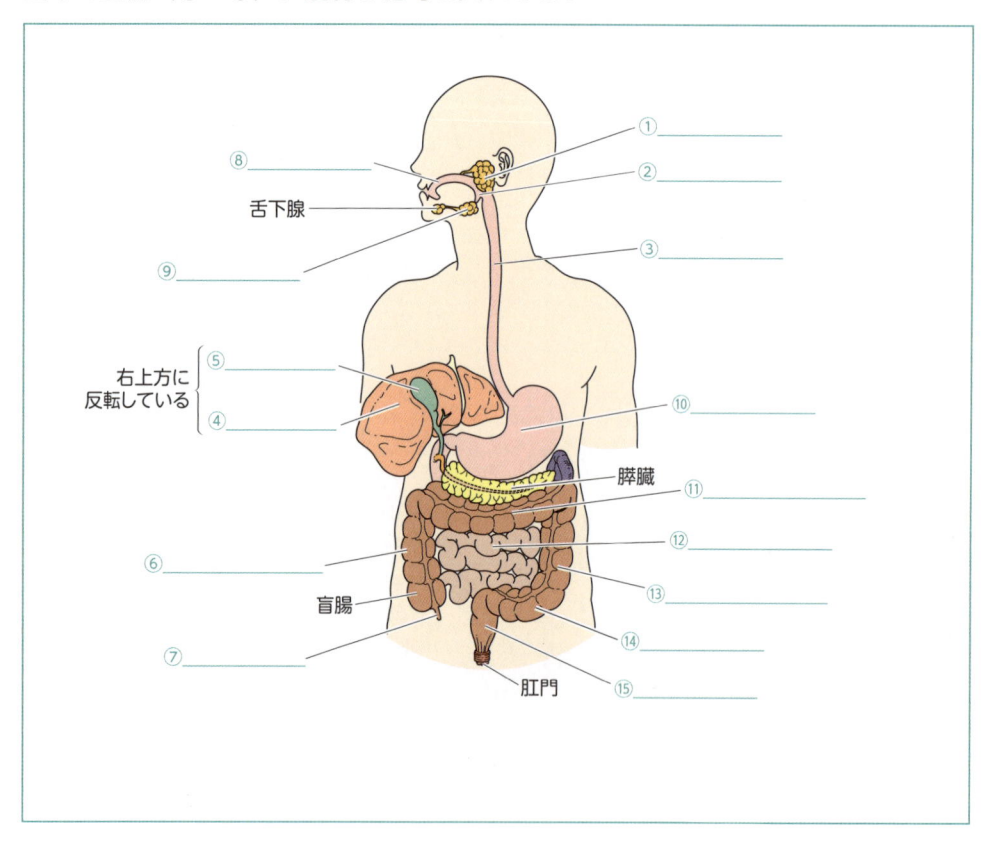

- ① _____
- ② _____
- ③ _____
- ④ _____（右上方に反転している）
- ⑤ _____（右上方に反転している）
- ⑥ _____
- ⑦ _____
- ⑧ _____
- ⑨ _____
- ⑩ _____
- ⑪ _____
- ⑫ _____
- ⑬ _____
- ⑭ _____
- ⑮ _____

舌下腺
膵臓
盲腸
肛門

note

102

問02 消化と吸収

次の文章中の空欄に適切な語句を入れなさい

❶ 1日当たりの消化液は、唾液1,000mℓ、①_____液は1,500mℓ、②_____液は1,000mℓ、③_____は500mℓ、④_____液1,000～3,000mℓが分泌され、総計では約7,000mℓ（最大の場合）もの分泌量がある。

❷ ⑤_____消化とは消化管の運動をさし、⑥_____消化とは消化液の分泌と消化液の酵素作用のことである。

❸ 食物が消化されると、炭水化物は⑦_____（ブドウ糖、果糖、ガラクトース）に、脂肪は⑧_____、⑨_____に、蛋白質は⑩_____に分解される（水、塩類、ビタミンなどはそのまま吸収される）。

問03 口腔 1

次の文章中の空欄に適切な語句を入れなさい

❶ 口は①_____、②_____（口唇・くちびる）と頬に囲まれ、内腔を③_____という。上唇と下唇の間は④_____となり、その両端を⑤_____という。

❷ 口腔は、上下の歯列により口唇側の⑥_____と舌側の⑦_____とに分けられる。⑦内の上部は、口腔と鼻腔を分ける板状の部分である⑧_____で、前2/3の⑨_____と後ろ1/3の⑩_____とからなる。

❸ 硬口蓋（こうこうがい）は⑪_____骨と⑫_____骨からなり、口腔粘膜がこれをおおっている。軟口蓋（なんこうがい）は横紋筋とそれをおおう粘膜からなり、後部は遊離して⑬_____となり、その中央は細くなって垂れ下がり口蓋垂（こうがいすい）となる。両側下方へは、⑭_____と口蓋舌弓がアーチ状のヒダとして伸びている。

❹ 固有口腔底部は⑮_____がその大部分をしめる。口腔の後方は、軟口蓋と左右の2条のヒダと舌根に囲まれた⑯_____となり、咽頭に連なる。

問04 口腔 2

図を参考に、次の文章中の空欄に適切な語句を入れなさい

❶ 歯は、上顎骨と下顎骨の歯槽突起（しそうとっき）に釘植（ていしょく）しており、その歯槽突起は粘膜におおわれている。①_____、②_____、③_____の部位からなり、中心部には歯髄（しずい）を入れる④_____がある。歯の構成は、特殊な骨組織である⑤_____

質、⑥_____質、⑦_____質からなる。歯の硬度は、⑤質が体内で最も硬く、ついで⑥質、⑦質の順である。

❷成人の歯である永久歯は⑧_____本で、乳歯は⑨_____本である。

❸舌は粘膜におおわれた⑩_____の器官で、口腔底にある。

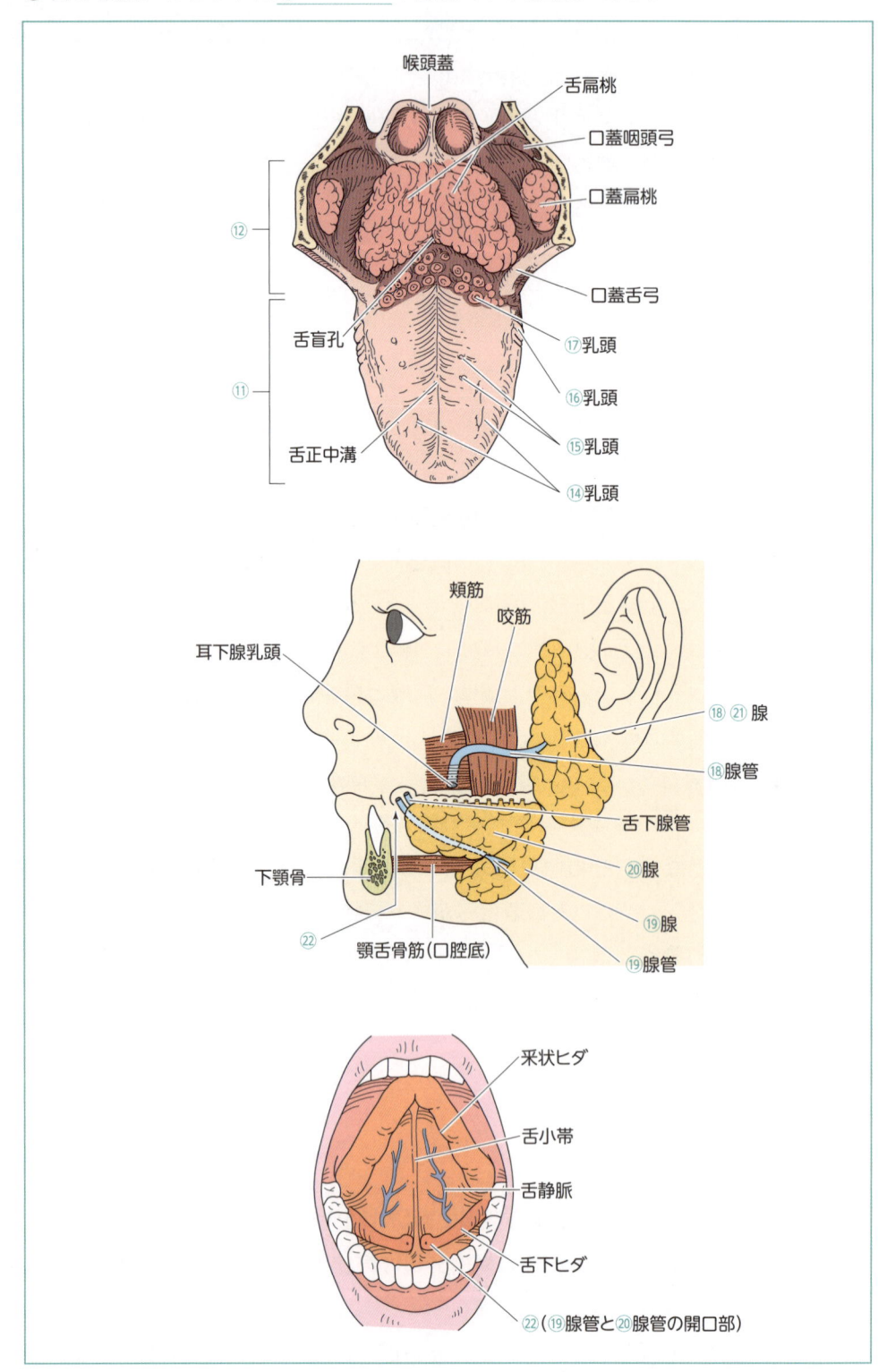

❹舌は前方の⑪＿＿＿と後ろ1/3の⑫＿＿＿に分けられ、その境界はV字形の⑬＿＿＿によって区分される。

❺舌乳頭には、舌背に密生し、角化して白くみえる⑭＿＿＿乳頭、舌背に散在し、赤い点としてみえる⑮＿＿＿乳頭、舌縁の後部に平行して前後に並ぶ高まりである⑯＿＿＿乳頭、分界溝の前に並ぶ大形の円形台状のもので10数個ある⑰＿＿＿乳頭の4種がある。

❻大唾液腺（大口腔腺）には、⑱＿＿＿腺、⑲＿＿＿腺、⑳＿＿＿腺の3種があり、その導管である耳下腺管は㉑＿＿＿腺乳頭に、顎下腺管と舌下腺管は㉒＿＿＿に開口している。

問05 咽　頭

図を参考に、次の文章中の空欄に適切な語句を入れなさい

❶咽頭は消化器系と呼吸器系の両方に属し、消化管と気道として働く。上部は鼻腔に連なり後鼻孔より①＿＿＿部、口腔より口峡を介して②＿＿＿部、③＿＿＿部は前下方で喉頭腔に続き、後下方は食道に移行する。

❷④＿＿＿の咽頭輪は口部を輪状に取り囲み、口蓋扁桃、咽頭扁桃、舌扁桃などのリンパ組織が発達している。

❸⑤＿＿＿とは食塊が口腔から咽頭、食道を通って胃に行く運動で、反射的に行われ、その中枢は⑥＿＿＿である。

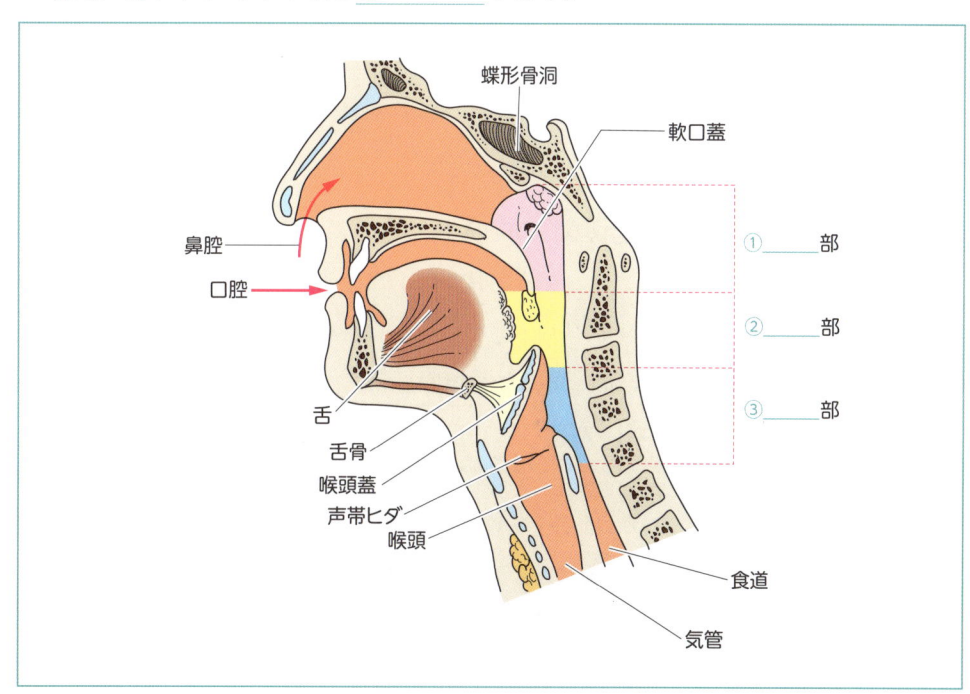

問06 食道

図を参考に、次の文章中の空欄に適切な語句を入れなさい

❶食道には3か所の狭窄部がある。起始部は① ___ 頚椎位、気管分岐部は② ___ ～ ___ 胸椎位、③ ___ 部は第10胸椎位である。

❷食道の筋層は、上部1/3が④ ___ 筋、中部1/3が④筋と⑤ ___ 筋、下部1/3が⑤筋である。

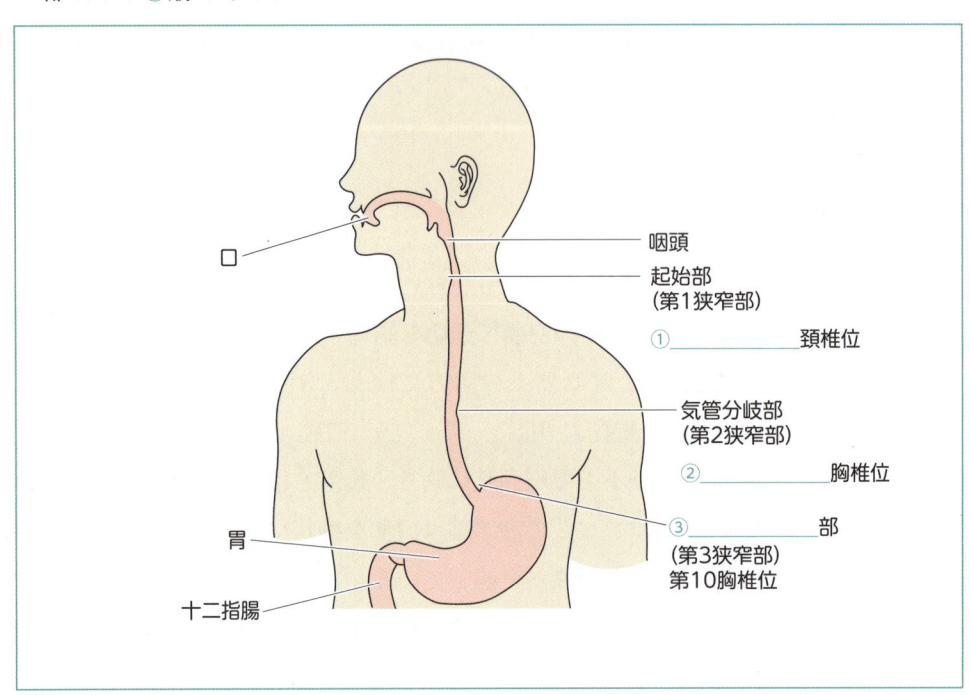

咽頭
起始部
(第1狭窄部)
① ___ 頚椎位
気管分岐部
(第2狭窄部)
② ___ 胸椎位
③ ___ 部
(第3狭窄部)
第10胸椎位
胃
十二指腸

問07 胃1

次の文章中の空欄に適切な語句を入れなさい

❶胃は食道に続く① ___ に始まり、左上方に② ___ が膨出し、それに続き胃体が右下方に向かい、③ ___ で終わる。約1,200mlの消化管中最も膨大したふくろ状の器官で、十二指腸に続く。肝臓の下面に面している右上方縁を④ ___ 、左下方縁を⑤ ___ という。

❷胃の3/4は⑥ ___ 、1/4が⑦ ___ に位置し、⑧ ___ は第11胸椎左前、⑨ ___ は第1腰椎右前に位置する。胃体と幽門との境のくびれで、エックス線写真上では⑩ ___ とよぶ。

❸胃壁の⑪ ___ 膜には多数のヒダがみられ、⑫ ___ という小さなくぼみがあり、胃液を分泌する⑬ ___ を構成している。

❹ 胃壁の筋層は、⑭＿＿＿＿筋、⑮＿＿＿＿筋、⑯＿＿＿＿筋の3層の平滑筋からなる。幽門での中輪走筋は発達し、⑰＿＿＿＿筋となり幽門弁をつくる。

❺ 胃壁の⑱＿＿＿膜は腹膜の続きで、小弯では⑲＿＿＿に、大弯では⑳＿＿＿に続く。

問08 胃2

次の文章中の空欄に適切な語句を入れなさい

❶ 胃腺の中で、①＿＿＿腺と②＿＿＿腺は粘液を分泌し、③＿＿＿腺は胃底腺と胃体腺からなり、単に胃腺ともいい胃液を分泌する。③腺の主細胞は④＿＿＿＿を分泌し、傍（壁）細胞は⑤＿＿＿を、副細胞は⑥＿＿＿を分泌する。

❷ 食物の胃内停滞時間は⑦＿＿＿＿（　　）食、⑧＿＿＿食、⑨＿＿＿食の順で長くなる。

❸ 胃液は無色透明で⑩＿＿＿および⑪＿＿＿＿（⑫　　）を含む。1日で⑬＿＿＿〜⑭＿＿＿ml分泌される。pHは⑮＿＿＿〜1.5で強酸性である。

❹ ペプシンは蛋白質分解酵素で、ペプトンまで分解する。塩酸（胃酸）はペプシノゲンの活性化（ペプシンに）、⑯＿＿＿作用の働きをもつ。

❺ ⑰＿＿＿＿は消化管ホルモンの1つで、胃底腺の傍細胞を刺激して⑱＿＿＿＿を分泌させる作用がある。

❻ 十二指腸粘膜に食物の分解産物や酸性液などが触れると、消化管ホルモンである⑲＿＿＿＿が分泌され、血液を介して胃に作用し、その運動性と胃液分泌を⑳＿＿＿する。

問09 小腸1

次の文章中の空欄に適切な語句を入れなさい

❶ 小腸は胃の幽門に続き、腹腔内を蛇行して右下腹部で大腸に移行する①＿＿＿〜7mの管状の器官で、②＿＿＿、③＿＿＿、④＿＿＿に区分される。

❷ 十二指腸は⑤＿＿＿腰椎右前で幽門に続き、C字形に弯曲し⑥＿＿＿腰椎左で⑦＿＿＿に移行する。長さは25〜30cm、およそ12横指ある。内側壁には総胆管と膵管の開口部である⑧＿＿＿乳頭（⑨＿＿＿乳頭）がみられる。⑩＿＿＿管と⑪＿＿＿管の開口部があり、幽門から約10cm、切

107

歯から75cmの距離にある。総胆管の開口部には⑫_____の括約筋がある。

❸ 十二指腸空腸曲から回盲部で盲腸に連なるまでの、始めの2/5が⑬_____で、残り3/5が⑭_____で明確な境はない。小腸と大腸の移行部である⑮_____は直角に交わっており、内部には⑯_____があり大腸内容の逆流を防いでいる。

❹ 小腸は内から外へ、⑰_____・⑱_____・⑲_____の3層からなる。粘膜には⑳_____ヒダがあり、粘膜表面には無数の小突起、㉑_____がある。これらは小腸の吸収効率を上げるため粘膜の表面積を広くしている。

❺ 小腸全体の粘膜面の絨毛(じゅうもう)間には㉒_____腺が、十二指腸には㉓_____腺が開口している。また、粘膜には㉔_____が散在し、回腸では多数集合して㉕_____（㉖_____板）とよばれる。

問10 小腸 2

次の文章中の空欄に適切な語句を入れなさい

❶ 胃から送られてきた食物（食塊）は、小腸の壁を形成する内輪・外縦の筋層である①_____筋の運動により、胆汁、膵液や腸液などの②_____と混和され移送される。その間に、消化液による③_____消化が行われる。

❷ 小腸は小腸壁を構成する平滑筋の、内側の④_____筋と外側の⑤_____筋の相互の働きにより、⑥_____運動、⑦_____運動、⑧_____運動の3種類の運動が起きる。

❸ 腸液は、⑨_____腺（⑩_____腺）、⑪_____腺（⑫_____腺陰窩）から分泌される弱アルカリ性の消化液である。

❹ 腸液の消化酵素である⑬_____はショ糖をブドウ糖と果糖に、⑭_____は乳糖をブドウ糖とガラクトースに、⑮_____は蛋白質とペプトン、ポリペプチドを⑯_____に、⑰_____は脂肪を脂肪酸とグリセリンに、⑱_____は麦芽糖をブドウ糖にする。

❺ ⑲_____不活性体のトリプシノゲンを活性体のトリプシンとする。

問11 大　腸

図を参考に、次の文章中の空欄に適切な語句を入れなさい

❶ 大腸は小腸に続く消化管の終末部で、腹腔の周りを取り囲んで走っており、全長約①＿＿＿＿mあり、骨盤腔内を通り骨盤底を貫いて肛門として終わる。②＿＿＿＿、③＿＿＿＿、④＿＿＿＿に区分される。小腸で吸収された残りのものから⑤＿＿＿＿を吸収し、⑥＿＿＿＿を形成し排泄する。

❷ 結腸は盲腸の上端から始まり、⑦＿＿＿＿結腸、⑧＿＿＿＿結腸、⑨＿＿＿＿結腸、⑩＿＿＿＿結腸を区分する。

❸ 腸壁の縦走筋の肥厚部を⑪＿＿＿＿といい、3本ある。結腸ヒモに沿って内部に脂肪を入れた⑫＿＿＿＿が散在する。外方への膨出を⑬＿＿＿＿といい、内腔には⑭＿＿＿＿が形成される。

❹ 直腸は消化管の最終部で長さ約⑮＿＿＿＿cm、第3仙椎上縁からS状結腸に続き、骨盤腔内を仙骨前面正中を下行し⑯＿＿＿＿として終わる。

❺ 漿膜は盲腸、結腸から直腸上部まで存在し、横行結腸とS状結腸ではそれぞれ⑰＿＿＿＿結腸間膜と⑱＿＿＿＿結腸間膜を有している。

❻ 大腸の前半分では、液状の内容物から⑲＿＿＿＿および⑳＿＿＿＿を吸収し、後半部で⑥を形成し、それを蓄積、排泄する。

❼ ㉑＿＿＿＿圧痛点とは虫垂炎のときの圧痛点で、臍と右上腸骨棘を結んだ線上で外側1/3の部分である。

❽ 肛門の内肛門括約筋は㉒＿＿＿＿性で、外肛門括約筋は㉓＿＿＿＿性である。

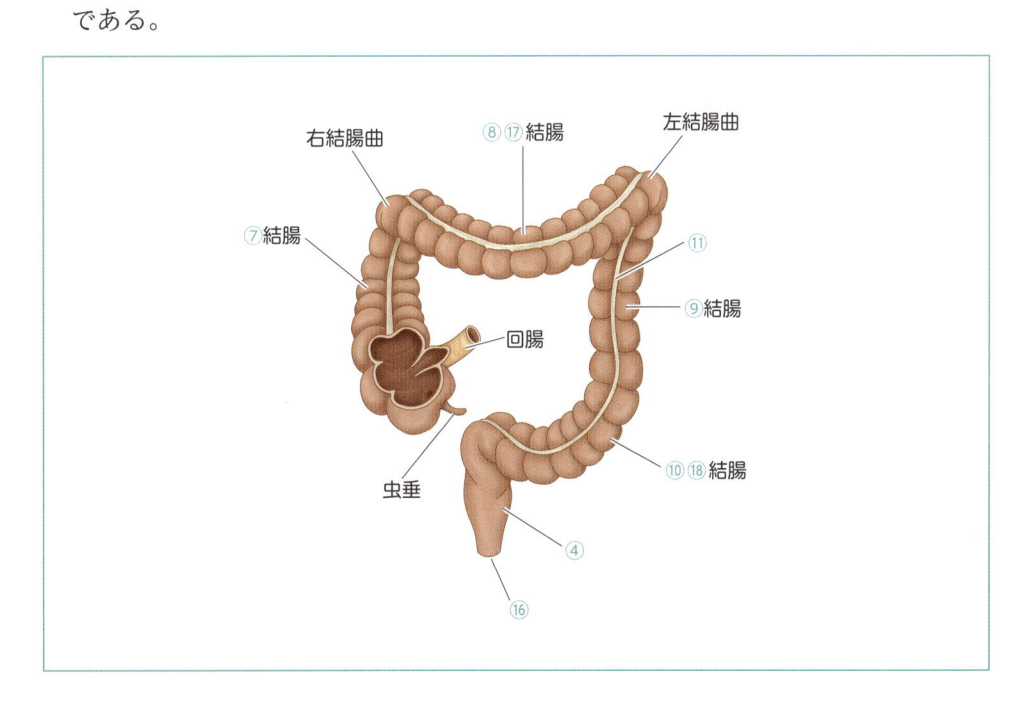

第6章　消化器系

問12 肝臓と胆嚢

次の文章中の空欄に適切な語句を入れなさい

❶肝臓は①_____間膜によって②_____と③_____とに分けられ、下面では左右両葉にはさまれて④_____葉と⑤_____葉とがみられる。

❷肝門は⑥_____動脈、⑦_____脈、⑧_____管、⑨_____管、⑩_____が出入りする（肝静脈は通らない）。

❸肝臓は物質代謝の働きをもつ。⑪_____（グルコース）から⑫_____をつくり、肝臓内に貯える。血液中にブドウ糖が不足すると、グリコーゲンをブドウ糖に分解して血液中に送り出す。肝臓の血漿蛋白中にある⑬_____とフィブリノゲンは肝細胞で生成され、不要な⑭_____を分解し尿素をつくる。

❹肝臓は⑮_____の分解やコレステロールの生成を行う。

❺肝臓は余分な⑯_____（女性ホルモン）や抗利尿ホルモン（ADH）の破壊や⑰_____を行う。

❻肝臓は⑱_____を分泌する。また、血液中の有毒物質を分解して⑲_____したり、胆汁中に⑳_____して除く。

❼肝臓はフィブリノゲン、プロトロンビンを生成し㉑_____に関係したり、㉒_____・㉓_____作用をもち、㉔_____の貯蔵を行う。

❽肝臓は㉕_____を調節し、㉖_____を貯蔵する。

❾胆汁は肝臓で1日に㉗_____〜1,000mL分泌され、胆嚢に蓄えられる。必要なとき胆嚢が収縮し、十二指腸へ分泌される。胆嚢の収縮は㉘_____が胆嚢を刺激することによる。胆汁は苦みがあり、アルカリ性で黄色を呈する。その主な成分は㉙_____と㉚_____（㉛_____）と㉜_____で、消化酵素は含まれていない。

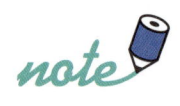

note

問13 胆管

図は胆管の流れを示したものである。空欄（①〜⑤）に適切な語句を入れなさい

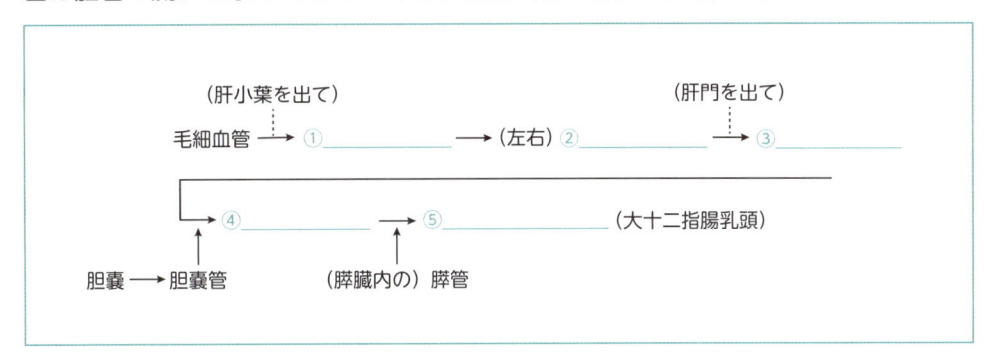

```
                    (肝小葉を出て)                      (肝門を出て)
        毛細血管 → ①_____ → (左右)②_____ → ③_____
              ┌──────────────────────────────────────┘
              └→ ④_____ → ⑤_____ (大十二指腸乳頭)
        胆嚢 → 胆嚢管      (膵臓内の) 膵管
```

問14 膵臓

次の文章中の空欄に適切な語句を入れなさい

❶ 膵臓の外分泌部は小葉間結合組織に囲まれた小葉からなり、各小葉の導管は ①_____ 管に合流、②_____ 管と合し、③_____ 乳頭（④_____ 乳頭）へ注ぐ。

❷ 膵臓の内分泌部は⑤_____（膵島）といい、その数は100万個といわれる。$β$細胞からは⑥_____、$α$細胞からは⑦_____ というホルモンが分泌される。

❸ 膵臓外分泌部から1日に約⑧_____〜1,000ml分泌される⑨_____は、3大栄養素の消化酵素を含み、⑩_____性（pH8〜8.5）で胃液にて酸性になった食物を中和し、消化酵素を働かせる。胃の酸性の内容物が十二指腸粘膜に触れると⑪_____、⑫_____というホルモンが分泌され、血液を介して膵臓を刺激し膵液を分泌させる。

❹ 糖質分解酵素の⑬_____（⑭_____）、蛋白質分解酵素の⑮_____、⑯_____、⑰_____、脂肪分解酵素の⑱_____（⑲_____）などが膵液中の消化酵素である。

問15 膵液の成分と働き

図中の空欄（①～⑤）に適切な酵素名を入れなさい

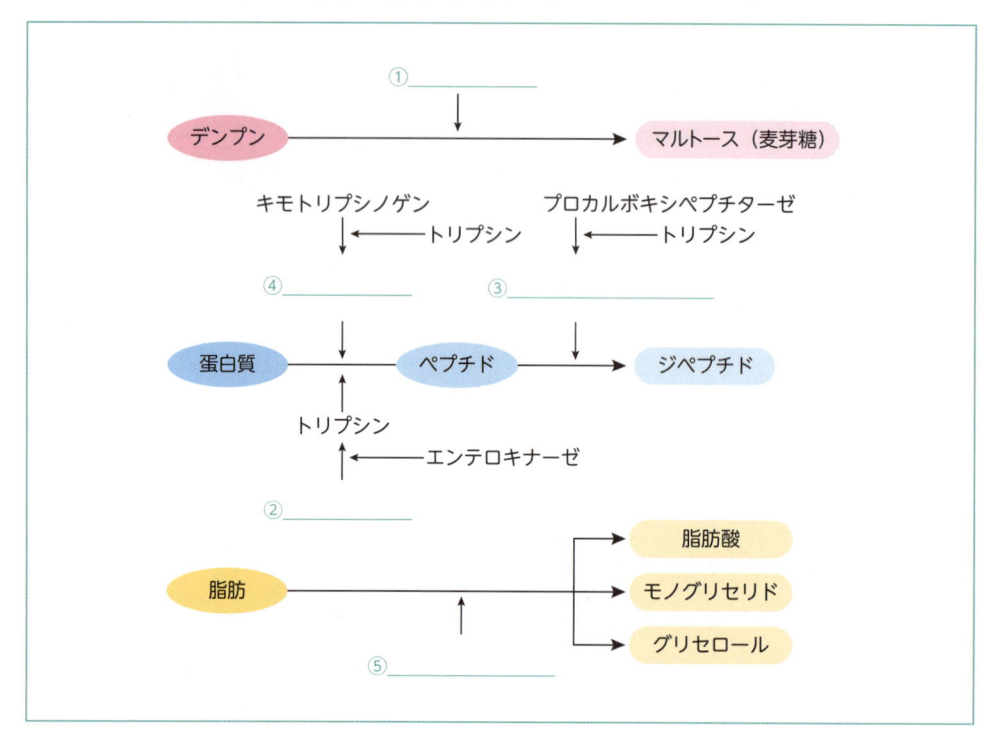

```
                    ①_____
デンプン ─────────────→ マルトース（麦芽糖）

          キモトリプシノゲン      プロカルボキシペプチターゼ
              ↓ ←トリプシン          ↓ ←トリプシン
         ④_____          ③_____
              ↓                     ↓
蛋白質 ────→ ペプチド ──────────→ ジペプチド
         ↑
         │ トリプシン
         ↑ ←エンテロキナーゼ

      ②_____
                              ┌→ 脂肪酸
脂肪 ──────────────→├→ モノグリセリド
              ↑               └→ グリセロール
         ⑤_____
```

問16 腹　膜

次の文章中の空欄に適切な語句を入れなさい

❶腹腔後壁の壁側腹膜より後ろにある器官は臓側腹膜に包まれることなく①_____器官とよばれ、膵臓、②_____、③_____、④_____、⑤_____、⑥_____、⑦_____動脈、⑧_____静脈、⑨_____幹などがある。

❷腹膜は骨盤腔内に入り、女性では⑩_____窩、⑪_____窩（ダグラス窩）に接し、男性は⑫_____窩をつくる。

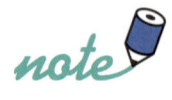

問17 腹膜の矢状断面と横断面

図中の空欄（①〜⑩）に適切な語句を入れなさい

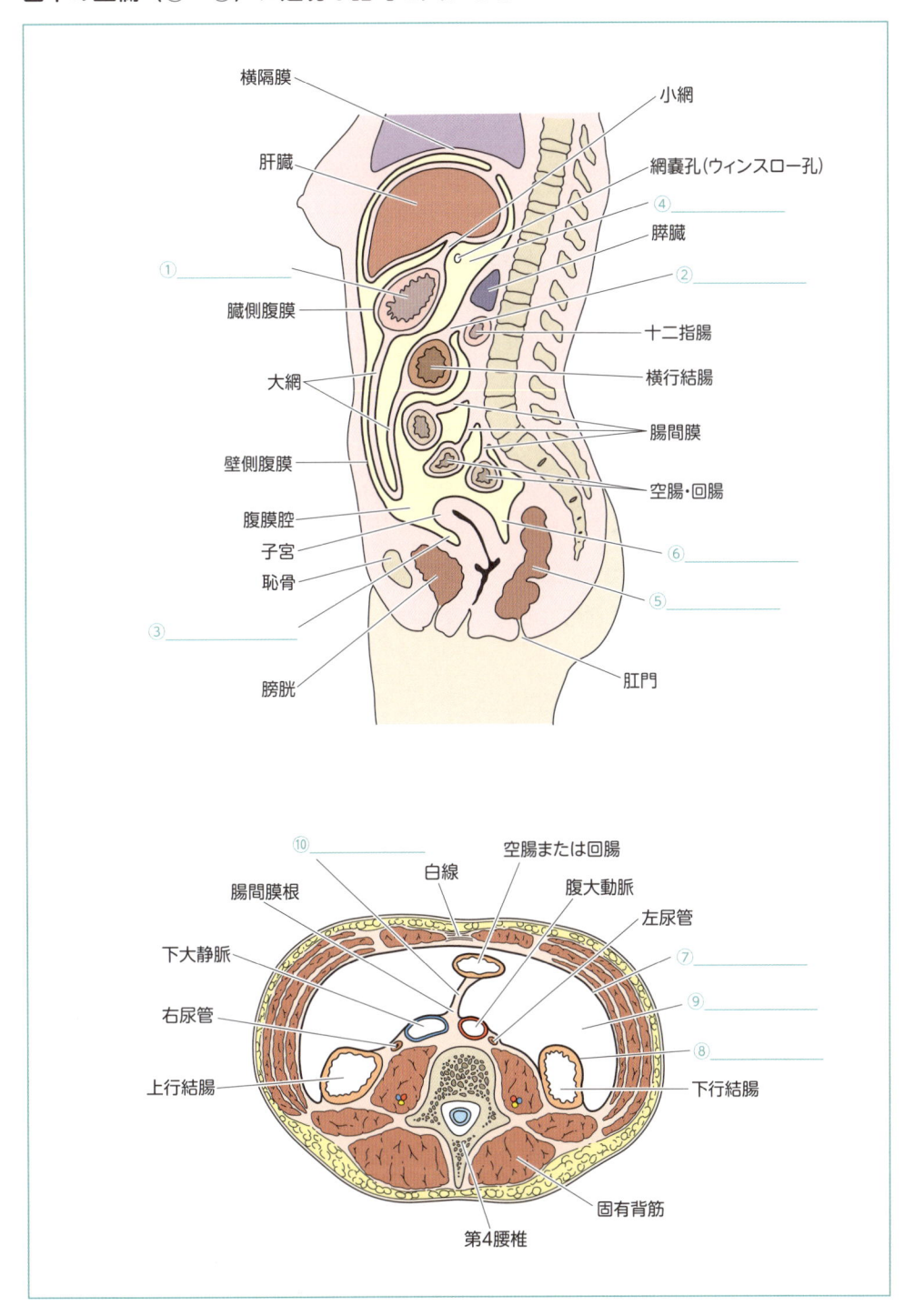

問18 栄養素

次の文章中の空欄に適切な語句を入れなさい

❶ 栄養素のうちエネルギー源となる、① _____ ・② _____ ・③ _____ を３大栄養素といい、エネルギーとはならないが生きていくための働きを円滑にする栄養素にビタミンや無機塩類がある。

❷ 糖質は④ _____ ともいわれ、最も一般的なエネルギー源である。⑤ _____ （ブドウ糖〈グルコース〉・果糖・ガラクトース）、⑥ _____ （ショ糖・麦芽糖・乳糖）、⑦ _____ （デンプン・グリコーゲン・セルロースなど）からなる。米、パン、イモ類などに含まれている。

❸ 脂肪は⑧ _____ としての特性をもつ。皮下、腹腔内、筋肉間などに⑨ _____ として存在する。

❹ ⑩ _____ は生命の維持に最も大切な物質で、細胞の構成蛋白質や酵素、ホルモンになる。腸から吸収される⑪ _____ からできている。余剰のアミノ酸の蓄積はできない。

❺ ⑫ _____ アミノ酸は生体内で合成できないか、またはきわめて合成しにくいため、外部より食物としてとらなければならない。

問19 ビタミン

次の文章中の空欄に適切な語句を入れなさい

❶ ビタミン① _____ は② _____ に溶け、動物の肝臓、肝油、バター、卵黄、ニンジン、ホウレンソウなどに含まれる。

❷ ビタミンＢ群は水溶性で、ビタミン③ _____ （抗神経炎性ビタミン）は酵母、胚芽、キャベツ、卵黄中に多く、糖質代謝に欠くべからざるもの。糖質を多く摂取するほど多量に必要で、白米を常食とすると欠乏症になりやすい。

❸ ビタミン④ _____ は酵母、バナナ、緑葉野菜、卵黄、牛乳などに含まれる。

❹ ⑤ _____ 酸（抗ペラグラ因子）は肉類、牛乳、卵黄中に含まれる。

❺ ビタミン⑥ _____ は麦、魚、肝臓に含まれ、アミノ酸代謝に重要な役割を果たす。

❻ ⑦ _____ は酵母、肝臓、ホウレンソウなどに含まれる。

❼ ビタミン⑧ _____ （抗悪性貧血作用をもつ）は肝臓、肉、卵、牛乳中に多い。

❽ ビタミン⑨ _____ は⑩ _____ 性で、種々の野菜や果物（トマト、ミカン、レモン、豆もやしなど）に含まれる。

❾ ビタミン⑪_____は⑫_____に溶け、肝油、卵黄、シイタケなどに含まれるエルゴステロールが体内で日光中の紫外線を受けてできたもの。リン酸およびカルシウムの吸収を促進、リン酸カルシウムの蓄積を促進。
❿ ビタミン⑬_____は青い野菜に含まれ、肝臓におけるプロトロンビン生成に関与。不足すると出血しやすくなる。

問20 ビタミン欠乏症

ビタミン欠乏によって生じる疾患や徴候を示す。次の文章中の空欄に適切な語句を入れなさい

❶ ビタミンAの欠乏：①_____症、眼球乾燥症
❷ ビタミンB_1の欠乏：②_____、神経炎
❸ ビタミンB_2の欠乏：発育不全、栄養障害、③_____炎、④_____炎
❹ ニコチン酸の欠乏：⑤_____症、皮膚角化、色素沈着、慢性下痢、舌の発赤や痛み
❺ ビタミンB_6の欠乏：脂漏性および剥離性皮膚炎、⑥_____炎、⑦_____炎
❻ ⑧_____の欠乏：貧血（巨赤芽球性貧血）
❼ ビタミンB_{12}の欠乏：⑨_____
❽ ビタミンCの欠乏：⑩_____病
❾ ビタミンDの欠乏：⑪_____病
❿ ビタミンKの欠乏：⑫_____傾向

問21 エネルギー代謝

次の文章中の空欄に適切な語句を入れなさい

❶ ①＿＿＿＿＿（RQ）とは単位時間内に排出されたCO_2と消費されたO_2の比（CO_2/O_2）のことである。

❷ ②＿＿＿＿＿＿＿量（BMR）は、身体的、精神的に安静な状態で代謝される③＿＿＿＿＿のエネルギー代謝のことで、日常生活においては④＿＿＿＿＿にみられるものをいう。

❸ 基礎代謝は体表面積によく比例し、体表当たり1時間値は、男性20歳で約⑤＿＿＿＿＿$kcal/m^2/h$、女性20歳で約$34kcal/m^2/h$である。

❹ ⑥＿＿＿＿＿作用は栄養素または生体構成物質を分解し、エネルギーを放出する。⑦＿＿＿＿＿作用は栄養素から生体構成物質を合成する。

❺ 基礎代謝とは生命を維持するために必要最小限の動作、すなわち心臓の拍動、⑧＿＿＿＿＿運動および⑨＿＿＿＿＿を保持するために必要なカロリー量である。日本人男性20歳で約⑩＿＿＿＿＿kcal、女性20歳で約1,200kcalである。

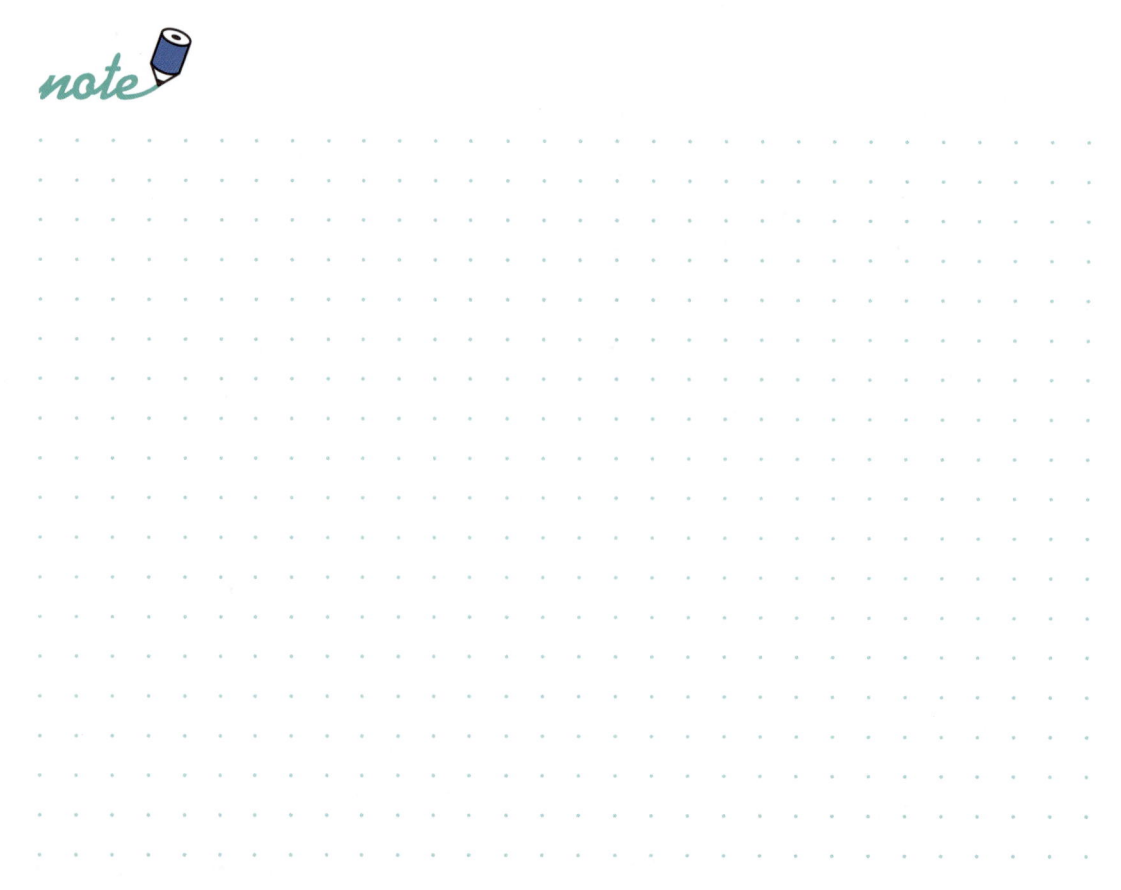

○×確認問題

- □□ 1 肝臓は、脂肪分解のための消化酵素をつくる。
- □□ 2 虫垂は、S状結腸の続きである。
- □□ 3 消化管の筋層は、内側が縦走筋、外側が輪走筋で構成される。
- □□ 4 腹膜は、壁側腹膜と臓側腹膜に分けられる。
- □□ 5 膵臓、腎臓、副腎などは、腹膜の前に位置する。
- □□ 6 腸間膜は、動脈、静脈、神経、リンパ節を含んでいる。
- □□ 7 胃液は、塩酸を含む強酸性の無色透明の消化液である。
- □□ 8 食道から胃に移行する部分を幽門部、十二指腸に移行する部分を噴門部という。
- □□ 9 胃液の中の主な消化酵素であるペプシンは、脂肪を分解する。
- □□ 10 副交感神経は胃の運動に促進的に、交感神経は抑制的に作用する。
- □□ 11 脂肪は主に胃で吸収される。
- □□ 12 膵液は酸性で、トリプシン、アミラーゼ、リパーゼなどの消化酵素を含んでいる。
- □□ 13 子宮と膀胱との間のへこみをダグラス窩といい、腹腔内の出血や膿が溜まりやすい。
- □□ 14 舌下腺は唾液腺の中で最大のものであり、頬の内側の粘膜に開口する。
- □□ 15 胃腺は、主細胞・傍細胞（壁細胞）・副細胞からなり、塩酸は主細胞から分泌される。
- □□ 16 大腸には絨毛はないが腸腺があり、消化酵素を分泌する。
- □□ 17 消化管ホルモンには、ガストリン、エンテロガストロン、コレシストキニンなどがある。
- □□ 18 盲腸は右下腹部で、回腸開口部以下の短い部分で、先端は盲管になっている。また、盲腸の後内方からは虫垂が出る。
- □□ 19 左右の肝管は胆嚢管と合して総胆管となり、途中で膵管と合流することなく十二指腸に直接開口する。
- □□ 20 肝管や総胆管に結石がつまったり、肝細胞が傷害されると、胆汁の排泄が妨げられ、胆汁成分は血液内に逆流して黄疸となる。
- □□ 21 十二指腸、膵臓、腎臓、大動脈、下大静脈などは、壁側腹膜の後方にあり、腹膜後器官とよばれる。
- □□ 22 唾液の分泌量は1日に1,000〜1,500mlで、主成分はデンプン消化酵素と粘液である。
- □□ 23 夜盲症はビタミンAの欠乏により起こる。
- □□ 24 食道は、気管の前方を通って前縦隔を下り、胃に達する。
- □□ 25 胃の筋層は、内斜走筋、中輪走筋、外縦走筋からなる平滑筋でできている。
- □□ 26 小腸粘膜の内面は、輪状ヒダ、腸絨毛が無数にあって吸収面積を広く保っている。

実践問題

☐☐ **6-01** 次のうち正しいのはどれか

> a 耳下腺管は、舌下腺管とともに舌下小丘に開口する。
> b 舌乳頭のうち糸状乳頭と有郭乳頭には味蕾がない。
> c 乳歯は20本、永久歯は32本である。
> d 鼻腔と口腔の境が口蓋で、口蓋垂は軟口蓋の一部である。

1　a・b　　　2　a・d　　　3　b・c　　　4　c・d

[　]

☐☐ **6-02** 口腔内の状態で正しいのはどれか
1　咀嚼運動の減少は口腔内の自浄作用を促進する。
2　食事をしていない口腔内は清潔に保たれる。
3　唾液分泌量が増加すると舌苔が厚くなる。
4　歯垢は口腔内の細菌数を増加させる。

[　]

☐☐ **6-03** 次のうち誤っているのはどれか
1　咽頭口部で口蓋扁桃、咽頭扁桃、舌扁桃などのリンパ組織が輪状に取り囲んでいるのを扁桃輪（ワルダイエルの咽頭輪）という。
2　消化管壁は原則として3層よりなり、その内層は粘膜で分泌腺が存在する。
3　食道には2か所の生理的狭窄部がある。
4　消化管の運動には、消化管壁の輪状・縦走の平滑筋が関与する。

[　]

☐☐ **6-04** 次のうち誤っているのはどれか
1　食道の外層には漿膜がないが、胃と空腸には漿膜がある。
2　食道の筋層の上部は横紋筋性で、下部は平滑筋性である。
3　胃の入り口を噴門、出口を幽門という。
4　胃の筋層は食道に続き、内輪走筋と外縦走筋からなり、幽門では括約筋がある。

[　]

実践問題

6-05 栄養素と消化酵素の組合せで正しいのはどれか
1. 炭水化物―――――リパーゼ
2. 蛋白質―――――トリプシン
3. 脂肪―――――マルターゼ
4. ビタミン―――――アミノペプチターゼ

[   ]

6-06 次のうち正しいのはどれか
1. 胃の蠕動運動は壁内の2層の横紋筋の作用による。
2. 胃の小弯には肝臓との間の小網が続いている。
3. 胃の終部幽門の前は、胃底とよばれている。
4. 胃の大弯に続いて横行結腸への間膜となる漿膜がある。

[   ]

6-07 次のうち誤っているのはどれか
1. 唾液中のプチアリンはデンプンを麦芽糖(マルトース)にまで分解する。
2. 胃液は胃底と胃体の粘膜にある胃腺から分泌される。
3. 固有胃腺の主細胞より分泌されるのはペプシノゲンである。
4. 胃底腺の傍(壁)細胞からは消化管ホルモンであるガストリンが分泌される。

[   ]

6-08 次のうち誤っているのはどれか
1. 小腸壁の絨毛は粘膜の表面積を広くし、吸収の能率を高めている。
2. 十二指腸内側壁には、総胆管と膵管の開口部である大十二指腸乳頭(ファーター乳頭)がみられる。
3. 膵液のpHは酸性である。
4. 食物のことを考えるだけでも、大脳からの刺激が迷走神経を伝わって胃液の分泌が起こる。

[   ]

実践問題

6-09 次のうち正しいのはどれか

> a 食物が胃に達すると、胃粘膜の細胞を刺激して分泌されたガストリンにより胃液が分泌される。
> b 悲しみや心配事などの精神的打撃によっても、胃液の分泌は抑制される。
> c 食物が胃の中に入ると、胃壁の機械的刺激が交感神経を興奮させて胃液が分泌される。
> d 食物が十二指腸に達すると、十二指腸粘膜からエンテロガストロンが分泌され、胃液分泌を促進する。

1　a・b　　2　a・d　　3　b・c　　4　c・d

[　　]

6-10 次のうち正しいのはどれか

> a 3大栄養素の中で、胃から十二指腸に移送される時間の最も短いものは脂肪である。
> b セクレチンの刺激で分泌される膵液は消化酵素が多いが、コレシストキニンの刺激による膵液は消化酵素が少ない。
> c 腸内容の吸収と移送は、蠕動運動と分節運動によって行われるが、盲腸と上行結腸では逆蠕動も加わって水分の吸収を行う。
> d 食事をとると、胃結腸（大腸）反射によって大腸に蠕動運動が現れる。

1　a・b　　2　a・d　　3　b・c　　4　c・d

[　　]

6-11 次のうち誤っているのはどれか

1　小腸の十二指腸腺や腸腺から弱アルカリ性の腸液が分泌される。
2　腸液中のスクラーゼはショ糖をブドウ糖と果糖に分解する消化酵素である。
3　腸液中のリパーゼは脂肪を脂肪酸とグリセリンに分解する消化酵素である。
4　胆汁の主な成分である胆汁酸は脂肪を分解する消化酵素である。

[　　]

実践問題

6-12 次のうち誤っているのはどれか
1. 肝臓は肝鎌状間膜によって右葉と左葉に分けられる。
2. 肝臓下面、右葉と左葉および尾状葉と方形葉の4葉に囲まれた中央部を肝門という。
3. 肝門部には、固有肝動脈、肝静脈、門脈、左右肝管が出入りしている。
4. 胆汁は肝臓で分泌され、胆嚢で濃縮、貯蔵される。

[　　]

6-13 次のうち誤っているのはどれか
1. 胆嚢は右腎臓より前方に位置している。
2. 膵臓、腎臓、副腎、尿管、腹大動脈、下大静脈は腹膜後器官である。
3. 左右肝管は肝門から出て合流し総肝管となり、さらに胆嚢管と合流して総胆管となる。
4. ダグラス窩とは、直腸膀胱窩のことである。

[　　]

6-14 次のうち誤っているのはどれか
1. 肝臓はグリコーゲンの合成、貯蔵、分解を行う。
2. 肝臓は血液中の有害物質を分解、無毒化する解毒作用がある。
3. 肝臓は過剰の脂肪を分解し、腎臓から尿素として排泄する。
4. 肝臓は血漿蛋白質のアルブミン、フィブリノゲンを生成する。

[　　]

6-15 次のうち誤っているのはどれか
1. ビタミンKは胆汁の助けにより吸収されるので、閉塞性黄疸では出血傾向が現れやすい。
2. 胃粘膜中の内因子が欠乏すると、ビタミンB_{12}の吸収障害をきたして悪性貧血となる。
3. 膵液中には蛋白質の消化酵素のみが含まれている。
4. 糖質は大部分がエネルギー源として利用されるが、一部は肝臓で脂肪に変換される。

[　　]

実 践 問 題

□□ **6-16** 次のうち誤っている組合わせはどれか
1　ガストリン────────胃酸分泌の促進
2　コレシストキニン────胆嚢の収縮
3　セクレチン────────小腸運動の亢進
4　グルカゴン────────血糖値の上昇

[　　　]

□□ **6-17** 次のうち誤っているのはどれか

> a　小腸内腔には輪状ヒダ、結腸の内腔には結腸半月ヒダが形成されている。
> b　結腸では腸壁の縦走筋の肥厚部が3本の結腸ヒモとして存在する。
> c　虫垂と、結腸のうちの上行結腸と横行結腸は結腸間膜をもっている。
> d　内肛門括約筋と外肛門括約筋は、平滑筋性の輪走筋が発達した括約筋である。

1　a・b　　2　a・d　　3　b・c　　4　c・d

[　　　]

□□ **6-18** 次のうち誤っているのはどれか

> a　腹膜は壁側腹膜と臓側腹膜に分けられる。
> b　盲腸は右下腹部の小腸開口部以下の短い部分で、先は盲管になっている。
> c　虫垂はS状結腸の弯曲部の先端に続いている。
> d　食道は気管の前方を通って前縦隔を下行し胃に達する。

1　a・b　　2　a・d　　3　b・c　　4　c・d

[　　　]

実 践 問 題

☐☐ **6-19** 次のうち正しいのはどれか

> a 日本人成人の基礎代謝量は、男女とも1,200kcalである。
> b 体内では合成されず、食品から補わなければならない必須アミノ酸は9種類である。
> c 大腸は、腸内容物の水分を吸収して大便をつくるところである。
> d 大腸の粘膜には腸絨毛があり、水分の吸収を容易にしている。

1　a・b　　2　a・d　　3　b・c　　4　c・d

[　　　]

☐☐ **6-20** 次のうち正しいのはどれか

> a 胃液の成分であるペプシンは、主に炭水化物を加水分解する。
> b 膵臓には消化腺だけでなく、内分泌腺もあり、インスリンやグルカゴンというホルモンが分泌されている。
> c 膵液中のステアプシン（膵リパーゼ）は、脂肪分解酵素である。
> d ビタミンAは水溶性ビタミンで、欠乏すると夜盲症となる。

1　a・b　　2　a・d　　3　b・c　　4　c・d

[　　　]

☐☐ **6-21** ビタミンと欠乏症の組合せで正しいのはどれか

1　ビタミンB_1 ――――― ウェルニッケ脳症
2　ビタミンC ――――― 脚気
3　ビタミンD ――――― 新生児メレナ
4　ビタミンE ――――― 悪性貧血

[　　　]

☐☐ **6-22** 膵液で正しいのはどれか

1　ランゲルハンス島のβ細胞から分泌される。
2　強い酸性である。
3　糖質分解酵素を含まない。
4　分泌量はセクレチンで増加する。

[　　　]

実践問題

6-23 排便のメカニズムで正しいのはどれか
1　横隔膜の挙上
2　直腸内圧の低下
3　内肛門括約筋の弛緩
4　外肛門括約筋の収縮

[　　　]

6-24 脂肪分解の過剰で血中に増加するのはどれか
1　尿素窒素
2　ケトン体
3　アルブミン
4　アンモニア

[　　　]

6-25 図は排便反射の一部である。習慣性に便秘を繰り返すことで最初に機能が低下するのはどれか
1　ア
2　イ
3　ウ
4　エ

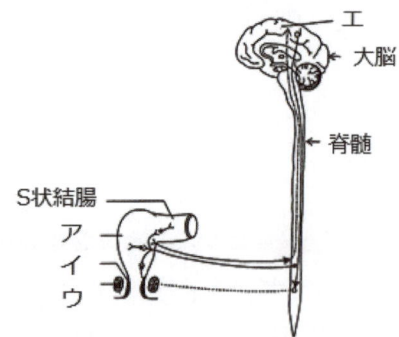

[　　　]

6-26 肝臓の機能はどれか
1　体液量の調節
2　胆汁の貯蔵
3　蛋白代謝
4　ホルモンの分泌

[　　　]

実 践 問 題

☐☐ **6-27** 肝細胞で合成されるのはどれか。<u>2つ選べ</u>
1　アルブミン
2　ガストリン
3　セクレチン
4　γ-グロブリン
5　コレステロール

[　　　]

☐☐ **6-28** 身長160cm、体重85kgの人のBMI（体格指数）を算出した。
　　　　正しいのはどれか
1　85 ÷（1.6 × 1.6）
2　（85 × 0.9）÷（1.6 × 1.6）
3　（85 × 85）÷ 160
4　（85 × 22）÷（160 − 110）

[　　　]

7 泌尿器系

問01 泌尿器系―尿排泄の働き

次の文章中の空欄に適切な語句を入れなさい

❶ 尿の排泄により、血中の不要な① _____ 物、② _____ 物を除去する。
❷ 尿の排泄により、血液の③ _____ を調節する。
❸ 尿の排泄により、④ _____ 量を調節する。
❹ 尿の排泄により、血液の⑤ _____ を調節する。
❺ 尿の排泄により、⑥ _____ 組成を調節する。

問02 泌尿器系の全景

図中の空欄（①～⑤）に適切な語句を入れなさい

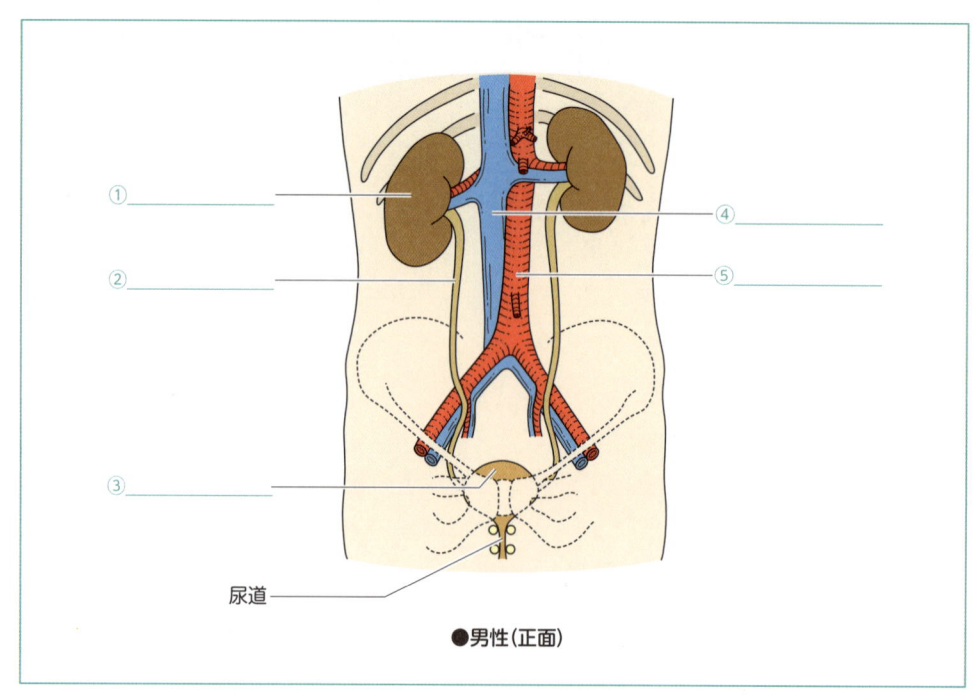

●男性（正面）

問03 腎臓

次の文章中の空欄に適切な語句を入れなさい

❶ 腎臓は、① _____ 胸椎から第3腰椎に位置する。② _____ 腎臓は③ _____ 腎臓よりやや低い。

❷ 腎臓は赤褐色でソラマメ状をしており、内側面はやや陥凹し④ _____ とよばれる。④には腎動脈、⑤ _____ 、⑥ _____ 、⑦ _____ 、リンパ管などが出入りしている。

❸ 腎臓の実質は外層の⑧ _____ と内層の⑨ _____ に区分される。皮質は⑩ _____ が密集し、内層に入り込んだ部は⑪ _____ となる。髄質は⑫ _____ （集合管の集まり）と⑬ _____ で構成される。

❹ 1個の⑭ _____ とそれに続く尿細管を合わせて⑮ _____ （腎単位）とよび、腎臓の構成単位で、1個の腎臓におよそ100万個あるといわれる。

❺ 腎小体（⑯ _____ 小体）は毛細血管が集まった⑰ _____ とそれを包む⑱ _____ （ボウマン嚢）からなり、これから尿細管が出る直径0.2mmほどの器官で、皮質中に存在している。

❻ 尿細管は、⑲ _____ として腎小体周辺を蛇行し、髄質内に下行し近位直尿細管となり、⑳ _____ （下行脚→上行脚）として折れ返り、皮質に戻り遠位直尿細管を経て皮質に戻り㉑ _____ となり、また髄質に入り集合管に注ぐ。

note

問04 腎臓の位置

図中の空欄（①〜④）に適切な語句を入れなさい

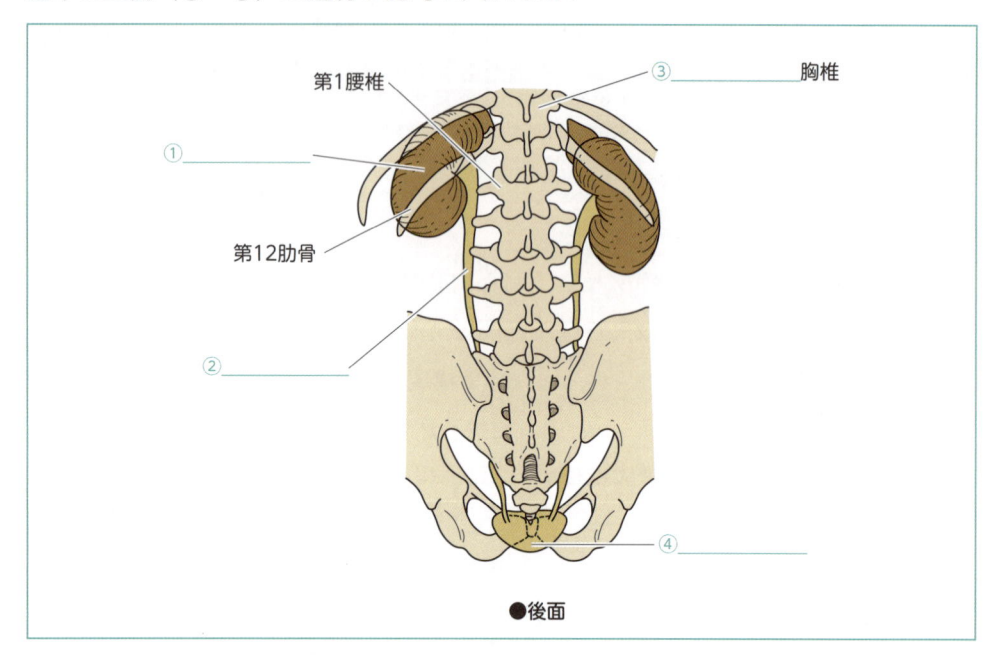

第1腰椎
③＿＿＿＿＿＿＿ 胸椎
①＿＿＿＿＿＿＿
第12肋骨
②＿＿＿＿＿＿＿
④＿＿＿＿＿＿＿

●後面

問05 腎臓（縦断面）

図中の空欄（①〜⑥）に適切な語句を入れなさい

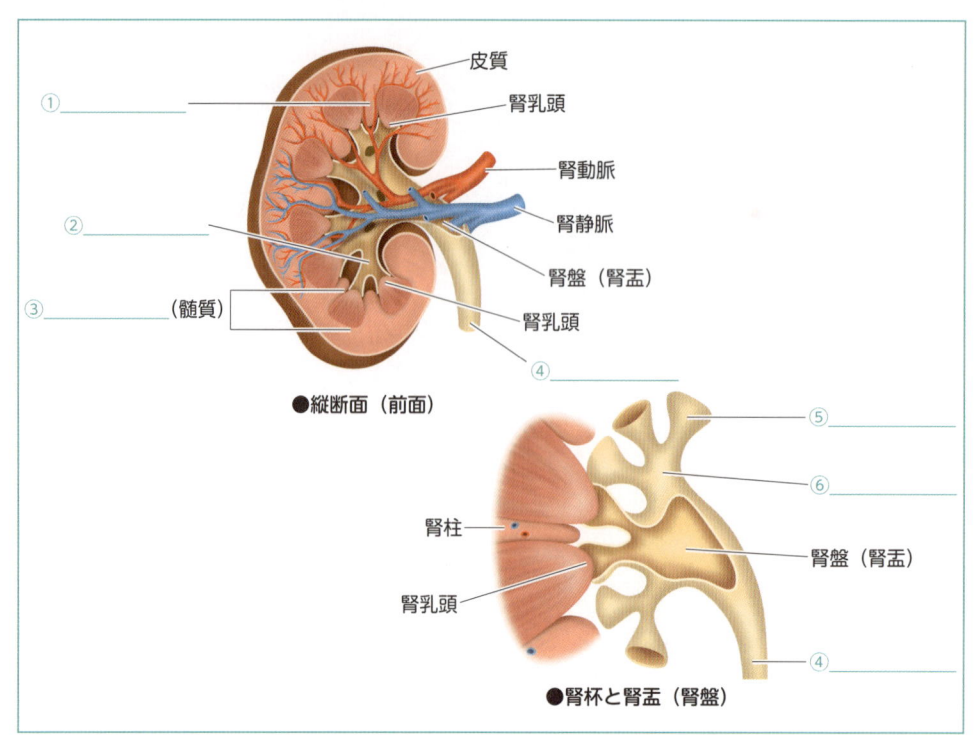

皮質
①＿＿＿＿＿＿＿
腎乳頭
腎動脈
②＿＿＿＿＿＿＿
腎静脈
腎盤（腎盂）
③＿＿＿＿＿＿＿ （髄質）
腎乳頭
④＿＿＿＿＿＿＿

●縦断面（前面）

⑤＿＿＿＿＿＿＿
⑥＿＿＿＿＿＿＿

腎柱
腎盤（腎盂）
腎乳頭
④＿＿＿＿＿＿＿

●腎杯と腎盂（腎盤）

128

問06 尿生成と血流方向（尿細管再吸収）

図中の空欄（①〜⑤）に適切な語句を入れなさい

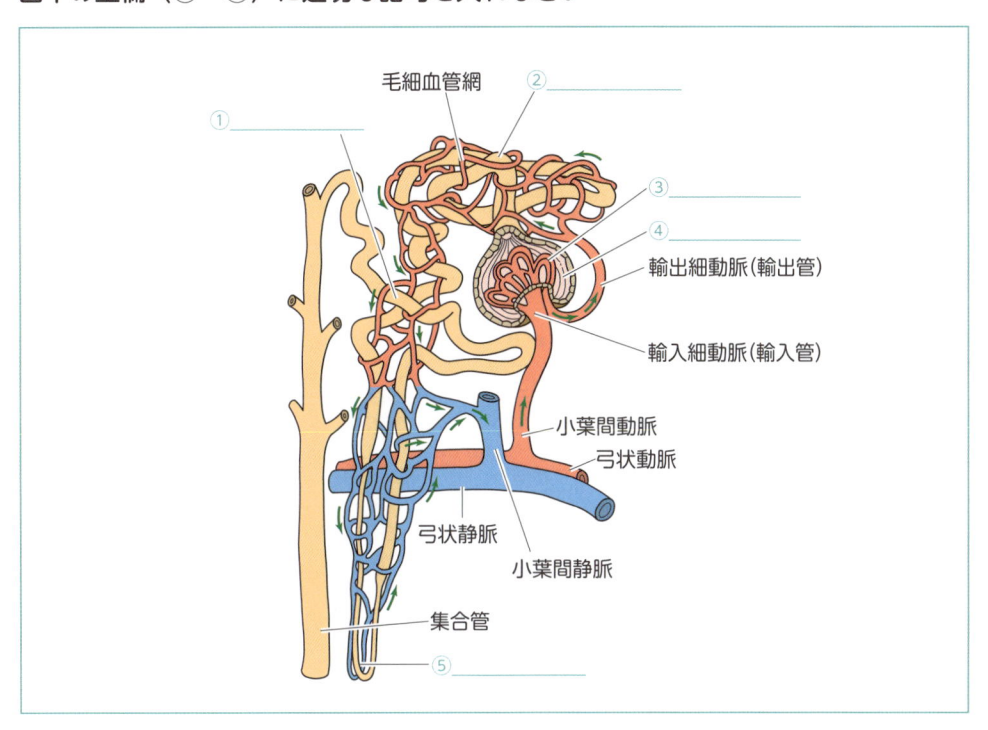

毛細血管網 ②＿＿＿＿＿＿
①＿＿＿＿＿＿
③＿＿＿＿＿＿
④＿＿＿＿＿＿
輸出細動脈（輸出管）
輸入細動脈（輸入管）
小葉間動脈
弓状動脈
弓状静脈
小葉間静脈
集合管
⑤＿＿＿＿＿＿

問07 尿管と膀胱と尿道

次の文章中の空欄に適切な語句を入れなさい

❶ 尿管は① ＿＿＿＿＿＿ から始まり腎門を出て膀胱まで走る長さ約30cm、直径4〜7mmの平滑筋性の管である。

❷ 膀胱は尿管によって送られてきた尿を蓄えるおよそ② ＿＿＿＿＿＿ mlの容量をもつ筋性のふくろ状の器官で、骨盤腔内で恥骨結合の後ろにある。男性は直腸が、女性は子宮と腟が接している。

❸ ③ ＿＿＿＿＿＿ とは、膀胱底部内面で左右尿管口と内尿道口の3点のつくる三角の平滑な粘膜部である。

❹ 膀胱から尿道の始まる部分（内尿道口）には④ ＿＿＿＿＿＿ 筋（平滑筋性）が、尿生殖隔膜を貫く部分には⑤ ＿＿＿＿＿＿ 筋（横紋筋性）が尿道を輪状に囲んでいる。

❺ 尿道の長さには性差があり、男性は⑥ ＿＿＿＿ 〜 18cm、女性は⑦ ＿＿＿＿ 〜 4cmである。

第7章 泌尿器系

問08 尿の生成

次の文章中の空欄に適切な語句を入れなさい

❶ 血液が糸球体を通る間に、血球と蛋白質以外の成分である水分、尿素、尿酸、クレアチニン、電解質、糖などが濾過され、①_____ で ②_____ がつくられる。

❷ 腎臓には1分間に心拍出量の1/4に相当する血液（約1,200ml）が流れ、1日に約③_____ lの原尿がつくられる。

❸ 1日の尿量（成人）は約④_____ ～1,500ml、尿の色は⑤_____、比重は⑥_____ ～1.030、pHは⑦_____ ～7である。

❹ 原尿は尿細管を流れる間に、⑧_____、⑨_____、⑩_____ などの電解質や⑪_____、⑫_____ などの栄養物質が⑬_____ され、周辺の毛細血管の中の血液に戻される。糸球体濾過液の水分の⑭_____ %は⑮_____ され、残りの1%が尿として排出される。

問09 尿細管各部位での輸送

図中の空欄（①～⑥）に適切な語句を入れなさい

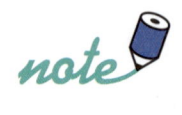

①近位曲尿細管
Na、Cl、K ①_____ } 70～80%再吸収
②_____（ブドウ糖）
③_____
濾過された蛋白質 } ほとんど完全に再吸収
パラアミノ馬尿酸（PAH）
ペニシリンなどの有機塩 } 分泌

②ヘンレループ
Na、Cl、K
水 } ④_____

③遠位曲尿細管・集合管
Na、K
水 } ⑤_____

NH_3
H^+
K^+ } ⑥_____

問10 クリアランス

次の文章中の空欄に適切な語句を入れなさい

❶ クリアランスの求め方はCx＝①_____×②_____／③_____

Cx：④_____（ml/分）の略である。

Ux：⑤_____（mg/ml）の略である。

V ：⑥_____（ml/分）の略である。

Px：⑦_____（mg/ml）の略である。

❷ 代表的な物質のクリアランス（ml/分）値は、グルコース（ブドウ糖）：⑧_____、尿素は70、クレアチニンは⑨_____、イヌリンは125、ダイオドラストは⑩_____、パラアミノ馬尿酸（PAH）は585である。

問11 腎機能の調節と排尿

次の文章中の空欄に適切な語句を入れなさい

❶ 体液の浸透圧の調節は①_____（ADH、バソプレシン）による。細胞外液の浸透圧が上昇すると間脳の視床下部の前部にある浸透圧受容器を介して①が放出される。

❷ Naの再吸収は遠位曲尿細管や集合管で②_____で促進され、排泄は③_____（ANP）で促進される。

❸ 排尿反射の中枢は④_____（S$_2$〜S$_4$）である。

❹ 膀胱の中の尿量が400mlぐらいになると、膀胱の内圧は急に高くなり、膀胱壁の⑤_____筋が引き伸ばされ、壁に分布している感覚神経の刺激が強くなり、反射的に⑥_____壁の収縮が起こるようになる。これを⑦_____反射という。

note

○×確認問題

☐☐1 膀胱は恥骨結合の後ろにあって、下方は膀胱底でその内面に膀胱三角がある。

☐☐2 腎小体は、1個の腎臓に約1万個存在し、糸球体と尿細管からなる。

☐☐3 尿によって1日約1,200mlの水分が排出される。

☐☐4 尿を生成する腎臓の機能的最小単位をネフロンといい、腎小体と尿細管からなっている。

☐☐5 腎小体は糸球体と糸球体嚢（ボウマン嚢）からなり、糸球体では血液中の主に血球や蛋白質以外の成分が濾過される。

☐☐6 糸球体嚢（ボウマン嚢）に続く尿細管には、諸物質に対する再吸収と分泌の両機能があり、最終的にここで尿が形成される。

☐☐7 腎小体では、ナトリウム、カリウム、糖などを再吸収する。

☐☐8 腎小体の1日の濾過量は、およそ160l程度である。

☐☐9 腎小体では輸入細動脈（輸入管）が特殊な毛細血管網をつくり、輸出細動脈（輸出管）となる。

☐☐10 1日の尿量は約1,000～1,500mlで、比重は1.015～1.030、pHは5～7で、主な成分は尿素、クレアチニン、塩素、ナトリウムなどである。

☐☐11 腎臓は3～4個の腎盂からなる。

☐☐12 尿道括約筋は、平滑筋からなっている。

☐☐13 右腎は、左腎よりやや低い位置にある。

☐☐14 外尿道口から内尿道口までの長さは約16～18cmである（標準体格の成人男性）。

☐☐15 近位曲尿細管ではナトリウムイオンや、水の大部分が再吸収される。

☐☐16 糸球体で濾過されたカリウムは、近位曲尿細管で大部分は再吸収され、次いで遠位曲尿細管から分泌されたものが加わり、尿中カリウムとなる。

☐☐17 腎臓の糸球体濾液の中のブドウ糖、アミノ酸は近位曲尿細管でほとんど再吸収される。

☐☐18 糸球体を濾過された水分は、その99％が尿細管で再吸収される。

☐☐19 尿はその99％が水で、残り1％が固形成分である。

☐☐20 尿管は男女で、その長さが著しく異なる。

☐☐21 膀胱は3層の平滑筋からなり、およそ500mlの容量をもつ。

☐☐22 腎門は、腎動脈、腎静脈、尿管などが出入りしている。

☐☐23 腎臓の皮質は腎錐体をつくり、腎杯に開口している。

☐☐24 腎小体は腎臓の髄質にあり、尿細管につながる。

☐☐25 排尿反射の中枢は、延髄にある。

☐☐26 グルコース（ブドウ糖）のクリアランスは、0である。

実践問題

☐☐ **7-01** 次のうち正しいのはどれか

a	腎臓は脊柱の両側、第11胸椎から第3腰椎に位置し、左が半腰椎低い。
b	腎臓には3～4個の腎盂（腎盤）が存在する。
c	腎門は腎動脈、腎静脈、尿管、神経、リンパ管が出入りしている。
d	尿管は平滑筋性で、蠕動運動がみられる。

1　a・b　　　2　a・d　　　3　b・c　　　4　c・d

[　　　]

☐☐ **7-02** 次のうち正しいのはどれか

1　腎小体は糸球体と尿細管からなる。
2　ネフロン（腎単位）は1個の腎小体とそれに続く尿細管からなる。
3　腎盂の先には3～4個の腎杯がある。
4　糸球体には輸入細動脈が入り、細静脈である輸出管が出る。

[　　　]

☐☐ **7-03** 次のうち誤っているのはどれか

1　ボウマン嚢から出た輸出細動脈は毛細血管となり、尿細管を取り巻く。
2　腎小体は皮質に、近位尿細管に続くヘンレのワナは髄質に存在する。
3　腎小体で原尿がつくられ、尿細管で再吸収される。
4　尿細管は皮質内の近位尿細管に続き、髄質内をヘンレのワナ、遠位尿細管、集合管として進み腎乳頭に至る。

[　　　]

☐☐ **7-04** 次のうち正しいのはどれか

a	成人の膀胱容量は約150mlである。
b	膀胱三角とは、膀胱底部内面で左右尿管口と内尿道口を結んだ三角形の平滑な粘膜をいう。
c	膀胱の粘膜は移行上皮で、尿量によりその厚さを変える。
d	膀胱の内尿道口から始まる尿道は、男女とも10cm前後である。

1　a・b　　　2　a・d　　　3　b・c　　　4　c・d

[　　　]

実践問題

☐☐ **7-05** 次のうち正しいのはどれか
1 尿管および膀胱は、平滑筋性の壁の管である。
2 膀胱括約筋および尿道括約筋はともに平滑筋性である。
3 排尿反射の中枢は延髄にある。
4 腎小体では、ナトリウム、ブドウ糖、アミノ酸などが再吸収される。

[   ]

☐☐ **7-06** 腎機能について誤っているのはどれか
1 糸球体で濾過された水は、近位・遠位曲尿細管や集合管で99％が再吸収される。
2 尿細管での水の再吸収は、ナトリウム輸送などにより生じた浸透圧差にしたがって受動的輸送により行われる。
3 糸球体で濾過されたカリウムは、近位曲尿細管で大部分は再吸収される。次いで遠位曲尿細管にてカリウムの分泌が起こり、それが加わり尿中カリウムとなる。
4 糸球体における濾過は糸球体の基底膜で行われ、アルブミンが濾過される。

[   ]

☐☐ **7-07** 次のうち正しいのはどれか

> a 近位曲尿細管では、ナトリウムイオンや水の大部分が再吸収される。
> b ブドウ糖のクリアランスは0である。
> c 膀胱容量は約500mlで、1日尿量は2,500mlくらいである。
> d 尿はその99％が水で、残り1％が固形物である。

1 a・b　　2 a・d　　3 b・c　　4 c・d

[   ]

☐☐ **7-08** 次のうち誤っているのはどれか
1 尿の成分のうち、固形物は尿素、尿酸、クレアチニン、塩素などである。
2 腎小体で生成される原尿は、1日に約30lである。
3 水素イオン、カリウムイオン、アンモニウムイオンなどは遠位曲尿細管で管腔内に分泌（輸送）される。
4 腎臓の機能には、尿として水分を排泄し血液量を一定に保つ働きがある。

[   ]

実践問題

☐☐ **7-09** 成人の正常尿で正しいのはどれか
1. 尿比重が1.025である。
2. 排尿直後は無色である。
3. 1日尿量は400mlである。
4. 排尿直後にアンモニア臭がある。

[　]

☐☐ **7-10** 尿量減少作用が強いのはどれか

a	コルチゾール	b	オキシトシン
c	アンギオテンシンⅡ	d	バソプレシン

1. a・b　　2. a・d　　3. b・c　　4. c・d

[　]

☐☐ **7-11** 水・電解質の調節で正しいのはどれか
1. 循環血漿量の減少はレニンの分泌を増加させる。
2. 抗利尿ホルモン（ADH）は尿浸透圧を低下させる。
3. 過剰な飲水は血中ナトリウム濃度を上昇させる。
4. アルドステロンは腎からのカリウム排泄を減少させる。

[　]

☐☐ **7-12** 尿細管で再吸収されないのはどれか
1. 水　　　　　　　　2. ブドウ糖
3. ナトリウムイオン　4. クレアチニン

[　]

☐☐ **7-13** 腎臓でナトリウムイオンの再吸収を促進するのはどれか
1. バソプレシン　　　2. アルドステロン
3. レニン　　　　　　4. 心房性ナトリウム利尿ペプチド

[　]

8 生殖器系

問01 女性生殖器の位置（骨盤の矢状断）と全景

図中の空欄（①〜⑩）に適切な語句を入れなさい

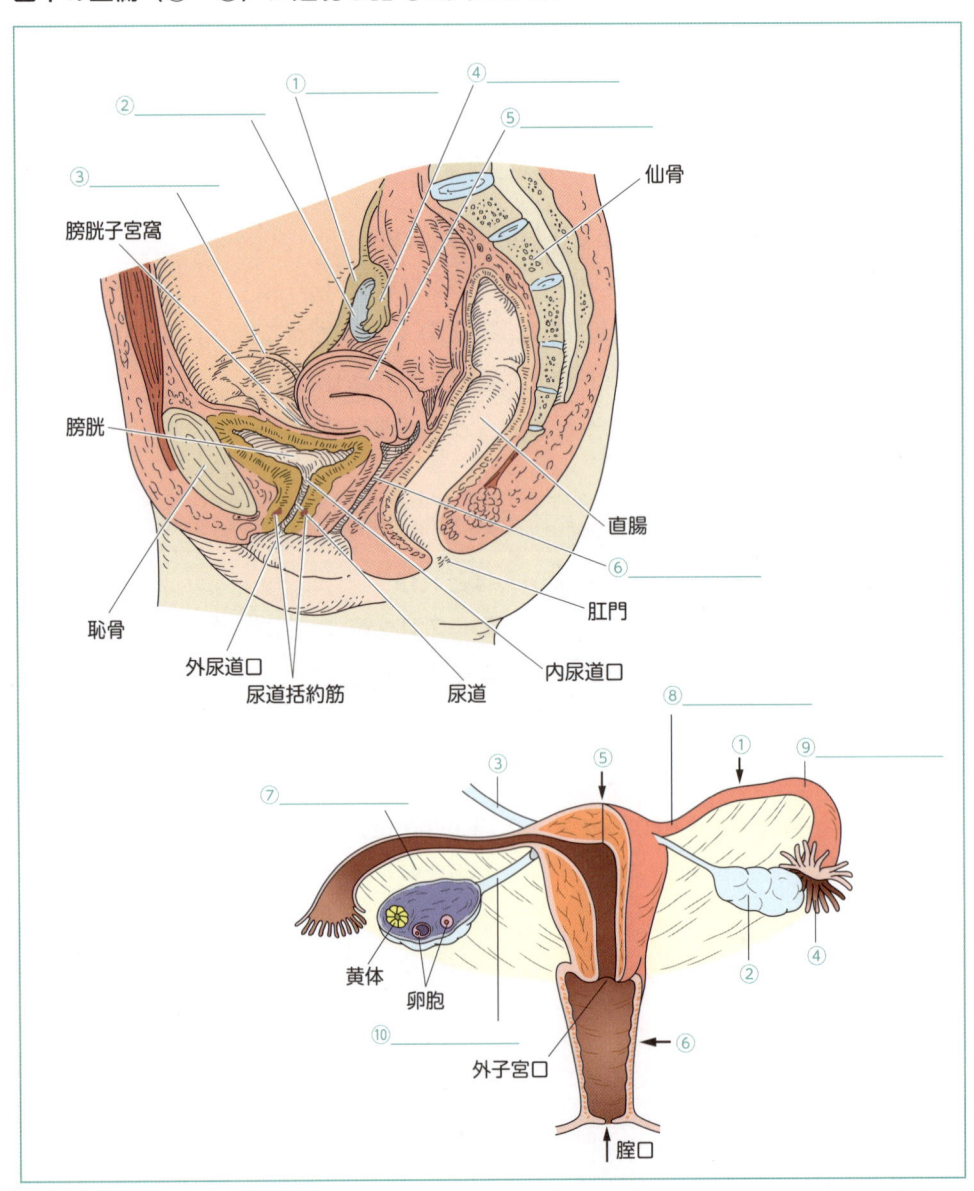

問02 卵巣と卵管

次の文章中の空欄に適切な語句を入れなさい

❶ 卵巣は① _____ 細胞（卵子）を産生・② _____ させ、③ _____ を産出する。また、卵巣は④ _____ と固有卵巣索で固定される。

❷ 卵管は子宮内腔（卵管子宮口）に続き、先端は漏斗状に腹腔に開く。卵管腹腔口の漏斗の外周縁は⑤ _____ とよばれ、一部は卵巣に付着している。漏斗に続く卵管の外側端 1/3 は⑥ _____ 部とよばれ、子宮近くの約 1/3 は⑦ _____ 部とよばれる。

問03 卵胞の変化

図は排卵後の卵胞の変化を示したものである。空欄に適切な語句を入れなさい

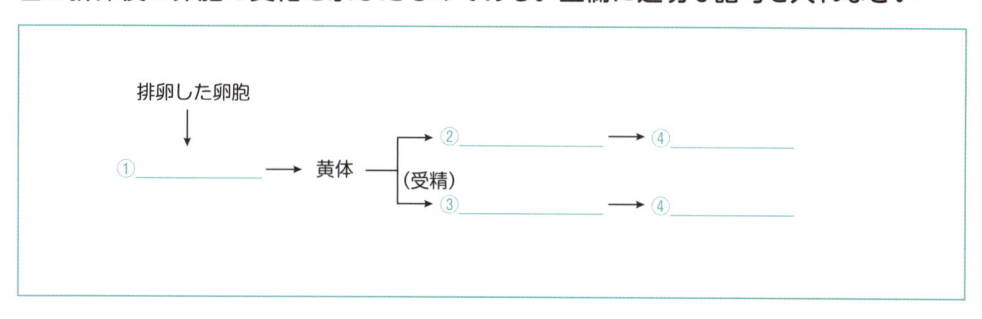

排卵した卵胞
↓
① _____ → 黄体 ┬ ② _____ → ④ _____
　　　　　　　（受精）
　　　　　　　└ ③ _____ → ④ _____

問04 子宮

次の文章中の空欄に適切な語句を入れなさい

❶ 子宮は骨盤腔内で①＿＿＿＿と②＿＿＿＿の間にあり、底辺が上になる下向きの二等辺三角形状で、前後に扁平な形をしている。正常では③＿＿＿＿、④＿＿＿＿状態をとり、⑤＿＿＿＿と子宮円索によって固定されている。

❷ 子宮は、⑥＿＿＿＿・⑦＿＿＿＿・⑧＿＿＿＿に分けられる。上端の子宮底の両外側からは、⑨＿＿＿＿、⑩＿＿＿＿、子宮円索が出ている。体と頚の間はややくびれて子宮⑪＿＿＿＿とよばれる。子宮頚部の下端は丸く腟のなかに突出し、子宮頚の腟部とよばれる。

❸ 子宮内腔は⑫＿＿＿＿・⑬＿＿＿＿に分けられ、子宮腔の上両外側には⑭＿＿＿＿が開口している。

❹ 子宮壁は⑮＿＿＿＿、筋層、漿膜からなる。⑮は⑯＿＿＿＿といい⑰＿＿＿＿でおおわれ、多数の子宮腺をもつ。

❺ 子宮後壁と直腸との間の腹膜でおおわれた深いくぼみを⑱＿＿＿＿窩（⑲＿＿＿＿窩）という。

問05 腟と女性外陰部

次の文章中の空欄に適切な語句を入れなさい

❶ 腟の上端では子宮腟部を輪状に取り巻く溝、①＿＿＿＿があり、下端は②＿＿＿＿として外陰部の腟前庭に開く。

❷ 女性外陰部には、③＿＿＿＿・④＿＿＿＿・⑤＿＿＿＿・⑥＿＿＿＿・⑦＿＿＿＿（バルトリン腺）・腟前庭が含まれる。

❸ 腟前庭には、⑧＿＿＿＿と⑨＿＿＿＿が開口している。腟口の後方両側には⑦（バルトリン腺）があり、その導管は腟口の両側に開き粘液を分泌する。

問06 乳腺と乳房

図を参考に、次の文章と図中の空欄（⑥⑦）に適切な語句を入れなさい

乳腺は皮膚腺であるが、女性生殖器の補助器官でもある。前胸部のふくらみをつくる①＿＿＿と②＿＿＿、③＿＿＿からなる。乳房の脂肪組織内にある④＿＿＿は10数個から20個ほどの⑤＿＿＿からなり、それぞれ乳管を出し乳頭に開く。

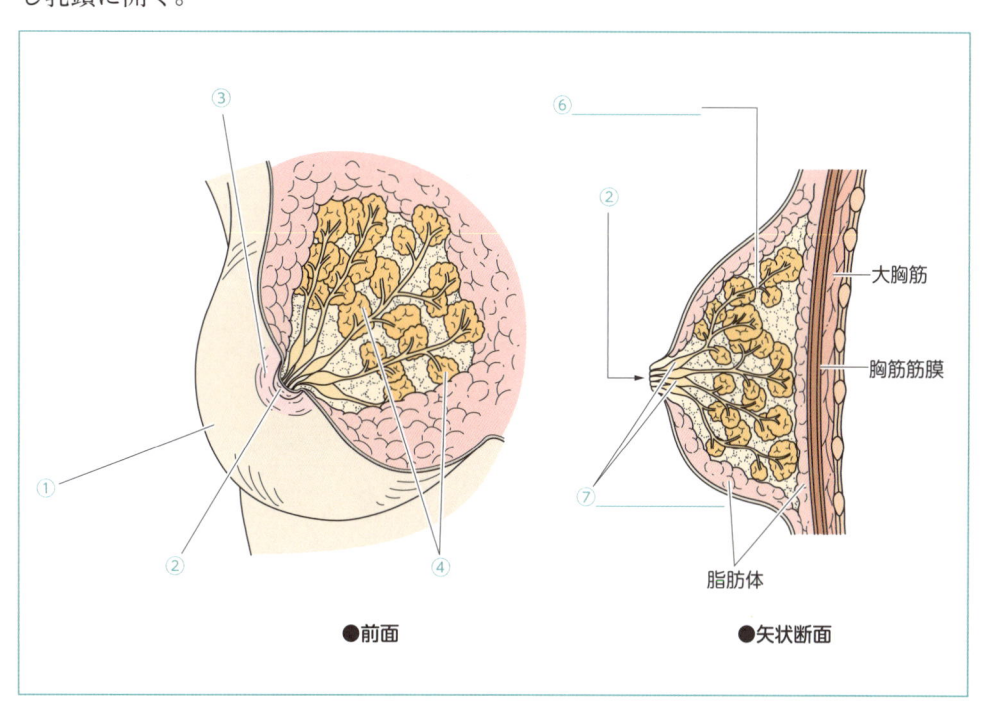

●前面

●矢状断面

大胸筋
胸筋筋膜
脂肪体

問07 会　陰

図を参考に、次の文章中の空欄に適切な語句を入れなさい

❶ 会陰は骨盤の出口、① _____ から ② _____ に至るまでをいう。女子の場合、臨床的には ③ _____ から ④ _____ までの部を会陰という。

❷ 恥骨にはさまれた三角形の部を ⑤ _____ とよび、⑥ _____ 筋が走り、その上・下面をおおう ⑦ _____ 膜、⑧ _____ 筋膜と尿生殖隔膜の部をいう。尿道や腟が貫いている。

❸ ⑨ _____ とは肛門を中心にした ⑩ _____ 筋と、その上・下の筋膜とをあわせた部をいう。肛門を取り囲む輪状の筋は、⑪ _____ 筋である。

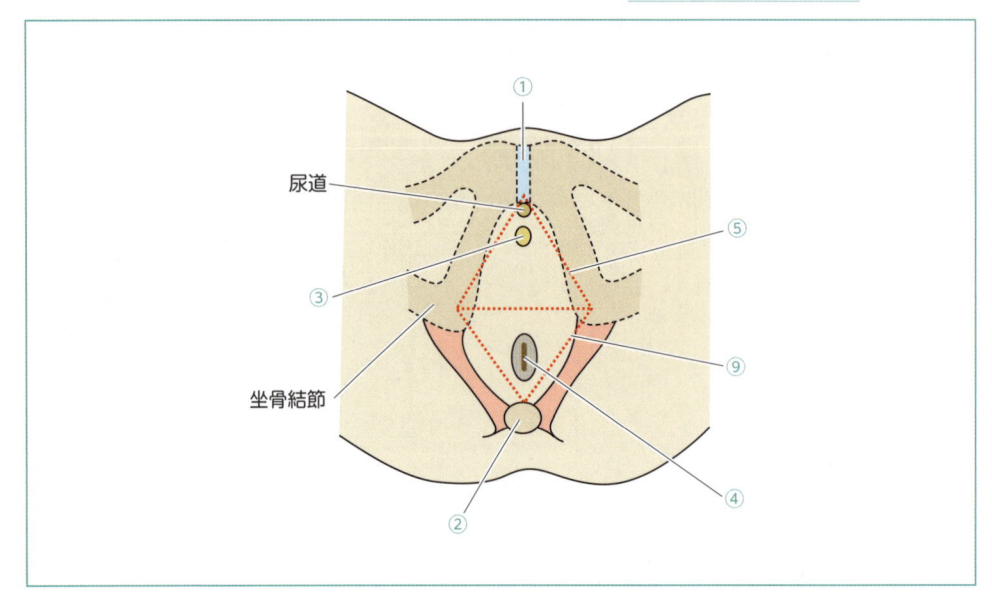

問08 男性生殖器の位置（骨盤の矢状断）と全景

図中の空欄（①〜⑨）に適切な語句を入れなさい

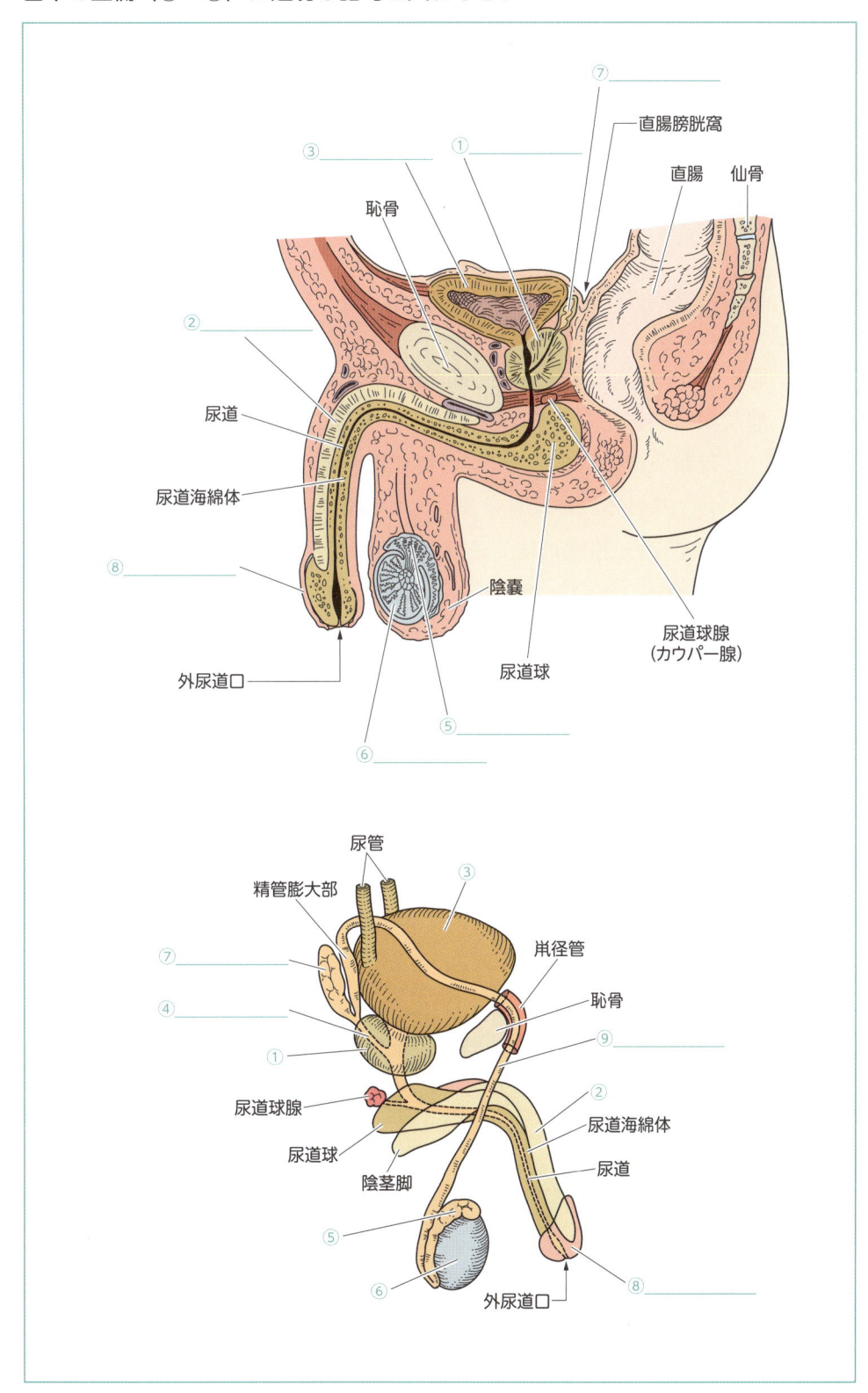

問09 男性の生殖器官

次の文章中の空欄に適切な語句を入れなさい

男性の生殖器は、精子をつくる①＿＿＿＿＿と精子を運ぶ精路と付属腺、それに交接器としての②＿＿＿＿＿からなる。精路は精巣の上端に続く③＿＿＿＿＿、それに続く④＿＿＿＿＿、そして尿道へと続く。付属腺として⑤＿＿＿＿＿と⑥＿＿＿＿＿と⑦＿＿＿＿＿（カウパー腺）がある。

問10 精細管と精管

図を参考に、次の文章中の空欄に適切な語句を入れなさい

❶精巣は線維性の白膜に包まれ、その実質は多数の小葉に分けられる。各小葉には数条の①＿＿＿＿＿管（曲精細管→直精細管）があり、この曲精細管で精子がつくられる。精細管は集合して精巣の後方に②＿＿＿＿＿をつくり、そこから15～20本の③＿＿＿＿＿管が起こり、精巣上体に入り、1本の④＿＿＿＿＿管になる。④管は精巣上体を出て⑤＿＿＿＿＿管となる。

❷精管は精巣上体管に続き、鼡径管内を通って腹腔内に入り、膀胱の後ろで⑥＿＿＿＿＿をつくった後、前立腺を貫き、精嚢の導管と合して、⑦＿＿＿＿＿管となって左右別々に尿道に開く。

❸鼡径管内を通るものは、女性では⑧＿＿＿＿＿だが、男性では⑨＿＿＿＿＿（⑩＿＿＿＿＿管、精巣挙筋、筋膜、精巣動・静脈、神経などの共通の⑪＿＿＿＿＿物）である。

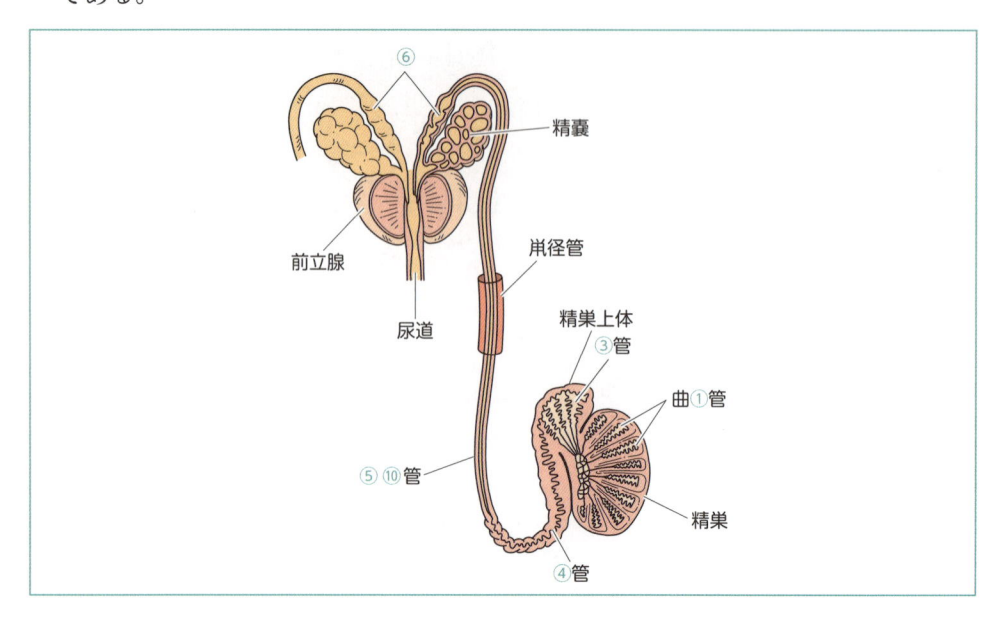

問11 前立腺・尿道球腺・陰茎

次の文章中の空欄に適切な語句を入れなさい

❶ 前立腺は膀胱の下で、恥骨結合と直腸の間にあり、① _____ 管と② _____ 起始部を取り囲む腺である。

❷ 尿道球腺は③ _____ 腺ともいい、前立腺のすぐ下、④ _____ の中にあり、小さな球状の腺で、左右1対ある。導管が尿道に開き、⑤ _____ 性の粘液を分泌する。

❸ 陰茎は⑥ _____ ・⑦ _____ ・亀頭の3部に分けられる。背側の⑧ _____ 海綿体、腹側の⑨ _____ 海綿体、その先端の亀頭からなる。尿道海綿体のほぼ中央を尿道が通り、亀頭の先端に外尿道口として開く。陰茎海綿体は血管に富み、多量の血液が注がれ勃起の主役となる。陰茎の皮膚は亀頭との移行部でたるみ、⑩ _____ とよばれる。

問12 男性の性機能

次の文章中の空欄に適切な語句を入れなさい

❶ 精巣では、① _____ の産生と男性ホルモン（② _____ ）の分泌が行われる。

❷ 男性ホルモン（②）は、精細管の間、結合組織内にある③ _____ 細胞（④ _____ 細胞）から分泌される。主要ホルモンは⑤ _____ で、第⑥ _____ の発現、男性⑦ _____ の発達、⑧ _____ 細胞の成熟を促す、などの作用をもつ。

問13 女性の性機能

次の文章中の空欄に適切な語句を入れなさい

❶ 卵巣において、① _____ の産生と女性ホルモン（卵胞ホルモン：② _____ 、黄体ホルモン：③ _____ ）の分泌が行われる。

❷ 卵巣中に、原始卵胞とその中心部に④ _____ 細胞がある。毎回の月経とともに卵胞刺激ホルモン（FSH）の作用により卵胞が成熟を始める。卵胞の成熟に伴って、卵母細胞も成熟し⑤ _____ となる。

❸ 1つの卵胞の⑥ _____ 、⑦ _____ 、⑧ _____ 形成、白体化という変化は約

28日の期間で起こり、この変化の期間が終わると、続いて別の卵胞に同様な変化が起こる。この卵胞が変化する約28日の周期を⑨_____という。

❹⑩_____ホルモン（エストロゲン）には、エストロン（E₁）、エストラジオール（E₂）、エストリオール（E₃）の3種があり、第⑪_____の発現、⑫_____の発育、⑬_____の運動促進、⑭_____の増殖肥厚などの作用を行う。

❺⑮_____ホルモン（プロゲステロン）は、⑯_____の分泌を促進して、⑰_____の着床をしやすくする。妊娠時、子宮筋の興奮性を低下させ、また⑱_____を抑制する。

❻卵巣周期に伴って卵胞ホルモン・黄体ホルモンの分泌が変化することによる、子宮内膜の周期的な変化を⑲_____という。

❼卵管から排出された⑳_____が、卵管膨大部で精子と接合し、最初の体細胞ができることを㉑_____という。

❽㉒_____卵は細胞分裂をくり返しながら卵管を子宮内まで下がり、子宮内膜に定着する、これを㉓_____という。

❾着床した受精卵は母体内で発育を続けるが、この状態を㉔_____という。着床が起こると㉕_____が形成され、母体より栄養を取り、㉖_____、㉗_____、胎児と発育し、分娩によって体外に出される。

note

問14 月経周期におけるホルモンの分泌

図中の空欄（①〜⑦）に適切な語句を入れなさい

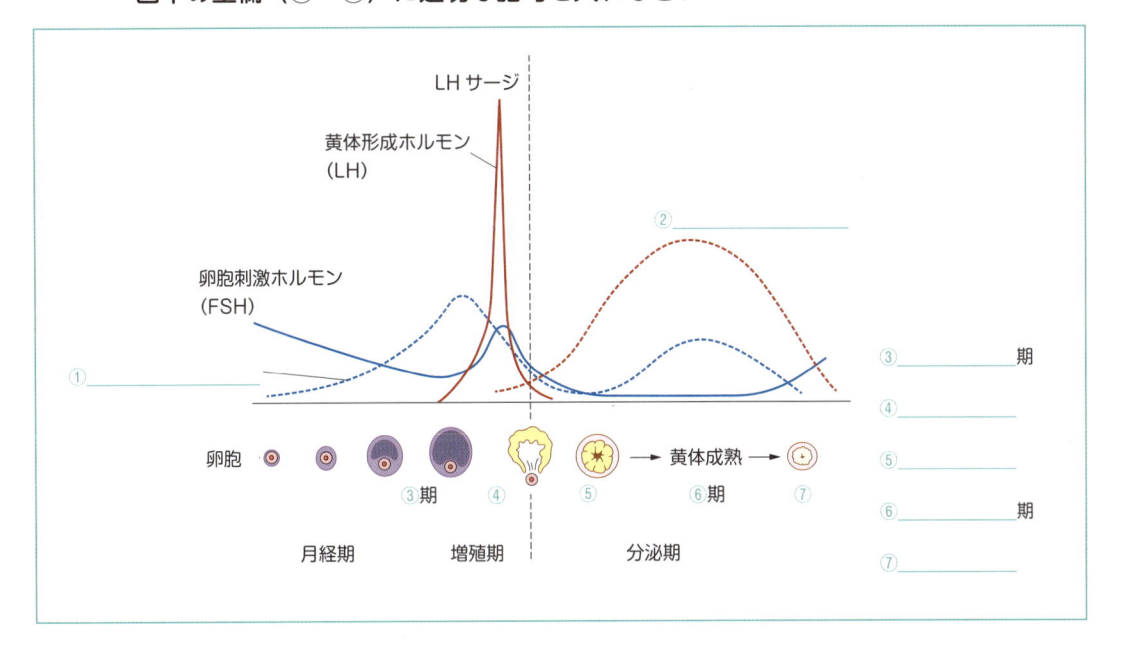

- LH サージ
- 黄体形成ホルモン（LH）
- 卵胞刺激ホルモン（FSH）
- 卵胞
- 月経期
- 増殖期
- 分泌期

① _____
② _____
③ _____ 期
④ _____
⑤ _____
⑥ _____ 期
⑦ _____

問15 女性性周期―卵巣周期と子宮内膜周期の関係

図中の空欄（①〜⑤）に適切な語句を入れなさい

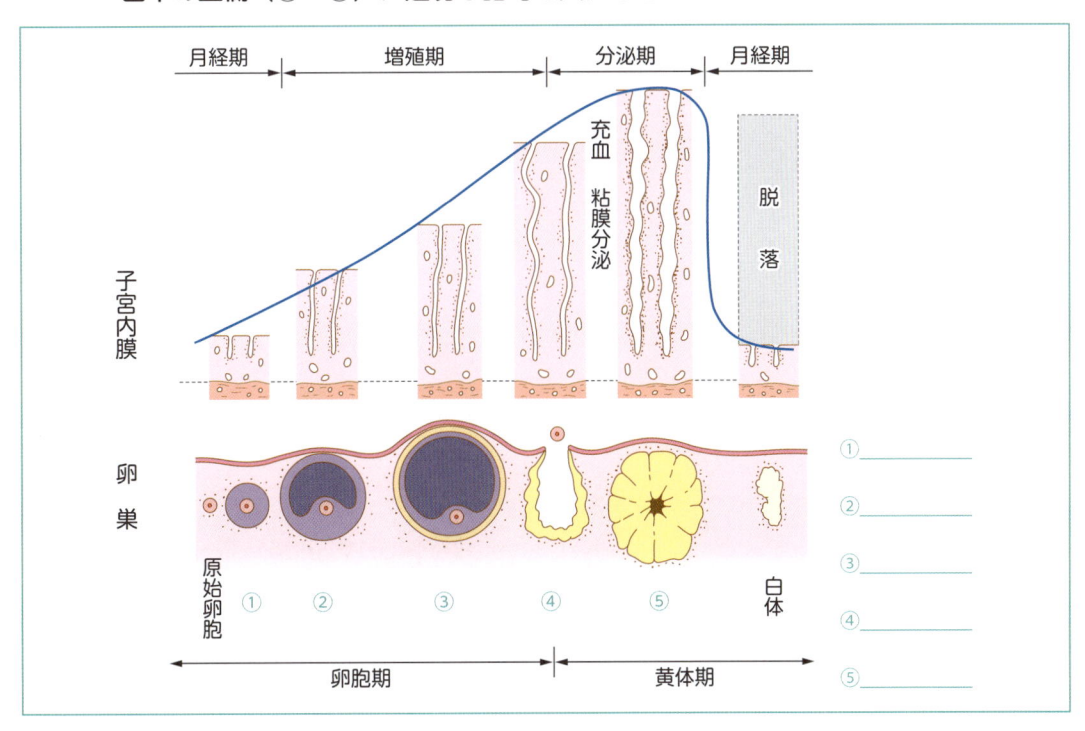

- 月経期／増殖期／分泌期／月経期
- 充血　粘膜分泌　脱落
- 子宮内膜
- 卵巣
- 原始卵胞　①　②　③　④　⑤　白体
- 卵胞期　黄体期

① _____
② _____
③ _____
④ _____
⑤ _____

145

○×確認問題

□□ 1　精嚢は、精子を貯蔵する場所である。
□□ 2　通常の生殖において、受精が起こるのは卵巣である。
□□ 3　黄体ホルモン（プロゲステロン）には、排卵を抑制する働きがある。
□□ 4　子宮は骨盤内にあり、上方を子宮頸、下方を子宮底といい、その一部は腟内に突出している。
□□ 5　腟内に射精された精子は、子宮体部で卵子に受精し、着床する。
□□ 6　成熟女性では、通常4週間に1度排卵が行われる。
□□ 7　通常、排卵は左右の卵巣から交互に1個ずつ起こる。
□□ 8　卵巣は卵管と直接つながっている。
□□ 9　排卵後の卵胞は、黄体に変わる。
□□ 10　正常胎児は受精後、約40週で分娩される。
□□ 11　前立腺は男性に特有の器官である。
□□ 12　直腸子宮窩は、ダグラス窩とよばれている。
□□ 13　子宮は膀胱の前方に位置している。
□□ 14　子宮底から外側に走る1対の管を子宮円索という。
□□ 15　精管は、精巣上体管に続き尿道に開く管である。
□□ 16　射精管と尿道起始部は、前立腺内を貫く。
□□ 17　精子は、精巣上体でつくられる。
□□ 18　子宮内膜の分泌活動を高め、受精卵の着床を容易にするのは卵胞ホルモン（エストロゲン）である。
□□ 19　成熟卵胞が破れて、卵子が飛び出すことを排卵という。

note

実 践 問 題

☐☐ **8-01** 次のうち正しいのはどれか

   a 卵巣は子宮円索によって子宮につながれている。
   b 子宮は膀胱の前方に位置している。
   c ダグラス窩とは直腸子宮窩のことである。
   d 卵巣の皮質中には、卵胞が散在している。

1　a・b　　2　a・d　　3　b・c　　4　c・d

［　　］

☐☐ **8-02** 次のうち誤っているのはどれか
1　卵管の子宮に近い部分を卵管峡部（きょうぶ）という。
2　卵子は卵管を通過し子宮内に入り、通常は子宮内にて受精する。
3　卵管の先端は漏斗となり、その外周縁は卵管采とよばれる。
4　卵管腹腔口は腹腔に開口している。

［　　］

☐☐ **8-03** 次のうち正しいのはどれか
1　子宮は骨盤腔内にあり、その上方を子宮頸、下方を子宮底という。
2　子宮の正常位は、前傾し、体と頸の間で後屈している。
3　子宮の位置の固定は子宮広間膜と子宮円索にて行われている。
4　子宮腔は二等辺三角形状で、下方の先端が外子宮口として腟に開口する。

［　　］

☐☐ **8-04** 次のうち正しいのはどれか

   a 腟口後方両側には尿道球腺があり、粘膜を腟口に分泌する。
   b 腟前庭には、腟口と外尿道口が開口している。
   c 精管は鼡径管内を通って、腹腔内に入り膀胱の後ろで精管膨大部となる。
   d 精巣は、卵巣と卵管の関係と同様に、精管と直接つながれてはいない。

1　a・b　　2　a・d　　3　b・c　　4　c・d

［　　］

実践問題

☐☐ **8-05** 次のうち正しいのはどれか
1 精子は精巣内の曲精細管内で産生される。
2 精管膨大部は射精管となり、前立腺に開いている。
3 前立腺は、腹側の尿道海綿体の後端の尿道球に密接している。
4 尿道球腺の導管は、前立腺の導管と合流して尿道に開口する。

[　　]

☐☐ **8-06** 次のうち<u>誤っている</u>のはどれか
1 黄体ホルモン（プロゲステロン）には排卵を抑制する働きがある。
2 成熟卵胞が破れて、成熟した卵子が飛び出すことを排卵という。
3 排卵後、卵胞はすぐさま消失する。
4 排卵された卵子が卵管膨大部で精子と接合し、最初の体細胞ができることを受精という。

[　　]

☐☐ **8-07** 次のうち<u>誤っている</u>のはどれか

> a 卵巣の機能は卵子の産生のみである。
> b 卵巣ホルモンには卵胞ホルモンと黄体形成ホルモンとがある。
> c 卵胞ホルモン（エストロゲン）にはエストラジオール、エストロン、エストリオールの3種がある。
> d エストロゲンには、2次性徴の発現、卵胞の発育、卵管の運動促進、子宮内膜の増殖肥厚（ひこう）などの作用がある。

1 a・b　　2 a・d　　3 b・c　　4 c・d

[　　]

☐☐ **8-08** 女性の生殖機能について正しいのはどれか
1 子宮内膜は排卵後に増殖期となる。
2 黄体期の基礎体温は低温期となる。
3 エストロゲンは卵巣から分泌される。
4 排卵された卵子の受精能は約72時間である。

[　　]

148

実 践 問 題

☐☐ 8-09 **更年期女性の特徴はどれか。2つ選べ**
1 平均閉経年齢は55歳である。
2 性腺刺激ホルモンの分泌は減少する。
3 プロゲステロンの低下によって骨量が減少する。
4 閉経後は高脂血症（脂質異常症）の発症が増加する。
5 更年期症状の出現には社会的・心理的要因が影響する。

[　　]

☐☐ 8-10 **次の文の（　　）内に共通して入る用語で適切なのはどれか**
　発生初期に腹腔で生じた（　　）は、胎生後期に腹膜に沿って陰嚢内に下降する。下降が完了せず、腹腔内や鼠径部に留まることがある。これを停留（　　）という。
1 前立腺
2 精巣上体
3 精索
4 精巣

[　　]

☐☐ 8-11 **成人男性の直腸診で腹側に鶏卵大の臓器を触れた。この臓器はどれか**
1 副腎
2 膀胱
3 精巣
4 前立腺

[　　]

実践問題

8-12 図は性周期におけるホルモンの変化を示す。基礎体温を上昇させるのはどれか
1 ア
2 イ
3 ウ
4 エ

[　　]

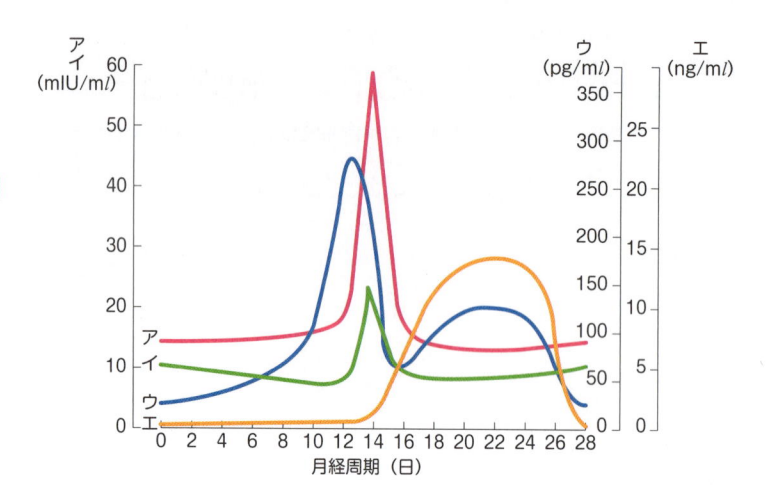

8-13 妊娠の成立で正しいのはどれか
1 精子の受精能力は射精後12時間である。
2 卵子の受精能力は排卵後48時間である。
3 受精は卵管膨大部で起こる。
4 受精後24時間で着床する。

[　　]

note

9 内分泌系

問01 ホルモン

次の文章中の空欄に適切な語句を入れなさい

❶ ホルモンは、特定の臓器（①＿＿＿＿）において微量に②＿＿＿＿される特殊な③＿＿＿＿物質で、目的とする組織または器官の働きの調節に関与している。

❷ 各ホルモンは、ホルモンの作用の対象となる特定の器官である④＿＿＿＿器官、その器官を構成する特定のホルモンに対する感受性をもっている⑤＿＿＿＿細胞にしか作用しない。

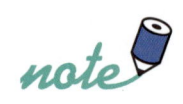

問02 内分泌腺の分布

図中の空欄（①～⑨）に適切な内分泌腺の種類を入れなさい

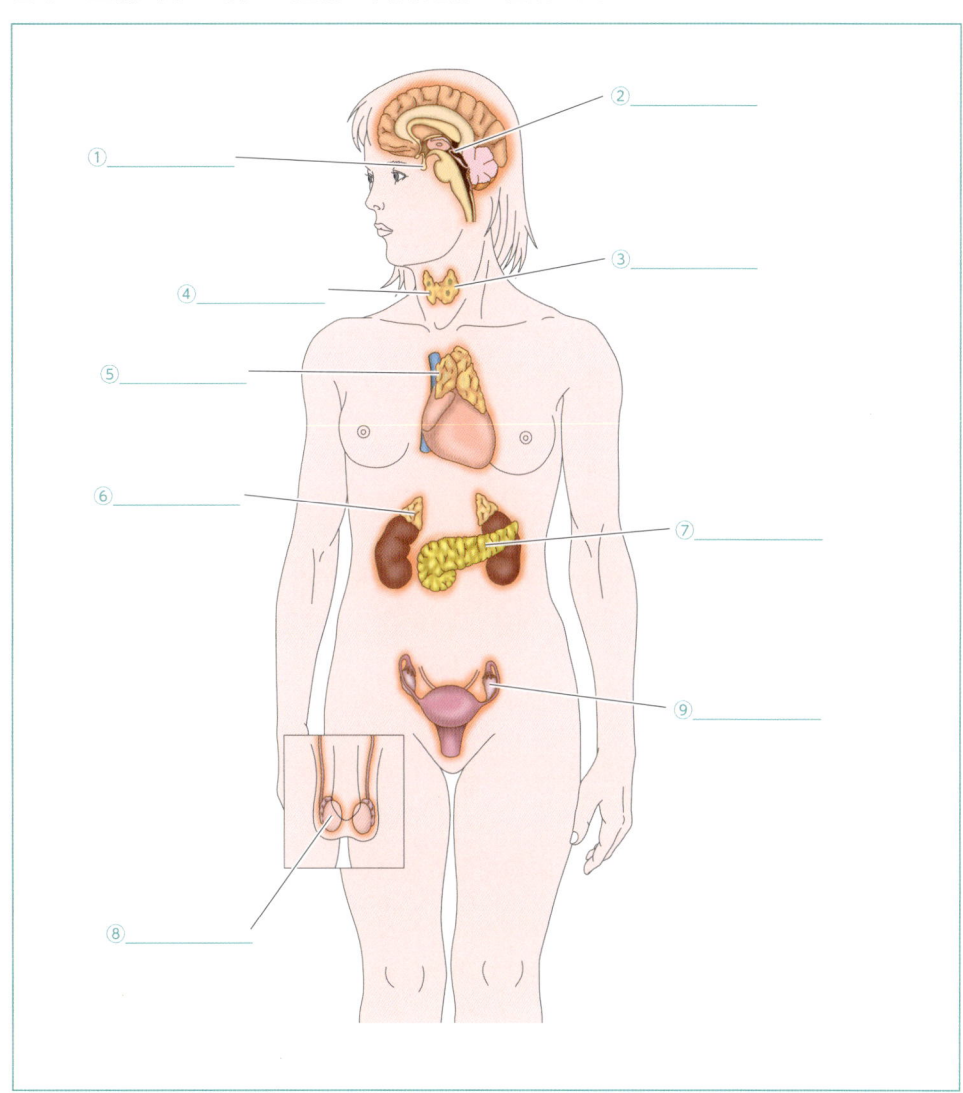

① _____
② _____
③ _____
④ _____
⑤ _____
⑥ _____
⑦ _____
⑧ _____
⑨ _____

note

問03 下垂体

次の文章中の空欄に適切な語句を入れなさい

下垂体前葉

① _____ ホルモン（GH）

② _____ ホルモン（TSH）

③ _____ ホルモン（ACTH）

④ _____ ホルモン（MSH）

⑤ _____ （PRL、乳腺刺激ホルモン）

性腺刺激ホルモン：女性—⑥ _____ ホルモン（FSH）

（男性—⑦ _____ ホルモンが相当）

女性—⑧ _____ ホルモン（LH）

（男性—⑨ _____ ホルモンが相当）

下垂体後葉

⑩ _____ （ADH、抗利尿ホルモン）

⑪ _____

問04 甲状腺と上皮小体

次の文章中の空欄に適切な語句を入れなさい

甲状腺の濾胞細胞より① _____ （T₄）と② _____ （T₃）が分泌される。傍濾胞細胞より分泌される③ _____ がある。上皮小体ホルモンには④ _____ （PTH）がある。

問05 膵 臓

次の文章中の空欄に適切な語句を入れなさい

ランゲルハンス島（膵島）はおよそ100万個ほどと算出され、膵尾に多い。島の中の細胞は、① _____ を分泌するA（α）細胞、② _____ を分泌するB（β）細胞、③ _____ を分泌するD（δ）細胞の3種に区別される。

問06 副腎

次の文章中の空欄に適切な語句を入れなさい

❶ 副腎皮質ホルモンには、電解質（鉱質）コルチコイドの① _____ 、デオキシコルチコステロン、糖質コルチコイドである② _____ 、③ _____ そして④ _____ などがある。

❷ 副腎髄質ホルモンには⑤ _____ 、⑥ _____ がある。

問07 性腺

次の文章中の空欄に適切な語句を入れなさい

性腺ホルモンには、男性ホルモンである① _____ 、女性ホルモンでは卵胞ホルモンの② _____ 、黄体ホルモンの③ _____ がある。

問08 各分泌腺から分泌されるホルモンの略語

次の略語の正しい名称を入れなさい

GH　　＝① _____
TSH　 ＝② _____
ACTH ＝③ _____
FSH　 ＝④ _____
LH　　＝⑤ _____
ADH　 ＝⑥ _____
MSH　 ＝⑦ _____
T4　　＝⑧ _____
T3　　＝⑨ _____
PTH　 ＝⑩ _____
PRL　 ＝⑪ _____

第9章　内分泌系

問09 下垂体より分泌されるホルモン

次の文章中の空欄に適切な語句を入れなさい

❶ 成長ホルモンには、骨端の① _____ 形成促進、② _____ 合成の促進、③ _____ 値の上昇、④ _____ の遊離などの作用がある。

❷ 成長ホルモンが過剰に分泌されると、⑤ _____ 症（成長期）・⑥ _____ 症（成人）に、成長ホルモンが不足すると、⑦ _____ 症（小児）となる。

❸ ⑧ _____ 症（シモンズ病）は、下垂体⑨ _____ の機能が全般的に低下した状態である。著明なるいそう（やせ）、⑩ _____ の乾燥、⑪ _____ の発育不全、⑫ _____ などの主徴候がみられる。

❹ 卵胞刺激ホルモンは、女性では⑬ _____ の成長を刺激する。男性では⑭ _____ の形成を刺激する。

❺ 黄体形成ホルモンは、女性では⑮ _____ の誘起と⑯ _____ の黄体化を、男性では⑰ _____ を分泌促進する。

❻ オキシトシンは子宮の収縮促進、⑱ _____ の放出を促進する。
⑲ _____ （ADH、抗利尿ホルモン）は尿量を調節し、血圧を上昇させる作用をもつ。

❼ 下垂体後葉ホルモンが欠乏すると、⑳ _____ 症となる。

問10 甲状腺より分泌されるホルモン

次の文章中の空欄に適切な語句を入れなさい

❶ 甲状腺ホルモンは、① _____ 代謝、② _____ 代謝、③ _____ 代謝、脂質代謝への作用などの働きがある。

❷ サイロキシンが過剰分泌すると④ _____ 病、欠乏すると⑤ _____ 水腫、⑥ _____ 症などの異常が起こる。

❸ サイロキシンの分泌異常で起こる④病は、⑦ _____ 腫と⑧ _____ 突出を特徴とし、⑤水腫では⑨ _____ 性脱毛、⑩ _____ ・蒼白、皮膚乾燥、舌肥大が、⑥病では⑪ _____ 症、⑫ _____ の遅れ、大きく突き出た舌と太鼓腹が特徴である。

❹ 甲状腺から分泌されるカルシウム代謝に関係したホルモンである⑬ _____ は血中カルシウム濃度調節に働き、⑭ _____ ホルモンと反対の作用をもつ。

問11 上皮小体より分泌されるホルモン

次の文章中の空欄に適切な語句を入れなさい

上皮小体より分泌されるホルモンである① _____（PTH）は、血中② _____ 濃度を調節する働きをもち、欠乏すると③ _____ を起こす。

問12 膵臓（ランゲルハンス島）より分泌されるホルモン

次の文章中の空欄に適切な語句を入れなさい

❶ インスリンには、① _____ 代謝、② _____ 代謝、③ _____ 代謝の働きがある。

❷ インスリンが欠乏すると、④ _____ 病を引き起こし、過多になると⑤ _____ 症を引き起こす。

❸ 糖尿病で考えられる特徴的病態は次のとおりである。
⑥ _____

問13 副腎より分泌されるホルモン

次の文章中の空欄に適切な語句を入れなさい

❶ 副腎皮質ホルモンの働きとして糖質コルチコイドには、① _____ の促進（ブドウ糖合成）、② _____ 作用、中枢神経系に対する作用がある。電解質（鉱質）コルチコイドには、③ _____ 代謝の調節、④ _____ 再吸収促進、⑤ _____ 排泄増加の作用がある。

❷ 副腎皮質ホルモンが過剰に分泌されると、⑥ _____ 症候群、⑦ _____ 症、副腎性器症候群（先天性副腎皮質過形成症）が起こり、欠乏すると⑧ _____ 病になる。

問14 性腺より分泌されるホルモン

次の文章中の空欄に適切な語句を入れなさい

❶エストロゲンには、成長期の女性①＿＿＿＿の発育促進、成熟女性の②＿＿＿＿の維持などの作用がある。

❷プロゲステロンには、受精卵の③＿＿＿＿の成立と④＿＿＿＿の維持、⑤＿＿＿＿抑制などの作用がある。

❸アンドロゲンには、第⑥＿＿＿＿の発現促進、⑦＿＿＿＿作用（合成の促進）、⑧＿＿＿＿形成などの作用がある。

問15 消化管より分泌されるホルモン

次の文章中の空欄に適切な語句を入れなさい

❶ガストリンの作用には次のようなものがある。①＿＿＿＿や②＿＿＿＿の分泌の促進、③＿＿＿＿の成長促進、④＿＿＿＿の促進、下部食道括約筋の収縮、⑤＿＿＿＿括約筋、オッディ括約筋、回盲部括約筋の弛緩。

❷セクレチンの作用には次のようなものがある。重炭酸塩に富む⑥＿＿＿＿液の大量分泌、⑦＿＿＿＿による膵酵素分泌作用の促進、⑧＿＿＿＿の分泌抑制、⑨＿＿＿＿の分泌促進、幽門括約筋の収縮。

❸コレシストキニンの作用には次のようなものがある。⑩＿＿＿＿の収縮、オッディ括約筋の弛緩、⑪＿＿＿＿の分泌促進、⑫＿＿＿＿作用の増強、ガストリンの作用に軽度拮抗、⑬＿＿＿＿括約筋の収縮。

❹胃抑制ペプチド（GIP）には、⑭＿＿＿＿の分泌抑制、胃運動の抑制、⑮＿＿＿＿の分泌促進等の作用がある。

❺血管作用性小腸ペプチド（VIP）には、膵臓と小腸からの⑯＿＿＿＿液分泌の促進、肝循環、末梢循環に作用し⑰＿＿＿＿の拡張、⑱＿＿＿＿の分泌抑制、⑲＿＿＿＿括約筋の弛緩、唾液腺の分泌促進の作用がある。

❻消化管に広く散在しているEC細胞から分泌される⑳＿＿＿＿は、胃腸管の運動とペプシノゲンの分泌を促進する。

❼胃や小腸の粘膜、および膵臓のD細胞から分泌される㉑＿＿＿＿は、ガストリン、セクレチン、VIP、GIP、モチリンなどのホルモンの分泌を抑制する。

158

○×確認問題

- □□ 1 膵臓は内分泌腺であって、外分泌腺ではない。
- □□ 2 血中カルシウム濃度が著しく低下するとテタニーが起こる。
- □□ 3 下垂体前葉ホルモンの分泌様式は、神経分泌とよばれる。
- □□ 4 ノルアドレナリンの作用は、主に小動脈の収縮による血圧上昇作用である。
- □□ 5 黄体ホルモン（プロゲステロン）には、排卵を抑制する働きがある。
- □□ 6 内分泌腺は導管をもたず、ホルモンは直接血行にて運ばれ、標的器官に作用する。
- □□ 7 下垂体成長ホルモンの分泌過剰が思春期以前に起こると巨人症が、以後では末端肥大症（巨端症）をまねく。
- □□ 8 甲状腺の機能が亢進すると頻脈・体温上昇・眼球突出が起こる。これをバセドウ病の3主徴という。
- □□ 9 胸腺は年齢とともに機能が増大し、成人になっても萎縮するようなことはない。
- □□ 10 血糖値を低下させる作用のホルモンとしては、グルカゴンがある。
- □□ 11 下垂体は、間脳から下方に向かって突出している内分泌腺である。
- □□ 12 下垂体には、下垂体門脈系とよばれる特殊な血管系がある。
- □□ 13 血液中のカルシウムの濃度が減少すると、副甲状腺（上皮小体）からの副甲状腺ホルモンの分泌は増加する。
- □□ 14 血糖が上昇すると、膵臓のランゲルハンス島からのインスリンの分泌は減少する。
- □□ 15 抗炎症性副腎皮質ホルモン剤を大量に投与すると、下垂体前葉からの副腎皮質刺激ホルモン（ACTH）の分泌は増加する。
- □□ 16 副腎髄質から分泌されるノルアドレナリンは、血管を拡張し、血圧低下をもたらす。
- □□ 17 下垂体後葉からは、バソプレシン（抗利尿ホルモン）が分泌され、尿量を調節する。
- □□ 18 黄体ホルモンは、子宮粘膜に作用し、受精卵の着床を容易にする。
- □□ 19 アルドステロンは、糖質コルチコイドとよばれるものに属する。
- □□ 20 カルシトニンは、上皮小体（副甲状腺）から分泌され、血中のカルシウム濃度を上昇させる働きがある。
- □□ 21 サイロキシンは、甲状腺から分泌され、物質代謝を促進する。
- □□ 22 コルチゾールは蛋白質から、糖新生を促す作用がある。

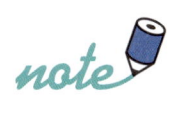

note

実践問題

9-01 次のうち誤っているのはどれか

a 膵臓は内分泌腺であって、外分泌腺ではない。
b 胸腺は年齢とともに機能が拡大し、成人になっても萎縮するようなことはない。
c 内分泌腺は導管をもたず、分泌されるホルモンは血液にて運ばれ、標的器官に作用する。
d 副腎は皮質と髄質からなり、分泌するホルモンは異なる。

1　a・b　　2　a・d　　3　b・c　　4　c・d

[　　]

9-02 下垂体について誤っているのはどれか

1　下垂体は間脳から下方に向かって突出している内分泌腺である。
2　下垂体前葉ホルモンの分泌様式は、神経分泌とよばれる。
3　下垂体には、下垂体門脈系とよばれる特殊な血管系がある。
4　下垂体には蝶形骨トルコ鞍の中央、下垂体窩に入り込んでいる。

[　　]

9-03 下垂体前葉ホルモンの作用のうち誤っているのはどれか

1　成長を促進する。
2　甲状腺ホルモンの分泌を促進する。
3　腎臓での水分の再吸収を促進する。
4　性ホルモンの産生を刺激する。

[　　]

実践問題

☐☐ **9-04** 次のうち正しいのはどれか

> a 副甲状腺（上皮小体）から分泌されるプロラクチンは、カルシウムの排泄を促進する。
> b 甲状腺ホルモンは濾胞細胞で生成される。
> c サイロキシンは甲状腺から分泌され物質代謝を促進し、過剰に分泌されると基礎代謝率が上昇する。
> d 副腎皮質から分泌されるアンギオテンシンは、カリウムの再吸収を促進する。

1 a・b　　2 a・d　　3 b・c　　4 c・d

[　　]

☐☐ **9-05** 次のうち正しいのはどれか
1 アルドステロンは、糖質コルチコイドとよばれるものに属する。
2 カルシトニンは、電解質（鉱質）コルチコイドとよばれるものに属する。
3 オキシトシンは、下垂体後葉ホルモンである。
4 パラソルモンは、甲状腺ホルモンである。

[　　]

☐☐ **9-06** 次のうち**誤っている**のはどれか
1 ソマトスタチンはグルカゴンなどと同様に、膵臓から分泌される。
2 バソプレシン（ADH）は、下垂体後葉から分泌される。
3 コルチコステロンは、電解質（鉱質）コルチコイドとよばれるものに属する。
4 アドレナリンとノルアドレナリンは、副腎髄質ホルモンに含まれる。

[　　]

☐☐ **9-07** 次のうち正しいのはどれか

> a バソプレシン（ADH）は抗利尿作用をもち、その分泌は血液の浸透圧上昇によって亢進する。
> b ガストリンは、胃粘膜の傍（壁）細胞に作用して、胃酸の分泌を促進する。
> c カルシトニンは血中のカルシウム濃度を上昇させる作用である。
> d グルカゴンは、血中のブドウ糖濃度を低下させる作用がある。

1 a・b　　2 a・d　　3 b・c　　4 c・d

[　　]

実践問題

☐☐ **9-08** 次のうち**誤っている**のはどれか
1 セクレチンは重炭酸塩に富む膵液の分泌を促進する。
2 GIPは胃酸の分泌を促進する。
3 コレシストキニンは胆嚢を収縮し、オッディ括約筋を弛緩し、胆汁を排出させる。
4 モチリンは、ペプシノゲンの分泌を促進する。

[　　]

☐☐ **9-09** ホルモンとその標的器官（または組織）および作用について正しい組合わせはどれか

a	LH（黄体ホルモン）	── 精巣（睾丸）	──	テストステロン生成促進
b	オキシトシン	── 心臓	──	平滑筋収縮促進
c	インスリン	── 肝臓	──	グリコーゲンから糖生成促進
d	アルドステロン	── 腎尿細管	──	ナトリウム再吸収促進

1　a・b　　2　a・d　　3　b・c　　4　c・d

[　　]

☐☐ **9-10** 次のうち**誤っている**のはどれか
1 下垂体前葉ホルモンであるGHは、成長期に骨端での軟骨形成を促進する。
2 卵胞刺激ホルモン（FSH）は、エストロゲンの合成と分泌を促す。
3 PTH（パラソルモン）は、血中のカルシウム濃度を低下させる作用がある。
4 インスリンは血中のブドウ糖濃度を低下させる作用がある。

[　　]

☐☐ **9-11** 副腎皮質ステロイドについて**誤っている**のはどれか
1 副腎皮質刺激ホルモン（ACTH）は、副腎皮質の肥大と副腎皮質ホルモンの分泌を促進する。
2 体内にコルチゾルが増加すると下垂体からのACTHの分泌は促進される。
3 副腎皮質でも男性ホルモン様作用の強いステロイドが生成されている。
4 アルドステロンは、電解質（鉱質）コルチコイドとよばれ、電解質代謝の調節に作用する。

[　　]

実践問題

9-12 次のうち正しいのはどれか

> a　副腎皮質ホルモン剤の長期使用で副腎皮質の萎縮が起こるのは、下垂体からの副腎皮質刺激ホルモン分泌が抑制されるためである。
> b　コルチゾルは蛋白質からの糖新生を促す作用がある。
> c　副腎髄質から分泌されるとアルドステロンはナトリウムの排泄を促進する。
> d　血液の浸透圧が低下すると、下垂体後葉からの抗利尿ホルモン（ADH）の分泌は増加する。

1　a・b　　2　a・d　　3　b・c　　4　c・d

[　　　]

9-13 ホルモン分泌について正しいのはどれか

1. 血糖が上昇すると、ランゲルハンス島からのインスリンの分泌は減少する。
2. 抗炎症性副腎皮質ホルモン剤を大量投与すると、下垂体前葉からの副腎皮質刺激ホルモン（ACTH）の分泌は増加する。
3. 血液中のカルシウムの濃度が減少すると、上皮小体（副甲状腺）からのPTH（パラソルモン）の分泌は増加する。
4. 血中の甲状腺ホルモンが低下すると、下垂体からの甲状腺刺激ホルモン分泌が抑制される。

[　　　]

9-14 次のうち誤っているのはどれか

1. アルドステロンには、体液貯留、ナトリウム貯留などをきたす作用がある。
2. 甲状腺ホルモンであるサイロキシンの分泌過多の場合、糖尿病になる。
3. ノルアドレナリンは末梢血管を収縮させて、血圧を上昇させる。
4. プロゲステロンは、排卵後に形成される黄体から分泌され、受精卵の着床のため増殖した子宮内膜を維持する作用をもつ。

[　　　]

実践問題

☐☐ **9-15** 次のうち誤っているのはどれか

> a 下垂体前葉ホルモンである成長ホルモンは、分泌過多のとき巨人症になり、子どものときに不足すると小人症となる。
> b サイロキシンの分泌が低下するとクレチン症となる。
> c 下垂体前葉ホルモンが欠乏すると、尿崩症となる。
> d カルシトニンが欠乏するとテタニーになる。

1　a・b　　2　a・d　　3　b・c　　4　c・d

[　　　]

☐☐ **9-16** 次のうち誤っているのはどれか
1　インスリンの分泌が低下すると、低血糖症になる。
2　副腎皮質ホルモンの分泌過剰では、クッシング症候群やアルドステロン症などが起こる。
3　アンドロゲンには、男性の2次性徴の発現促進や精子形成作用がある。
4　副腎皮質ホルモンの分泌低下では、皮膚の色素沈着や低血圧などをきたすアジソン病となる。

[　　　]

☐☐ **9-17** 血圧が低下しても分泌が亢進しないホルモンはどれか
1　レニン
2　抗利尿ホルモン
3　甲状腺ホルモン
4　副腎髄質ホルモン

[　　　]

☐☐ **9-18** 食欲を促進するのはどれか
1　温熱環境
2　胃壁の伸展
3　レプチンの分泌
4　血中遊離脂肪酸の上昇

[　　　]

実践問題

9-19 ホルモンとその作用の組合せで正しいのはどれか
1. 成長ホルモン————————血糖値の上昇
2. バソプレシン————————尿量の増加
3. コルチゾール————————血中カリウム値の上昇
4. アンジオテンシンⅡ————血管の拡張

[　　　]

9-20 塩辛いものを多く摂取したときに分泌活動が亢進する内分泌器官はどれか
1. ア
2. イ
3. ウ
4. エ

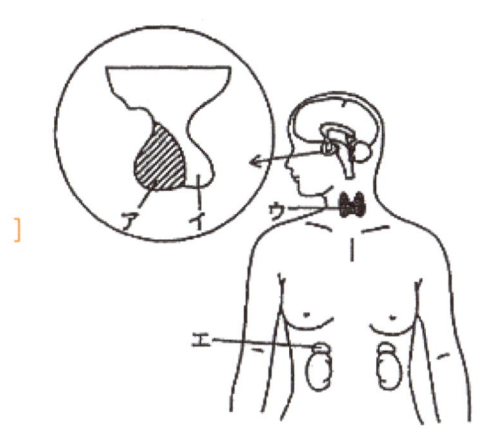

[　　　]

9-21 血糖上昇作用があるのはどれか
1. カルシトニン
2. プロラクチン
3. バソプレシン
4. アドレナリン

[　　　]

9-22 血中ホルモンの異常と所見との組合せで正しいのはどれか
1. コルチゾール低値————————満月様顔貌
2. サイロキシン（T$_4$）低値————多汗
3. インスリン高値————————多尿
4. パラソルモン（PTH）高値————尿路結石

[　　　]

実 践 問 題

☐☐ **9-23** 状態とそれによって分泌が促進されるホルモンの組合せで正しいのはどれか

1　血糖値上昇──────────成長ホルモン
2　血清カルシウム値低下──────カルシトニン
3　ヨード摂取過剰────────甲状腺ホルモン
4　ナトリウム摂取不足──────アルドステロン

[　　　]

☐☐ **9-24** 抗利尿ホルモン（ADH）について正しいのはどれか

1　尿細管における水分の再吸収を抑制する。
2　血漿浸透圧によって分泌が調節される。
3　飲酒によって分泌が増加する。
4　下垂体前葉から分泌される。

[　　　]

☐☐ **9-25** 脂肪の合成を促進するのはどれか

1　インスリン
2　グルカゴン
3　アドレナリン
4　テストステロン

[　　　]

☐☐ **9-26** 精子の形成を促すのはどれか

1　黄体形成ホルモン
2　卵胞刺激ホルモン
3　プロラクチン
4　成長ホルモン

[　　　]

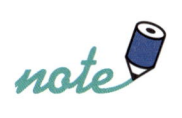

note

10 神経系

問01 ニューロン

次の文章中の空欄に適切な語句を入れなさい

①_____（神経元）は、②_____突起、③_____（厳密には神経細胞体）、④_____突起または⑤_____突起（軸索）からなる1つの単位である。

問02 神経系の発生と脳室

図を参考に、次の文章中の空欄に適切な語句を入れなさい

❶ 神経系は、①_____由来の器官である。胎生3週の初期の胚（胎児）の背部外胚葉が肥厚して②_____となり、正中線に沿って③_____をつくり、胎生1か月の終わりころには体内に埋もれて④_____管となる。

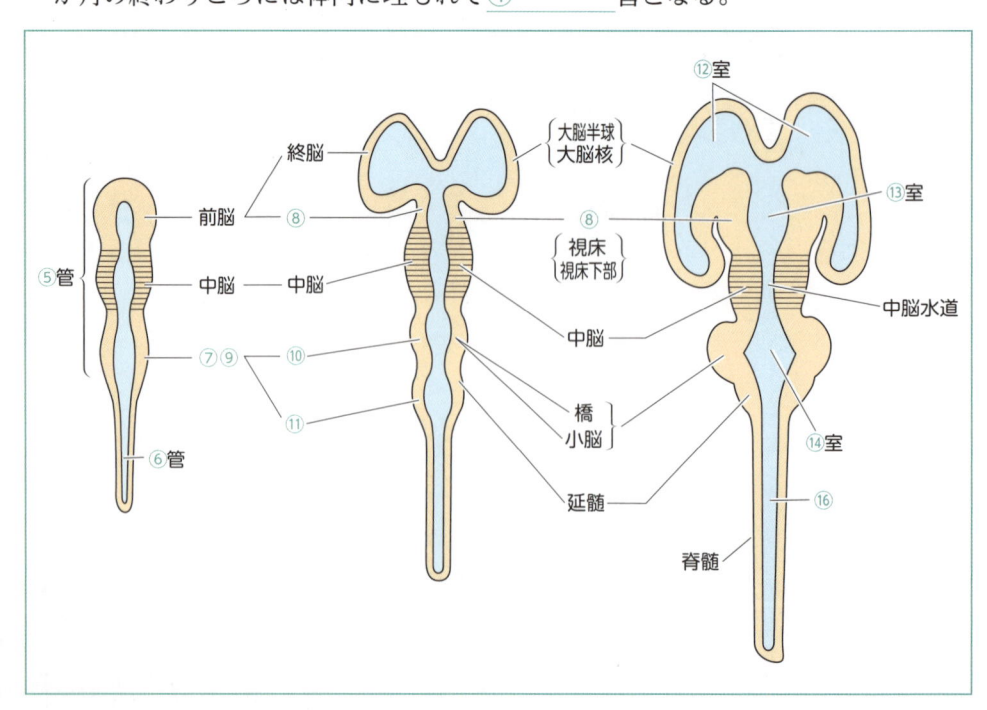

❷ 神経管は頭方部の⑤_____管と、尾方部の⑥_____管よりなる。脳管は、前脳・中脳、⑦_____の3つの膨らみからなり、胎生7か月には、前脳は終脳と⑧_____、中脳はそのまま、⑨_____は⑩_____（橋・小脳）と⑪_____（延髄）に分化する。

❸ 脳室は、左右の大脳半球にそれぞれ⑫_____室が、間脳には⑬_____室が、中脳には中脳水道が、橋と延髄と小脳には⑭_____室がある。側脳室と第三脳室は⑮_____で、第三脳室と第四脳室は中脳にある中脳水道で連絡しており、さらに第四脳室より下は脊髄の⑯_____に続き、中心管の下端は終室に終わっている。

❹ 第四脳室にはクモ膜下腔への出口となる3つの口、左・右の⑰_____（ルシュカ孔）、⑱_____（マジャンディ孔）がある。

問03 髄　膜

次の文章中の空欄に適切な語句を入れなさい

❶ 脳および脊髄を包む被膜を①_____膜といい、3枚からなる。最外層の骨に付着しているものを②_____膜、中層のものを③_____膜、最内層の脳・脊髄に密着しているものを④_____膜という。

❷ 内外2葉からなる⑤_____膜は、外葉は骨膜を兼ねている。内葉は脳を外形に沿って包み、左右の大脳半球の間に入り込み⑥_____、終脳と小脳の間に入り込み⑦_____、左右の小脳半球の間に入り込み⑧_____となる。内・外2葉は、肉眼的には1枚の厚い膜に見えるが、ある部位では離開して⑨_____洞をつくる。

❸ 脳クモ膜と脳軟膜の間は⑩_____とよばれ⑪_____液（リコール）が入っている。脳の頂上付近の脳クモ膜から多数の小突起（⑫_____）が静脈洞内（上矢状静脈洞：硬膜静脈洞の一種）に出ており、髄液の一部が静脈洞内に吸収される。

note

問04 脳の髄膜

図中の空欄（①～⑤）に適切な語句を入れなさい

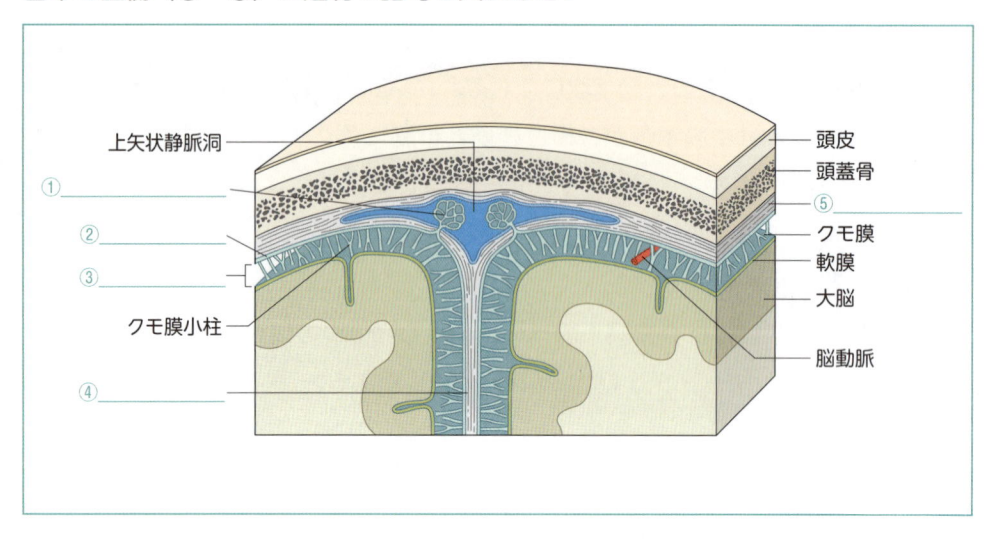

（図中ラベル：上矢状静脈洞、頭皮、頭蓋骨、①、②、③、⑤、クモ膜、軟膜、大脳、クモ膜小柱、脳動脈、④）

問05 脳脊髄液の循環

次は脳脊髄液の循環を示したものである。文章中の空欄に適切な語句を入れなさい

脳室内脈絡叢からの分泌→脳室系（①＿＿＿＿＿と脊髄中心管・終室）→②＿＿＿＿＿の左・右外側口と正中口より→③＿＿＿＿＿→④＿＿＿＿＿にて→上矢状静脈洞内の静脈血中へ注ぐ。

問06 神経の興奮発生と興奮伝導

次の文章中の空欄に適切な語句を入れなさい

❶ 体内のすべての細胞（神経細胞も）の内部は、外部に対し電気的に負になっており、細胞膜を隔てたその電位差を膜電位という。活動していないときの負の膜電位による電位差を①＿＿＿＿＿という。

❷ 細胞（神経細胞、筋細胞、受容器の細胞なども）は活動すると電位変化が起き、その電位差を②＿＿＿＿＿という。②を発生するために外から加えられた要因を③＿＿＿＿＿という。③によって引き起こされた生理的な変化を④＿＿＿＿＿

という。
❸ 刺激で興奮が発生すると、2回目の刺激に対して反応性が低下し興奮しない時期が発生する。これを⑤_____という。
❹ 神経線維はその活動電位の上昇期から下降期のはじめにかけて、刺激に応じない期間があり、これを⑥_____という。その後、強い刺激を加えると不完全な興奮を引き起こすことができる時期があり、これを⑦_____という。
❺ 興奮を起こすのに有効である最も低い刺激の大きさを⑧_____という。
❻ 神経線維（軸索）が、他の神経細胞や筋細胞に接合している接合部を⑨_____という。
❼ 興奮が神経線維の末端に到達すると、⑩_____小胞のなかの伝達物質がシナプス間隙(かんげき)に放出される。放出された伝達物質はシナプス後膜にある、その伝達物質に特有な受容体に⑪_____する。これによってシナプス後膜は局所的な⑫_____を起こす(⑬_____)。そして、伝達物質がたくさん放出され、脱分極が大きくなり閾値(いきち)に達すると、そこに伝導性の⑭_____が発生する。

問07 脊髄

次の文章中の空欄に適切な語句を入れなさい

脊髄は頚髄と腰髄で四肢に神経線維を送るために太くなり（①_____と②_____）、下端はしだいに細く円錐(えんすい)状となり、第1〜③_____腰椎の高さで終わる（④_____）。この尖端から終糸が出て尾骨の背面に付着している。

note

問08 脊髄の構造

図中の空欄（①～⑥）に適切な語句を入れなさい

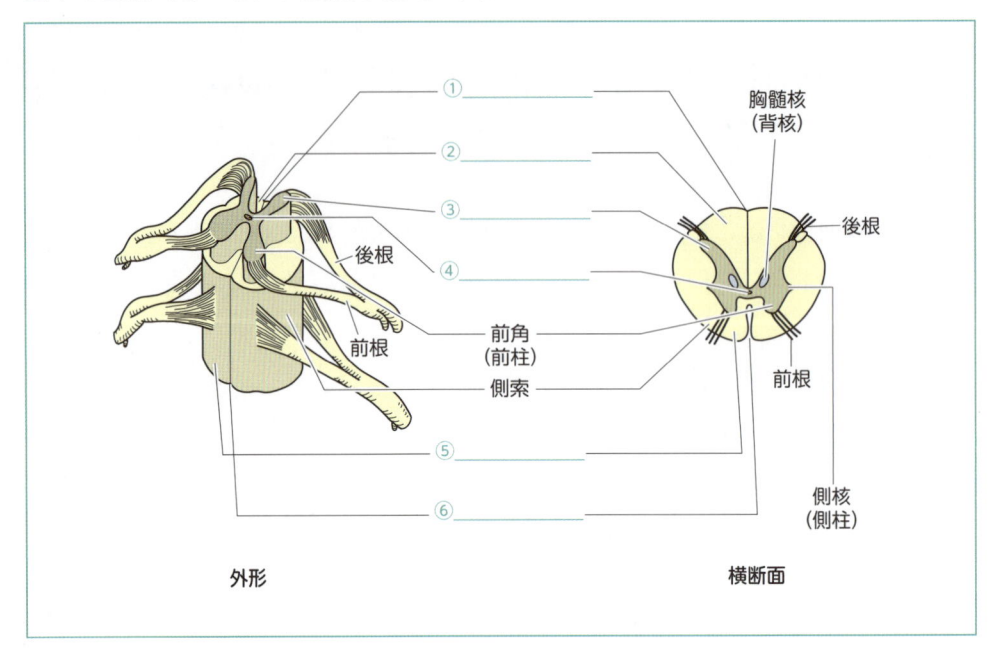

外形　　　横断面

問09 脊髄反射

次の文章中の空欄に適切な語句を入れなさい

❶ 皮膚などに刺激が与えられたとき、屈筋が収縮して刺激から逃避し、危害から逃れるのに役立つこと（防御反射）を① ＿＿＿＿ 反射（屈筋反射、逃避反射〈ひっこめ反射〉）という。

❷ 上・下肢が屈曲反射を行うと、それとともに反対側の上・下肢は伸展する。この伸展反射を② ＿＿＿＿ 伸展反射という。

❸ 求心性神経のついている骨格筋を伸張すると筋紡錘が興奮し、脊髄に伝導され、ただちにその筋に伝達され、その筋が収縮する反射を③ ＿＿＿＿ 反射（筋伸張反射）という。

❹ 大腿四頭筋の腱をハンマーで叩打すると筋が伸張され、反射性筋収縮で下腿が跳ね上がる反射を④ ＿＿＿＿ 反射（$L_2 ～ L_4$）という。

❺ ⑤ ＿＿＿＿（植物性機能）の反射とは、内臓の自律機能や不随意筋に関係する⑥ ＿＿＿＿ 反射で、排便・排尿・勃起・射精・分娩反射（腰髄、仙髄）や瞳孔散大反射、そのほか発汗中枢・血管運動中枢・立毛中枢などがある。

問10 脳

次の文章中の空欄に適切な語句を入れなさい

❶ 成人の脳の平均重量は約①_____gであり、髄膜や髄液で保護され、頭蓋腔のなかにおさまっている。

❷ 脳は左・右大脳半球からなる②_____と、③_____、④_____、⑤_____、⑥_____、⑦_____に区分される。終脳と小脳を除いた部分を⑧_____といい、脊髄、小脳、大脳半球の連結部として働き、生命維持に重要な機能をもち、ここに多くの脳神経の核がある。

❸ 終脳（左・右大脳半球）は⑨_____によって左右の大脳半球に分かれている。大脳縦裂には脳硬膜の一部である大脳鎌が入り、左・右半球を隔てている。

❹ 左右の大脳半球は、内側面で⑩_____により結合している。表層は⑪_____とよばれ灰白質でできている。深部は⑫_____といわれ白質でできている。深部の白質内にも、灰白質塊があり、⑬_____という。大脳半球の内部には⑭_____がある。

❺ 終脳の外形：大脳半球の表面には多くの溝（⑮_____）とその間の膨らみ（⑯_____）がある。とくに深く明瞭な脳溝には、⑰_____溝（ローランド溝）、⑱_____溝（シルビウス溝）、⑲_____溝などがあり、前頭葉、頭頂葉、後頭葉、側頭葉を区分する。

❻ 終脳は⑳_____、㉑_____、㉒_____の3部からなっている。

❼ 嗅脳は大脳半球の底面の内側部にある部分で、嗅覚に関係し、㉓_____・㉔_____・㉕_____からなる。ヒトでは著しく退化していて小さい。嗅球は嗅神経を受ける。

❽ 外套は大脳半球の主体で、㉖_____と㉗_____とからなる。表面は灰白質（神経細胞）で、かなり厚い層をなし大脳皮質といわれる。

❾ 大脳皮質は㉘_____によると6層に細胞構築されている。

第10章 神経系

173

問11 主な脳溝と大脳葉

図中の空欄（①～⑥）に適切な語句を入れなさい

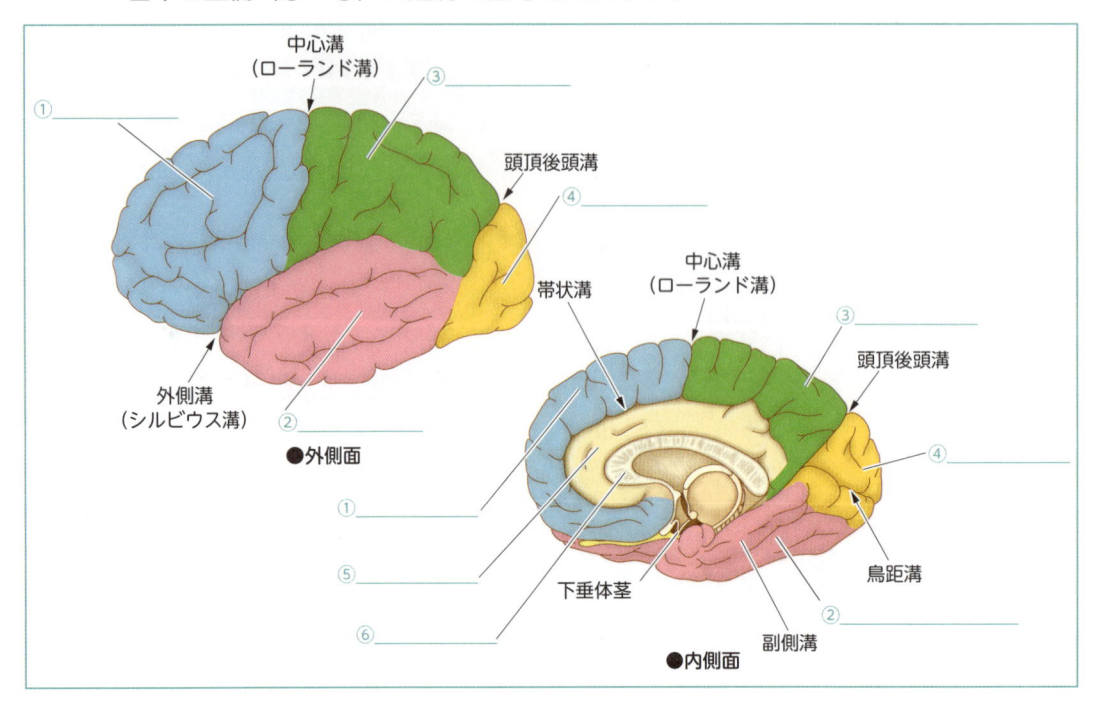

- 中心溝（ローランド溝）
- ③ _____
- 頭頂後頭溝
- ④ _____
- ① _____
- 帯状溝
- 中心溝（ローランド溝）
- ③ _____
- 頭頂後頭溝
- 外側溝（シルビウス溝）
- ② _____
- ●外面
- ④ _____
- 鳥距溝
- ① _____
- ⑤ _____
- ⑥ _____
- 下垂体茎
- ●内側面
- 副側溝
- ② _____

問12 大脳皮質の細胞構築

図はブロードマンによる細胞構築である。図中の空欄（①～⑥）に適切な語句を入れなさい

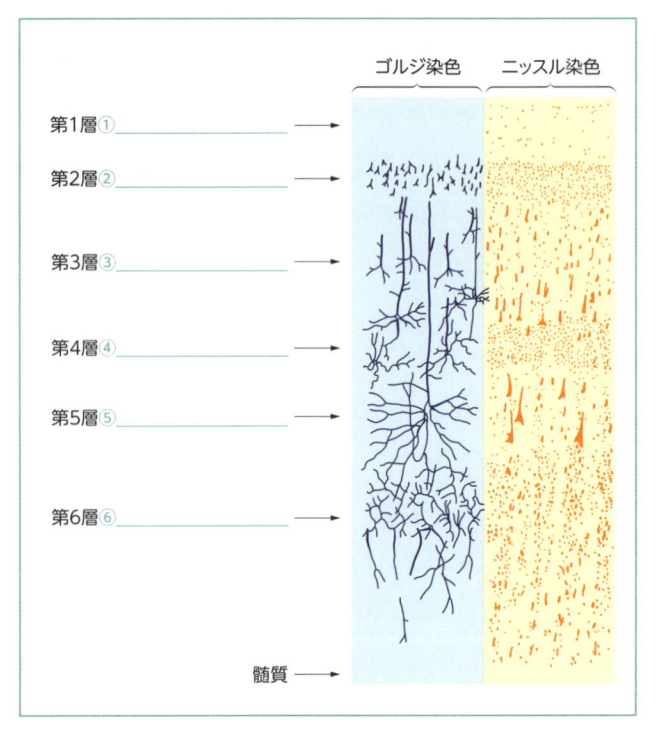

ゴルジ染色　ニッスル染色

- 第1層① _____
- 第2層② _____
- 第3層③ _____
- 第4層④ _____
- 第5層⑤ _____
- 第6層⑥ _____
- 髄質

174

問13 大脳核

図を参考に、次の文章中の空欄に適切な語句を入れなさい

❶ 大脳核のうち①_____核は側脳室のすぐ外側に位置している。②_____核は凸レンズに似ている核で内包の外側に位置している。内側の③_____と外側の④_____とからなる。被殻は尾状核と同じ性質の神経細胞からなり、断面が多数の線条を呈するので、尾状核と被殻を合わせて⑤_____体という。⑥_____外路系の一部で、⑦_____を調節して筋運動を円滑にする。⑧_____は島の皮質のすぐ内側、被殻との間にある薄い板状の灰白質である。働きは不明である。⑨_____体は側頭葉の内側面の前端近くに位置している。嗅覚、自律機能および錐体外路系に関係している。

❷ 視床と尾状核およびレンズ核に囲まれた白質部を⑩_____という。⑪_____と連絡する運動線維と感覚線維のほとんどが集まって通る部位である。

❸ 大脳核に病変があると特有の不随意運動が起こるようになる。⑫_____病は線条体（尾状核）に細胞の脱落や萎縮がみられる。⑬_____病は線条体や淡蒼球の外節に病変がみられる。⑭_____病は黒質（中脳の一部）または淡蒼球の病変が主である。

大脳半球の水平断

大脳半球の前頭断

問14 大脳皮質

次の文章中の空欄に適切な語句を入れなさい

❶ 骨格筋の随意運動を支配する錐体路系の中枢、大脳皮質の① _____ 野（中枢）は第4野で中心前回にある。身体各部位の支配領域は中央の上部から側方下部に下肢、体幹、上肢、頭頸部と並んでいる。

❷ ② _____ 野（中枢）は第3、1、2野で中心後回にあり、皮膚感覚（触覚、温覚、痛覚）と筋覚（深部感覚）に関与する中枢である。

❸ ③ _____ 野（中枢）は第17、18、19野で後頭葉の内側面、鳥距溝の上下にある。

❹ ④ _____ 野（中枢）は第41野で側頭葉の上面、上側頭回の一部にある。

❺ ⑤ _____ 野（中枢）は第28野で側頭葉の内面、海馬の一部にある。

❻ ⑥ _____ 野（中枢）は第43野で中心後回の下部、舌の体性感覚野の付近にある。

❼ ⑦ _____ 野（中枢）は大脳半球の外側面に局在し、一般に右・左利きに無関係に左半球にある。しかし一部の左利きの人では右半球や両半球にある場合もある。

❽ ⑧ _____ 中枢（ブローカ中枢）は第44、45野で前頭葉（下前頭回）の底部、運動中枢の前下方にある言語運動を支配する中枢である。ここが侵されると運動性失語症となる。

❾ ⑨ _____ 中枢（ウェルニッケ中枢）は第39野で側頭葉（上側頭回）の後方1/3から頭頂葉（縁上回）の一部にある。聞いた言葉を理解する中枢で、ここが侵されると感覚性失語症となる。

❿ ⑩ _____ 中枢は第39野で頭頂葉（角回）の一部にあり、文字に対する理解の中枢で、ここが侵されると失読症となる。

⓫ 失語症の中で、読む、聞く、書くができても、言葉が話せない発語不能となるものを⑪ _____ 失語症という。話は音として聞こえるが、その内容の理解ができないものを⑫ _____ 失語症という。文字は見えても読めず、その内容が理解できないものを⑬ _____ 症という。

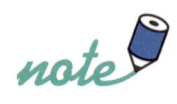

note

問15 大脳皮質にある機能の局在（諸機能）

図中の空欄（①～⑨）に適切な語句を入れなさい

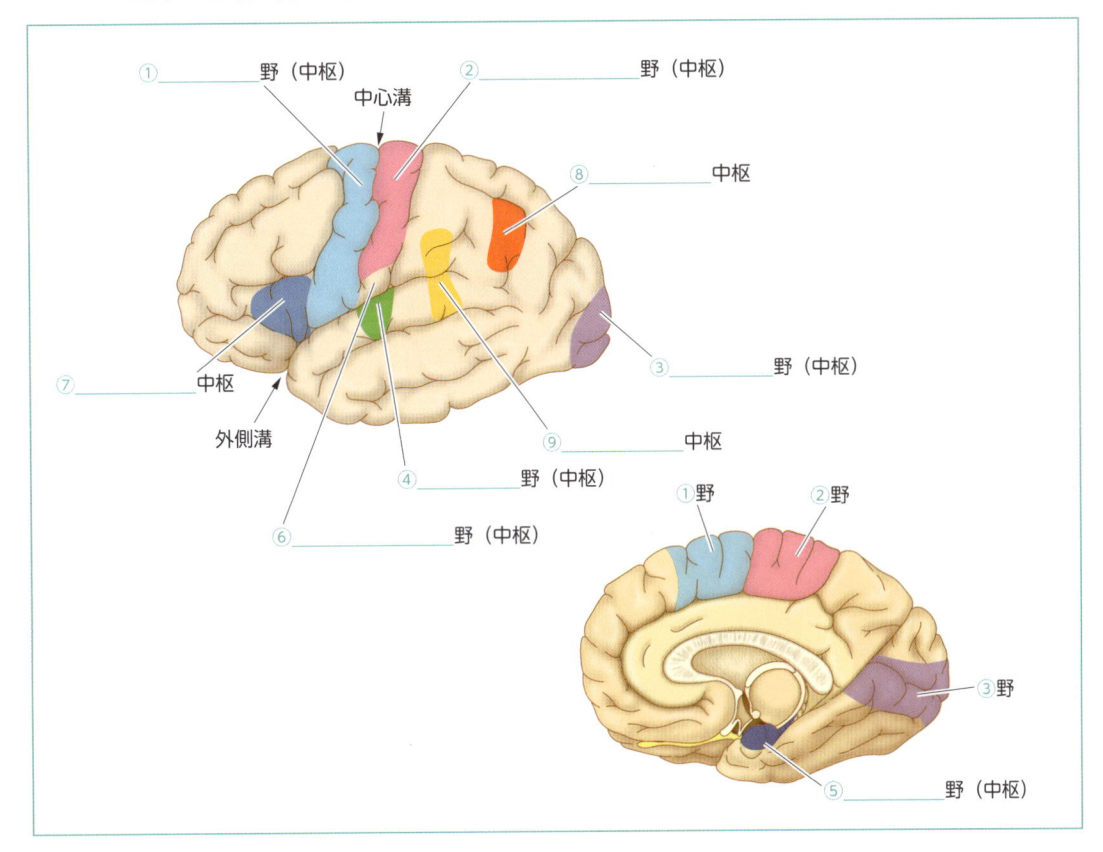

① _____ 野（中枢）
② _____ 野（中枢）
③ _____ 野（中枢）
④ _____ 野（中枢）
⑤ _____ 野（中枢）
⑥ _____ 野（中枢）
⑦ _____ 中枢
⑧ _____ 中枢
⑨ _____ 中枢

中心溝
外側溝

①野
②野
③野

問16 大脳辺縁系

次の文章中の空欄に適切な語句を入れなさい

❶ 大脳辺縁系は古皮質と原皮質および① _____ の一部も含み、嗅脳、帯状回、海馬、歯状回、海馬回、海馬傍回、扁桃体、乳頭体など、脳の内側で② _____ を囲む部位をいう。

❷ 辺縁系の機能は、ヒトと動物に共通にみられる機能である③ _____ と ④ _____ に関係し、基本的な⑤ _____ （食・飲行動や性行動などの本能行動および怒りや快感・不快感などの情動行動）の調節を行う。また自律機能の総合中枢である視床下部との関連が深い部分でもある。

問17 大脳髄質—3種類の伝導路

図を参考に、次の文章中の空欄に適切な語句を入れなさい

大脳髄質は、その大部分が有髄神経線維で、その走行する方向により3つに区別する。おのおの集束して神経路（伝導路）をつくる。①＿＿＿＿＿神経路は一側の半球の皮質間を連絡する。②＿＿＿＿＿神経路は両側の半球皮質間を連絡する。③＿＿＿＿＿神経路は大脳皮質と皮質下部（脳幹以下）と連絡する。

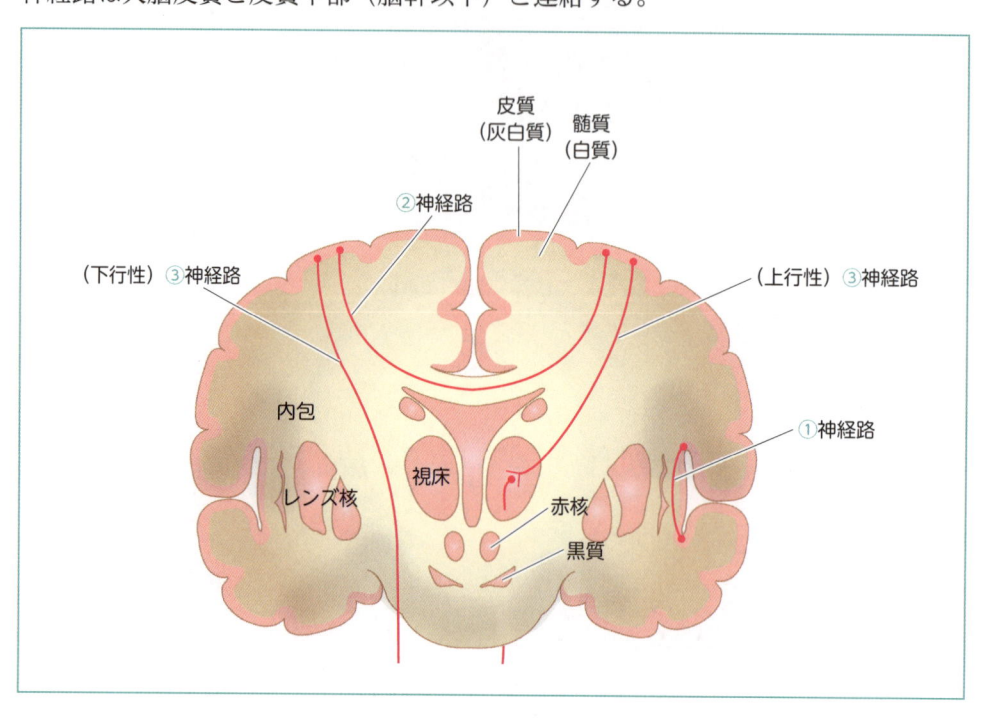

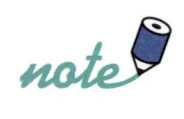

問18 脳波と睡眠

次の文章中の空欄に適切な語句を入れなさい

❶ 大脳皮質には波状の自発① _____ 活動があり、この波を頭皮上あるいは大脳皮質から直接誘導し記録したものを② _____ という。

❷ 覚せい安静時で眼を閉じているとき後頭部に著明にみられる8〜13Hzの脳波を③ _____ 波という。③波のほかには、脳波の周波数によって、④ _____ 波（14〜25Hz）、⑤ _____ 波（4〜7Hz）、⑥ _____ 波（0.5〜3.5Hz）に分けられる。

問19 学習と記憶

次の文章中の空欄に適切な語句を入れなさい

❶ 過去の経験にもとづいて、行動を変化させることを① _____ という。過去の刺激を意識的・無意識的に想起されるよう情報として取り込み、これを脳に保持することを② _____ という。短期②と長期②がある。

❷ 情報は③ _____ として脳内に入るが、そこで保持されるのは1秒以内で、次第に薄れたり消却されて忘れられる。④ _____ は新しい情報が入ると忘却される。しかし、反復使用、練習により⑤ _____ への転送が促進される。電話番号をすぐ暗記するなどは短期②である。

❸ 長期②には、幼児期の経験を覚えているなど、数分から数年保持される⑤と忘却されない⑥ _____ がある。⑤の情報は、以前からの学習内容や、追加される学習内容によって忘却される。

❹ 記憶に関する脳の部位としては、⑦ _____ および海馬周囲の大脳皮質、乳頭体、⑧ _____ の一部の核が記憶と密接な関係があるといわれている。

問20 間脳

図を参考に、次の文章中の空欄に適切な語句を入れなさい

❶ ① _____ は終脳と中脳の間にあって、第三脳室を囲む大きな灰白質の塊で、背側は終脳におおわれて腹側の一部が見えるだけである。② _____ と視床下部からなる。

❷ ③ _____ は間脳の上部を占め、視床脳の主部をなす。第三脳室を外側方から囲む卵円形の灰白質である。左右連絡する灰白質があり、視床間橋という。感

覚系の④＿＿＿＿経路の中継所の機能をもっている。

❸ 視床脳は⑤＿＿＿＿・⑥＿＿＿＿・⑦＿＿＿＿の3部を区別する。

❹ 視床内部の諸核は⑧＿＿＿＿伝導路に関係するもので、嗅覚を除くすべての感覚線維を中継し、嗅覚以外の感覚がここから大脳皮質の各中枢に向かう。

❺ 視床後部下外側には内外2対の灰白質の塊があり、そのうち内側の⑨＿＿＿＿には聴覚路における中継核が、外側の⑩＿＿＿＿には視覚路における中継核がある。

❻ ⑪＿＿＿＿は❸の下部にあり、第三脳室の底をなす。前方部の漏斗の先端に⑫＿＿＿＿が連なっている。漏斗の前方には、⑬＿＿＿＿がある。漏斗の後方には、灰白隆起、乳頭体がみられる。視床下部の内部には多数の核があり、⑭＿＿＿＿神経の最高中枢と考えられている。温・冷中枢（体温調節・水代謝中枢）、⑮＿＿＿＿中枢（性欲）、⑯＿＿＿＿中枢、⑰＿＿＿＿中枢など重要な中枢をもつ。また、下垂体ホルモンの分泌調節機構もある。

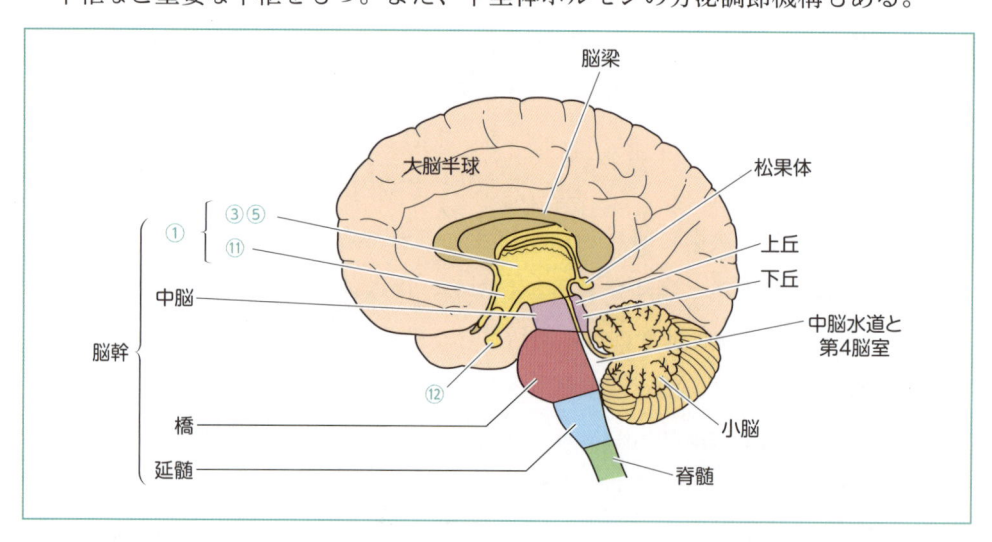

問21 中　脳

次の文章中の空欄に適切な語句を入れなさい

❶ 中脳は間脳と橋の間にあり、腹方の①＿＿＿＿、中央部の②＿＿＿＿、背方の③＿＿＿＿からなる。

❷ 大脳脚は1対の白質の柱で、左右大脳半球から出て橋底部に向かう。中央部を④＿＿＿＿系が占め、その両側を錐体外路系が通る。大脳脚の内側に沿って動眼神経が出ている。

❸ 赤核は中央両側にあり⑤＿＿＿＿系の運動に関与。小脳からの線維（⑥＿＿＿＿）を受ける。

❹ 被蓋と大脳脚との間にある⑦_____は、錐体外路系に属する運動性の中継核である。

❺ 被蓋と中脳蓋の間にある⑧_____は、第四脳室と第三脳室を結合する。

❻ ⑨_____神経核は上丘の高さで、中脳水道を囲む中心灰白質の腹側にある。

❼ ⑩_____神経核は下丘の高さで、中脳水道を囲む中心灰白質の腹側にある。

❽ 四丘体（1対の上丘と下丘）ともよばれる⑪_____は、視覚伝導路の中継所、対光反射の中枢にあたるのが⑫_____、聴覚伝導路の中継所にあたるのが⑬_____で、このすぐ後方から滑車神経が出ている。

❾ 中脳は視覚反射および眼球運動に関する反射の中枢の機能をもつ。⑭_____刺激に対し、反射的に眼球や体の運動を起こす中枢と身体の平衡・姿勢の保持に関する中枢がある。

❿ 眼に関する反射のうち、眼に光を当てると瞳孔が縮小するものを⑮_____反射という。眼に物が急に近づいたり、角膜が刺激されると眼瞼が閉じるものを⑯_____反射および⑰_____反射という。

⓫ 眼球運動は⑱_____神経核（上丘の高さに位置する）、⑲_____神経核（下丘の高さに位置する）、⑳_____神経核（橋の下部の高さに位置する）によって支配される。

⓬ 三叉神経を刺激すると㉑_____分泌が起こる。

問22 橋

次の文章中の空欄に適切な語句を入れなさい

❶ 橋底部（橋腹側部）は、多量の灰白質である①_____と白質である②_____路、③_____路からなる。

❷ 橋背部は第四脳室の底、④_____窩（延髄背部と）を形成し、⑤_____神経核がある。中央には網様体（橋網様体）がある。

❸ 橋の脳神経核には⑥_____神経・⑦_____神経・顔面神経・内耳神経がある。

問23 延髄

次の文章中の空欄に適切な語句を入れなさい

❶ 延髄は①_____の終端部で、脊髄の上端部に続く。上方が太い円錐形をしている。

❷ ①_____ は前面の前正中裂の両側にある1対の膨らみで、内部を縦走する神経線維束からなる錐体路が走る。
❸ ③_____ 窩は背面上部で第四脳室の底部をなしている。
❹ ④_____ は白質と灰白質が入り交じっている部で、中脳・橋・延髄網様体があり、延髄網様体には⑤_____ や⑥_____ 運動の制御をし、生命の維持に重要な生命中枢といわれる自律神経の中枢がある。
❺ 延髄の脳神経核には⑦_____ 神経・⑧_____ 神経・⑨_____ 神経・舌下神経がある。
❻ 延髄にある自律神経の中枢には、⑩_____ 中枢、⑪_____ 中枢、⑫_____ 中枢、嚥下中枢、嘔吐中枢がある。

問24 小 脳

次の文章中の空欄に適切な語句を入れなさい

❶ 小脳は正中部の①_____ と左右の②_____ からなる。
❷ 小脳の表層は③_____（灰白質層）で、表面から④_____ 層・⑤_____ 層・⑥_____ 層の3層からなる。
❸ 小脳の深部は⑦_____（白質）、内部に有対性の⑧_____ がある。
❹ 小脳は、⑨_____、姿勢反射の総合的調整、⑩_____ 運動の調整など運動系の統合を行っている部位である。
❺ 小脳が障害されると、随意運動の範囲を誤る⑪_____、ある姿勢を保つときふるえが起こる⑫_____、物を取ろうとかある動作を始めようとするとふるえが起こり、目的物に近づくにつれてふるえがひどくなる⑬_____（動的振戦）、拮抗的相互の協調がうまく行われず、反復運動（前腕の回内・回外を交互に速く繰り返す）や複雑な細かい運動（左右の示指を前で合わせる）が困難となる⑭_____ などが起こる。

問25 伝導路

次の文章中の空欄に適切な語句を入れなさい

❶ 伝導路は、①_____ 神経路、②_____ 神経路、③_____ 神経路の3種類に大別される。
❷ 下行性（運動性）伝導路は、脳から起こり、末梢の骨格筋へ運動指令を伝える経

路で、④_____路および⑤_____路に大別される。

❸錐体路は骨格筋の⑥_____運動を支配する神経路である。

❹錐体外路は骨格筋の運動や⑦_____、筋群の協調運動などを反射的、⑧_____的に支配する神経路である。

❺錐体外路は5系に区分される。⑨_____錐体外路系は大脳皮質から出た線維が、脳幹各部に連結する経路、⑩_____錐体外路系は線状体と淡蒼球(たんそうきゅう)から出る経路で骨格筋支配に重要な反射路である。⑪_____錐体外路系は小脳皮質から出て、小脳核を経て、他の脳部に至る経路、⑫_____錐体外路系は中脳から脊髄におよぶ経路で、上記⑨〜⑪錐体外路系の神経路を末梢の運動性ニューロン（神経元）に連結するものである。⑬_____系は脊髄前柱（前角）細胞および運動性脳神経核から始まり、骨格筋に至るまでの経路である。

❻⑭_____伝導路は末梢の感覚器官で受けた刺激を中枢まで伝える経路である。

❼⑮_____伝導路は網膜内の⑯_____細胞（⑰_____体と⑱_____体）で感じた光の刺激を、視神経乳頭（視神経円板）、視神経、視神経交叉(こうさ)、中脳蓋の上丘、視床後部の外側膝状体(しつじょうたい)を通り、視放線から後頭葉の視覚野（中枢）に伝える。

❽聴覚刺激は内耳の蝸牛内のラセン器で受容される。そこに分布するラセン神経節の細胞から、蝸牛神経、外側毛帯となって下丘と内側膝状体を通り、聴放線として⑲_____葉の⑳_____野（中枢）に終わる神経路を㉑_____伝導路という。

❾舌の味蕾で受容される味覚は、舌の前2/3は㉒_____神経、後ろ1/3は㉓_____神経で、延髄の孤束核から大脳皮質の味覚野（中枢）に達する神経路で㉔_____伝導路という。

❿鼻粘膜嗅部の粘膜上皮（嗅上皮）の嗅細胞で受容し、そこの嗅神経が篩骨篩板を通って、嗅球・嗅索・嗅三角を経て、㉕_____、㉖_____の嗅覚野に終わる神経路を㉗_____伝導路という。

⓫深部感覚（㉘_____覚または㉙_____覚）、平衡覚を伝える神経路で、小脳を経て㉚_____や大脳皮質に終わる神経路を㉛_____伝導路という。

⓬㉜_____伝導路は皮膚の触覚、圧覚、痛覚、温度覚などを大脳皮質に伝える神経路で、脊髄神経によるものと、脳神経によるものとがある。

⓭㉝_____神経による皮膚感覚伝導路は、脊髄神経節の神経細胞（1次ニューロン）から後柱、2次ニューロンは白（前）交連を通り対側脊髄の前側索、脊髄視床路、脳幹被蓋、視床覚で3次ニューロンとなり視床から㉞_____を経て

㉟_____野（中枢）に至る（痛覚・温度覚）。

⓮脳神経による皮膚感覚伝導路は、頭部、とくに顔面部の皮膚感覚を大脳皮質に伝えるため、㊱_____神経、㊲_____神経、㊳_____神経の感覚線維に接続する神経路である。

問26 脳脊髄神経

図を参考に、次の文章中の空欄に適切な語句を入れなさい

❶脳脊髄神経は、中枢神経系中の脳に出入りする12対の①_____神経と、脊髄に出入りする31対の②_____神経とに分けられる。

❷第1脳神経は③_____神経、第2脳神経は④_____神経、第3脳神経は動眼神経、第4脳神経は⑤_____神経、第5脳神経は⑥_____神経、第6脳神経は外転神経、第7脳神経は⑦_____神経、第8脳神経は⑧_____神経、第9脳神経は舌咽神経、第10脳神経⑨_____神経、第11脳神経は⑩_____神経、第12脳神経は舌下神経である。

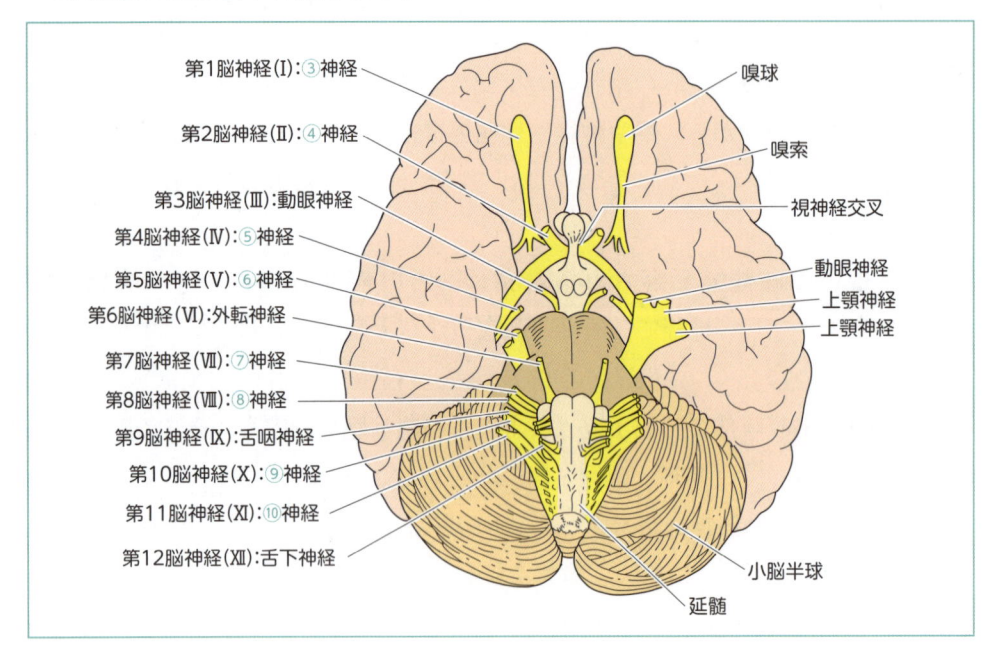

図中ラベル：
- 第1脳神経(Ⅰ)：③神経
- 第2脳神経(Ⅱ)：④神経
- 第3脳神経(Ⅲ)：動眼神経
- 第4脳神経(Ⅳ)：⑤神経
- 第5脳神経(Ⅴ)：⑥神経
- 第6脳神経(Ⅵ)：外転神経
- 第7脳神経(Ⅶ)：⑦神経
- 第8脳神経(Ⅷ)：⑧神経
- 第9脳神経(Ⅸ)：舌咽神経
- 第10脳神経(Ⅹ)：⑨神経
- 第11脳神経(Ⅺ)：⑩神経
- 第12脳神経(Ⅻ)：舌下神経

右側ラベル：嗅球、嗅索、視神経交叉、動眼神経、上顎神経、上顎神経、小脳半球、延髄

問27 脳神経―嗅神経・視神経・動眼神経・滑車神経

次の文章中の空欄に適切な語句を入れなさい

❶嗅神経は嗅覚に関係し、鼻腔粘膜の嗅細胞から①_____の小孔を貫き嗅球に入る細枝で、嗅糸ともよばれる。

❷視神経は視覚に関係し、眼球の網膜（視細胞）より起こる神経線維の集束で、視神経管を通って頭蓋腔に入り、②＿＿＿＿＿をつくり③＿＿＿＿となって④＿＿＿＿の視床後部にある外側膝状体に入る。

❸動眼神経は運動性の神経で、中脳より出て上眼窩裂から眼窩内に入り、眼球運動を行う眼筋のうち⑤＿＿＿＿筋・⑥＿＿＿＿筋・内側直筋・⑦＿＿＿＿筋を、また上眼瞼挙筋を支配する。自律神経線維として副交感性の神経線維が、瞳孔括約筋と毛様体筋を支配する。

❹滑車神経は運動性の神経で、⑧＿＿＿＿＿から眼窩内に入り、眼球運動を行う眼筋のうち⑨＿＿＿＿筋のみを支配する。

問28 脳神経—三叉神経の3枝

図を参考に、次の文章中の空欄に適切な語句を入れなさい

三叉神経は脳神経中最大で、橋の外側から出て三叉神経節（半月神経節）をつくり、3枝に分かれる。

❶第1枝、①＿＿＿＿神経：②＿＿＿＿から眼窩に出て、涙腺と上眼瞼の皮膚と結膜、頭頂から前頭部、鼻背の皮膚、鼻粘膜などの③＿＿＿＿を支配する。

❷第2枝、④＿＿＿＿神経：⑤＿＿＿＿から翼口蓋窩に出て、上顎、側頭、頬部の皮膚、鼻腔、咽頭、口蓋の粘膜、上顎の歯槽と歯の⑥＿＿＿＿を支配する。

❸第3枝、⑦＿＿＿＿神経：混合性で、⑧＿＿＿＿から側頭下窩に出て、頬粘膜、外耳道、耳介前側、側頭部、下唇部の皮膚、下顎の歯槽と歯の感覚、⑨＿＿＿の前2/3の感覚（舌神経）などの⑩＿＿＿＿性神経と、咀嚼筋（咬筋、側頭筋、内側翼突筋、外側翼突筋）に働く⑪＿＿＿＿性神経とがある。

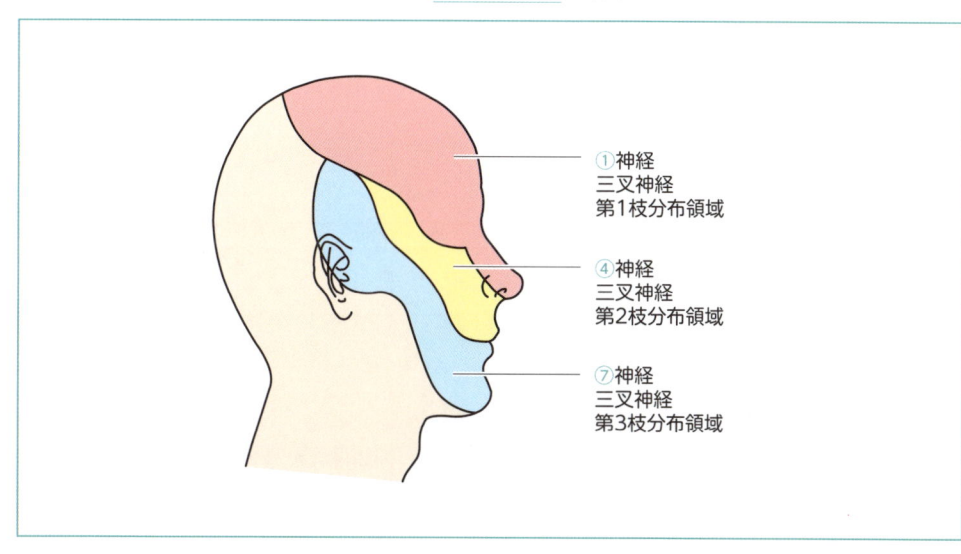

①神経
三叉神経
第1枝分布領域

④神経
三叉神経
第2枝分布領域

⑦神経
三叉神経
第3枝分布領域

問29 脳神経—外転神経・顔面神経・内耳神経・舌咽神経・迷走神経・副神経・舌下神経

次の文章中の空欄に適切な語句を入れなさい

❶ 外転神経は運動性の神経で、①＿＿＿＿＿から眼窩内に入り、眼球運動を行う眼筋のうち②＿＿＿＿筋のみを支配する。

❷ 顔面神経は主大部で顔面の表情筋を支配している③＿＿＿＿線維と、中間神経で、舌の前方2/3の粘膜に分布する④＿＿＿＿線維と、顎下腺、舌下腺および涙腺に分布している⑤＿＿＿＿線維とからなっている。

❸ 内耳神経は聴覚と平衡覚をつかさどる神経で、内耳道内で前庭神経と蝸牛神経とに分かれる。前庭神経は⑥＿＿＿＿神経ともいい、身体の平衡覚をつかさどり、内耳内にある前庭と半規管に連結している。蝸牛神経は⑦＿＿＿＿神経ともいい、⑧＿＿＿＿に関与し、内耳の⑨＿＿＿＿の⑩＿＿＿＿に連結している。

❹ 舌咽神経は混合性神経で、感覚、運動、味覚の神経線維を含む。頸静脈孔を通って舌根部と咽頭に分布し、舌の後部1/3の味覚と感覚、⑪＿＿＿＿粘膜の感覚をつかさどる。運動神経線維は、⑫＿＿＿＿の筋と軟口蓋の筋を支配している。副交感性の分泌線維が⑬＿＿＿＿腺に分布している。

❺ 迷走神経は内臓の感覚、運動、分泌を支配する混合性神経であるが、その主成分は⑭＿＿＿＿である。枝である⑮＿＿＿＿神経は喉頭筋を支配し発声に関与する。

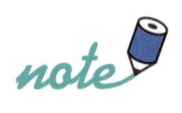

❻ 迷走神経の分布は、硬膜、⑯＿＿＿＿、食道、喉頭、⑰＿＿＿＿、気管支、肺、⑱＿＿＿＿、胃、腸、⑲＿＿＿＿、膵臓、⑳＿＿＿＿、㉑＿＿＿＿などである（骨盤内臓は除く）。

❼ 副神経は運動性の神経で、㉒＿＿＿＿を出て、㉓＿＿＿＿筋と㉔＿＿＿＿筋を支配する。

❽ 舌下神経は後頭骨の舌下神経管を出て、㉕＿＿＿＿筋（内舌筋と外舌筋）を支配する㉖＿＿＿＿の神経である。

note

問30 脳神経—迷走神経の分布域

図中の空欄（①〜⑧）に適切な語句を入れなさい

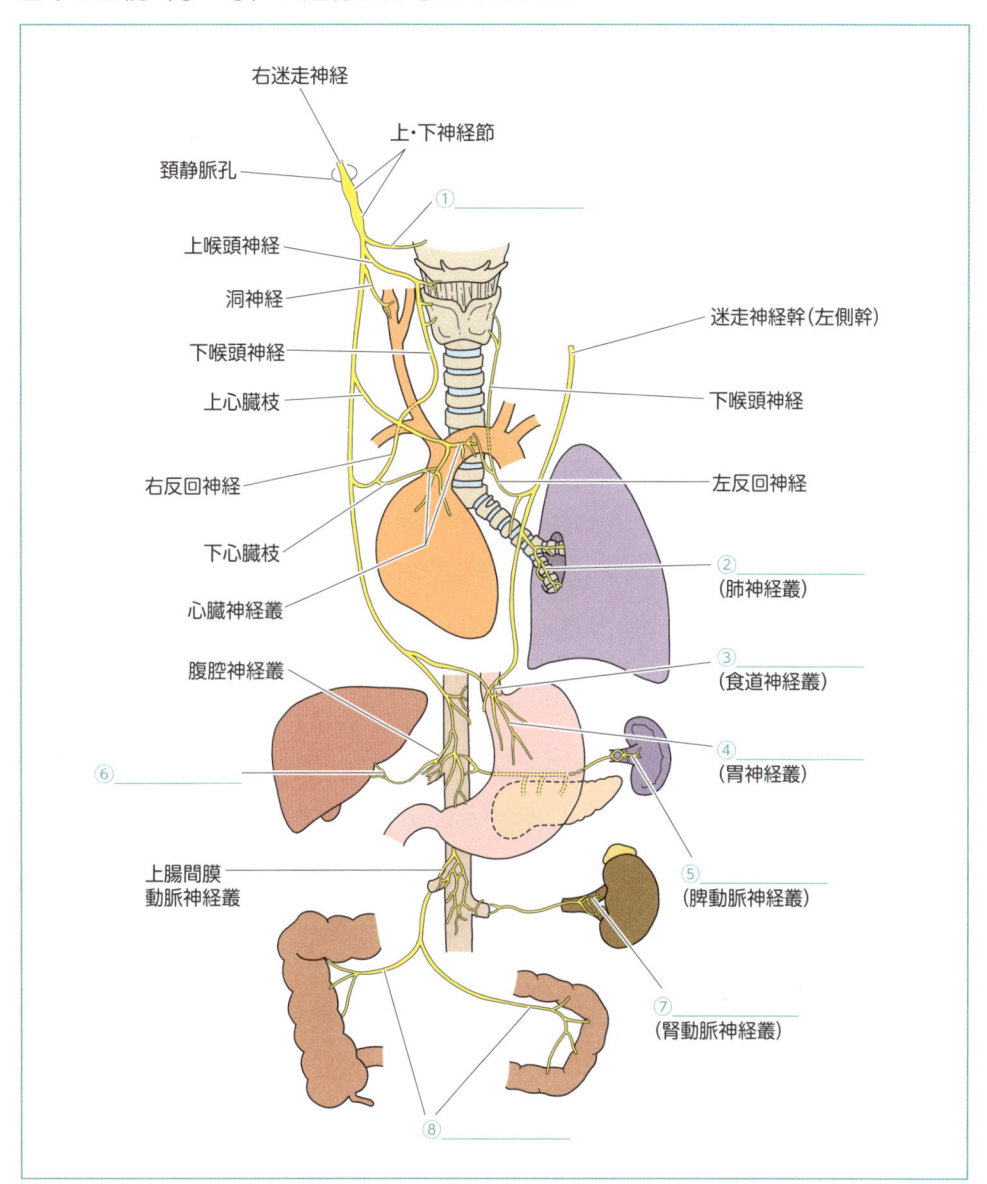

図中ラベル：
- 右迷走神経
- 上・下神経節
- 頸静脈孔
- ①＿＿＿＿
- 上喉頭神経
- 洞神経
- 下喉頭神経
- 上心臓枝
- 迷走神経幹（左側幹）
- 下喉頭神経
- 右反回神経
- 左反回神経
- 下心臓枝
- 心臓神経叢
- ②＿＿＿＿（肺神経叢）
- 腹腔神経叢
- ③＿＿＿＿（食道神経叢）
- ④＿＿＿＿（胃神経叢）
- ⑥＿＿＿＿
- ⑤＿＿＿＿（脾動脈神経叢）
- 上腸間膜動脈神経叢
- ⑦＿＿＿＿（腎動脈神経叢）
- ⑧＿＿＿＿

問31 脊髄神経

次の文章中の空欄に適切な語句を入れなさい

❶ 脊髄神経は脊髄の両側に出入りする末梢神経で、脊髄分節（頸髄、胸髄、腰髄、仙髄、尾髄）に応じ、① ＿＿＿＿ 神経8対、② ＿＿＿＿ 神経12対、③ ＿＿＿＿ 神経5対、④ ＿＿＿＿ 神経5対、⑤ ＿＿＿＿ 神経1対の31対に区分される。

❷脊髄神経の前根は運動神経線維の束で⑥_____神経で、後根は感覚神経線維の束で⑦_____神経である。これを⑧_____の法則という。

❸頚部と体幹の腹側と外側部および上肢と下肢の筋や皮膚に分布している⑨_____枝は脊髄神経叢を形成する。

❹⑩_____枝は後頭部、頚部および体幹の背面の皮膚や脊柱両側の筋に分布する。

問32 脊髄神経—頚神経叢

次の文章中の空欄に適切な語句を入れなさい

❶頚神経の①_____枝は、深項筋と後頭部から項部の皮膚に分布する。第1と第2頚神経の後枝は、例外的に前枝よりも発育がよく、②_____神経と③_____神経とよばれる。

❷頚神経の④_____枝は、上方の4枝（C_1〜C_4）が頚神経叢を、下方の4枝（C_5〜C_8）は第1胸神経前枝と腕神経叢をつくる。

❸⑤_____叢（C_1〜C_4の前枝）は第1〜4頚神経の前枝がつくるもので、⑥_____枝と⑦_____枝とがあり、主に頚部とその周辺部が分布域である。⑥枝とは小後頭神経（後頭部）、大耳介神経（耳介と耳下腺部）、頚横神経（頚部外側から前面）、鎖骨上神経（頚の下部、胸の上部、肩部）で、⑦枝は⑧_____（舌骨下筋群）、⑨_____神経（横隔膜）である。

❹第5〜8頚神経と第1胸神経の前枝からなる⑩_____叢（C_5〜T_1の前枝）は、斜角筋隙、鎖骨の下を通り腋窩に至り、上肢を動かす筋（浅胸筋群と浅背筋群を含む）と上肢の皮膚に分布している。

❺腕神経叢鎖骨下部（筋枝と皮枝が混在）の⑪_____神経は三角筋・小円筋を支配し、肩と上腕の外側面の皮膚に分布する。⑫_____神経は上腕屈筋（烏口腕筋・上腕筋・上腕二頭筋）を支配し、前腕外側部の皮膚に分布する。⑬_____神経は前腕屈筋・回内筋・母指球筋を支配し、手掌橈側半の皮膚に分布する。⑭_____神経は、尺側手根屈筋・深指屈筋の尺側部・小指球筋を支配し、手掌・手背の尺側半の皮膚に分布する。⑮_____神経は上腕と前腕の伸筋すべてを支配し、上腕と前腕の背面と手背橈側半の皮膚に分布する。

❻腕神経叢鎖骨下部の⑯_____麻痺では⑰_____関節の屈曲運動不能となる運動麻痺と、肘窩から前腕中央部の皮膚感覚障害を起こす感覚麻痺がみられる。

❼腕神経叢鎖骨下部の⑱＿＿＿＿＿麻痺では、手の回内や手根と指の屈曲不能、母指外転位、⑲＿＿＿＿＿となる運動麻痺と手掌橈側半の皮膚感覚障害を起こす感覚麻痺がみられる。

❽腕神経叢鎖骨下部の⑳＿＿＿＿＿麻痺では指は基節では伸びるが、中・末節では屈曲位、指の内転・外転（接近と離開）が不能。㉑＿＿＿＿＿となる運動麻痺と手掌・手背の尺側半の皮膚感覚障害を起こす感覚麻痺がみられる。

❾腕神経叢鎖骨下部の㉒＿＿＿＿＿麻痺では回外運動や肘関節、手根、指の伸展不能となり、手根、指は屈曲位、㉓＿＿＿＿＿となる運動麻痺と手背橈側半の皮膚感覚障害を起こす感覚麻痺がみられる。

問33 脊髄神経—腕神経叢

図中の空欄（①～⑤）に適切な語句を入れなさい

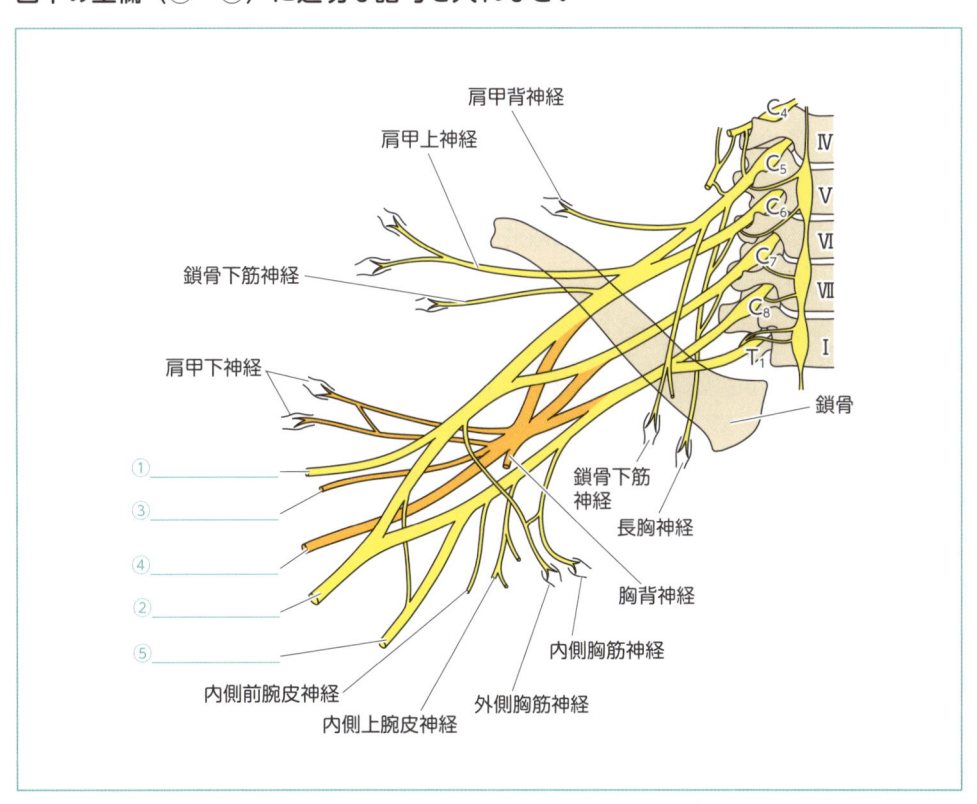

問34 脊髄神経—胸神経・腰神経叢・仙骨神経叢

次の文章中の空欄に適切な語句を入れなさい

❶ 胸腹壁の皮膚感覚分布は、①_____部は第4肋間神経、剣状突起は第7肋間神経、②_____部は第10肋間神経、上前腸骨棘は第12肋間神経（肋下神経）、③_____上2〜3cmの部は第12肋間神経（肋下神経）である。

❷ 腰神経叢は第12④_____神経と第1〜4⑤_____神経の前枝によってつくられている。

❸ ⑥_____神経の筋枝は腸腰筋、恥骨筋、大腿四頭筋、縫工筋を支配し、皮枝は大腿の前面と内側、1枝は伏在神経となって膝蓋の下と下腿の内側、足背内側縁の皮膚に分布する。

❹ ⑦_____神経の筋枝は大腿内転筋群（長内転筋・短内転筋・大内転筋・恥骨筋・薄筋・外閉鎖筋）を支配する。皮枝は大腿内側の皮膚に分布する。

❺ 仙骨神経叢は第4、5⑧_____神経と第1〜3⑨_____神経の前枝によってつくられ、筋枝は外骨盤筋、大腿屈筋、下腿および足のすべての筋を支配し、皮枝は殿部、外陰部、大腿の後面、下腿の後面と外側面および足の皮膚に分布している。

❻ 仙骨神経叢の枝である⑩_____神経は中殿筋、小殿筋、大腿筋膜張筋を支配する⑪_____神経は大殿筋を支配する。

❼ 仙骨神経叢の枝である⑫_____神経は全身中で最大の末梢神経で、骨盤内腔から大坐骨孔を抜けて後ろ面に出て、梨状筋下孔を通って坐骨結節と大転子の中間を走行し大腿後面を下行、大腿屈筋群に筋枝を出した後、膝窩の上方で⑬_____神経と⑭_____神経に分かれる。⑮_____は大腿屈筋群（半腱様筋、半膜様筋、大腿二頭筋）を支配する。

❽ 総腓骨神経は下腿外側面に皮枝を出した後、2枝に分かれる。⑯_____神経は長・短腓骨筋を支配し、足背の大部分の皮膚（内側・中間足背皮神経）に分布する。⑰_____神経は下腿と足背の伸筋群（前脛骨筋、長指伸筋など）を支配し、母指の外側と第2指の内側の皮膚に分布する。⑱_____神経は下腿の屈筋群（下腿三頭筋、後脛骨筋、長指屈筋、長母指屈筋、足底筋、膝窩筋）、足底の筋（母指外転筋、母指内転筋、小指外転筋、短指屈筋）を支配し、足背外側の皮膚（外側足背皮神経）や足底の皮膚に分布する。

問35 自律神経

図を参考に、次の文章中の空欄に適切な語句を入れなさい

❶ 自律神経は内臓、血管、腺などの①＿＿＿＿器官に分布して、無意識的、かつ反射的に生命維持に必要ないろいろな作用を②＿＿＿するものである。つまり、動物性機能に関連ある脳脊髄神経に対し、自律神経は消化、呼吸、生殖、循環、分泌などの③＿＿＿＿機能の調節を自主的に行っている神経である。主として平滑筋・心筋のような④＿＿＿筋および⑤＿＿＿分泌を支配する遠心性線維からなる。

❷ 中枢から末梢に向かう神経路（遠心路）において、脳脊髄神経では脳または脊髄のニューロン（神経元）が中断することなく筋に到着するが、自律神経では、途中で⑥＿＿＿＿を交代、つまり1つ以上の⑦＿＿＿＿がある。この途中で交代し中継する神経細胞が集まって⑧＿＿＿節をつくる。中枢神経内の神経細胞から始まる線維を⑨＿＿＿線維とよび、神経節から出て末梢の器官に入る線維を⑩＿＿＿線維という。

❸ 自律神経は⑪＿＿＿神経と⑫＿＿＿神経に大別される。この両方の神経は、同一の器官に平行的に分布しているが、その作用はほとんど正反対である。

❹ 自律神経の化学伝達物質には、交感神経の節前線維末端と副交感神経の節前・節後線維末端からの⑬＿＿＿＿＿、交感神経の節後線維末端からの⑭＿＿＿＿がある。

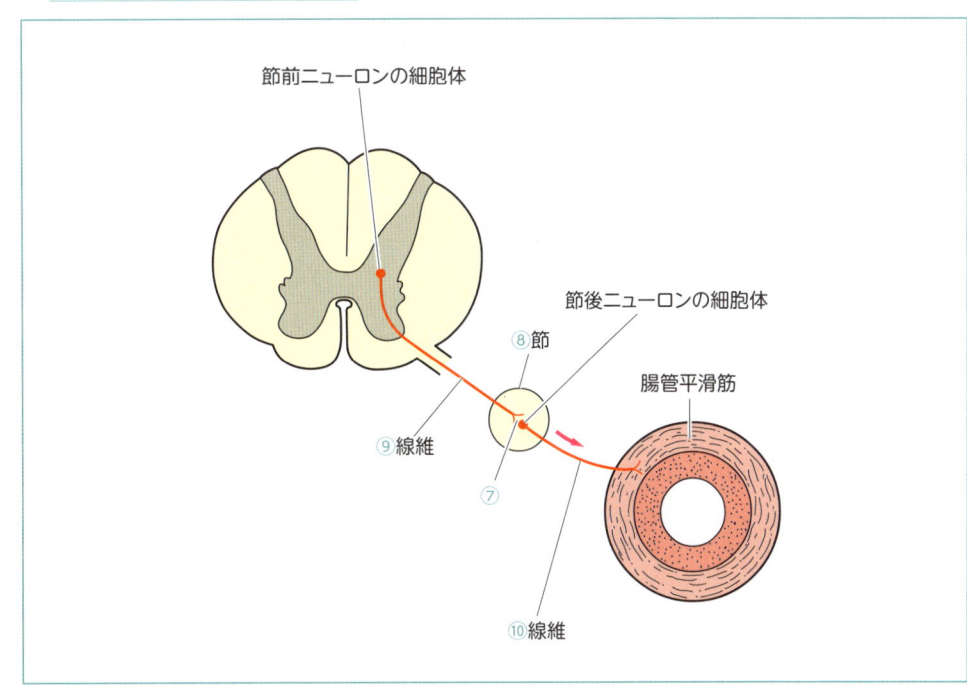

問36 交感神経1

次の文章中の空欄に適切な語句を入れなさい

❶ ① _____ 節でニューロンを交代し、節後線維となって交感神経幹から出て、直接末梢に至る（② _____ 部・③ _____ 部・④ _____ 部の臓器に分布）経路。

❷ 交感神経節でニューロンを代えた⑤ _____ 線維が灰白交通枝を経て再び脊髄神経に入り、脊髄神経に混じって末梢に至る（⑥ _____ ・上肢・下肢の皮膚の⑦ _____ 腺、⑧ _____ 筋、⑨ _____ に分布）。

❸ ⑩ _____ 線維は交感神経幹に入るが、そのまま通過して腹腔および骨盤腔に達し、そこで神経節をつくって節後ニューロンに中継され、末梢に至る（⑪ _____ 部・⑫ _____ 臓器に分布）経路。

問37 交感神経2

次の文章中の空欄に適切な語句を入れなさい

❶ 頚部交感神経幹は上・中・下3対の① _____ 節をもつ。末梢枝は眼球、涙腺、唾液腺、甲状腺、咽頭、喉頭などと② _____ に分布している。

❷ 胸部交感神経幹は10～12対の③ _____ 節をもつ。末梢枝は、心臓、大動脈、気管、肺、食道に分布し、大・小④ _____ 神経を分岐する。

❸ ⑤ _____ 神経は第5～9胸神経節から、⑥ _____ 神経は第10～12胸神経節から起こり、横隔膜を貫いて腹腔に出、腹腔神経叢と上腸間膜動脈神経叢に入る。

❹ 腹部交感神経幹は4～5対の⑦ _____ 節をもつ。腰神経節の臓側枝（腰内臓神経）は胸部からの内臓神経と一緒になって、迷走神経の終枝も受け⑧ _____ 叢をつくり、腎臓、副腎、胃、膵臓、脾臓など腹腔内諸器官に分布する。

❺ 骨盤部の神経幹は4～5対の⑨ _____ 節をもち、仙骨神経と交通し、直腸、膀胱のまわりに⑩ _____ 叢をつくって骨盤内臓（直腸・膀胱・子宮・前立腺など）に分布している。

問38 副交感神経

次の文章中の空欄に適切な語句を入れなさい

❶ 動眼神経とともに走る副交感神経は、① _____ 筋、② _____ 筋を支配する。

❷ 顔面神経とともに走る副交感神経は、③ _____ 腺に分布するものと、④ _____ 腺、⑤ _____ 腺に分布するものがある。

❸ 舌咽神経とともに走る副交感神経は ⑥ _____ 腺に分布する。

❹ 迷走神経とともに走る副交感神経は、咽頭以下の ⑦ _____ 部、⑧ _____ 部、⑨ _____ 部（骨盤部を除く）内臓の ⑩ _____ や ⑪ _____ 筋などに分布する。

❺ 第2〜4 ⑫ _____ から起こる副交感神経線維は、第2〜4仙骨神経を経て ⑬ _____ 神経となり、下腹神経叢に入り、⑭ _____ （下行結腸、S状結腸、直腸、膀胱、生殖器）に分布する。

問39 自律神経系の分布

図中の空欄（①〜⑩）に適切な語句を入れなさい

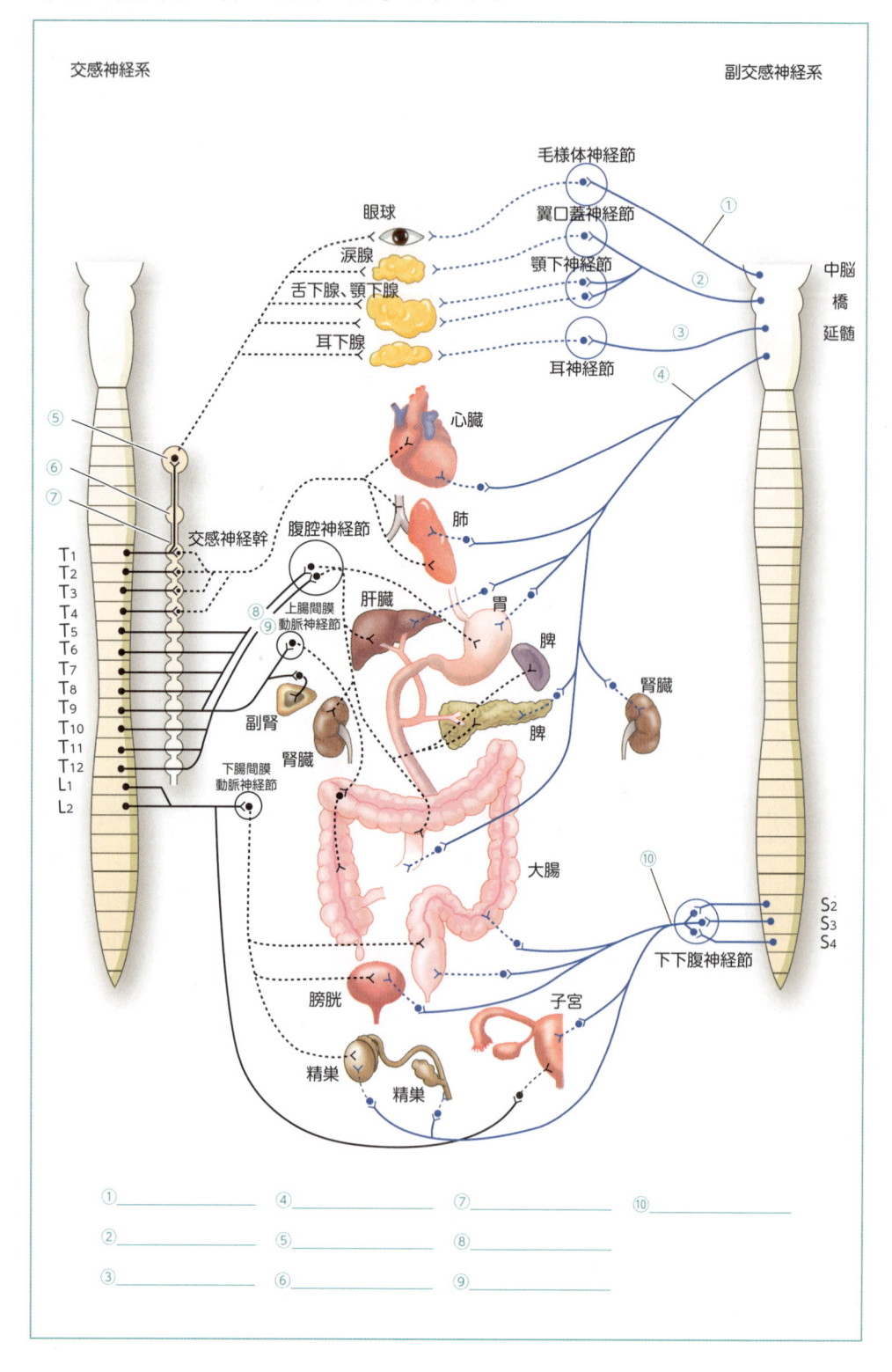

交感神経系　　　　　　　　　　　　　　　　　　　副交感神経系

毛様体神経節
眼球
翼口蓋神経節　①
涙腺
顎下神経節　②
舌下腺、顎下腺
③
耳下腺
耳神経節　④
中脳
橋
延髄

⑤
⑥
⑦
心臓
交感神経幹　腹腔神経節
肺
T₁
T₂
T₃
T₄　　⑧ 上腸間膜
T₅　　⑨ 動脈神経節
T₆　　　肝臓　胃
T₇
T₈　　　　　　脾
T₉　　　副腎
T₁₀　　　　　　脾　腎臓
T₁₁　　　腎臓
T₁₂
L₁　　下腸間膜
L₂　　動脈神経節
大腸
⑩
S₂
S₃
下下腹神経節　S₄

膀胱　子宮

精巣　精巣

①_____　④_____　⑦_____　⑩_____
②_____　⑤_____　⑧_____
③_____　⑥_____　⑨_____

○×確認問題

- □□ 1 脳のうち、後頭蓋窩におさまっているのは小脳である。
- □□ 2 顔面の皮膚のうち、下眼瞼から上唇の間に分布している感覚神経は下顎神経である。
- □□ 3 涙の分泌量は、自律神経によって調節されている。
- □□ 4 脊髄の灰白質のうち、前柱には運動性の神経細胞が、後柱には感覚性の神経細胞が数多く集まっている。
- □□ 5 三叉神経は、顔面の感覚に関係する。
- □□ 6 舌咽神経は、舌と咽頭に分布し、舌筋の運動に関係する。
- □□ 7 聴覚性言語中枢は前頭葉にあり、ブローカ中枢とよばれている。
- □□ 8 迷走神経は、副交感神経の働きがある。
- □□ 9 交感神経が興奮すると、心拍数は増加する。
- □□ 10 小脳が損傷されると運動失調が起こる。
- □□ 11 脳神経は、脳から出て頭部、頚部、内臓などに分布する末梢神経で、10対ある。
- □□ 12 髄膜は、硬膜、クモ膜、軟膜の3葉からなり、クモ膜と軟膜との間をクモ膜下腔という。
- □□ 13 脊髄神経のうち胸神経は、神経叢をつくらない。
- □□ 14 大脳基底核は視床の外側に存在し、尾状核、レンズ核などが含まれる。
- □□ 15 脊髄神経のうち、坐骨神経は大腿後面の筋、下腿や足の筋と皮膚に分布する。
- □□ 16 大脳皮質にある中心溝は、前頭葉と頭頂葉とを仕切っている。
- □□ 17 横隔神経は、胸神経の後枝である。
- □□ 18 声帯の運動をつかさどる反回神経は、迷走神経の分枝である。
- □□ 19 内包は、視床、尾状核およびレンズ核で囲まれた白質の部分である。水平面では「く」の字形である。
- □□ 20 副交感神経は胃の運動に促進的に、交感神経は抑制的に作用する。
- □□ 21 神経細胞の集まったところは白質で、神経線維の集まったところは灰白質である。
- □□ 22 相手の言葉は理解でき、声も出せるが、意味のある言葉を話せなくなる状態を運動性失語症という。

note

実 践 問 題

☐☐ **10-01** 次のうち誤っているのはどれか
- a 中枢神経は外側に灰白質、内部に白質が位置している。
- b 中枢神経は脳と脊髄からなる。
- c 刺激や興奮を伝導する末梢神経は、脳脊髄神経と自律神経からなる。
- d 神経は、内胚葉由来の器官である。

1　a・b　　2　a・d　　3　b・c　　4　c・d

[　　]

☐☐ **10-02** 次のうち誤っているのはどれか
1. 間脳の内部には、第三脳室がある。
2. 脳室内は中脳水道で、クモ膜下腔と連絡している。
3. 小脳は脳幹に含まれない。
4. 左右の側脳室と第三脳室とは室間孔で連絡している。

[　　]

☐☐ **10-03** 次のうち正しいのはどれか
1. 脳および脊髄を包む髄膜は、硬膜とクモ膜の2枚からなる。
2. 第四脳室は延髄の下端で終室にて終わる。
3. 脳脊髄液は脳室内の脈絡叢によって分泌される。
4. クモ膜下腔に循環した脳脊髄液は、脳底動脈に吸収される。

[　　]

☐☐ **10-04** 次のうち正しいのはどれか
- a 脊柱管内にある脊髄は、脊髄円錐として仙骨管内に終わる。
- b 脊髄にはその途中、頚膨大と腰膨大という太くなっている部分がある。
- c 膝蓋腱反射は、大腿四頭筋の腱の伸展反射である。
- d 脊髄の前索には、運動性の神経細胞が多数集まっている。

1　a・b　　2　a・d　　3　b・c　　4　c・d

[　　]

196

実践問題

10-05 次のうち正しいのはどれか
1. 大脳皮質の運動野では、頭頂部から下方に向かって順に頭部、上肢、体幹、下肢の中枢がある。
2. 大脳皮質がおかされると意識障害が起こる。
3. 言語中枢は、一般に左半球にある。
4. 脳幹がおかされると記憶喪失や判断力の欠落が起こる。

[   ]

10-06 次のうち正しいのはどれか
1. 左の半身不随は、左の運動野の病変によって生じる。
2. 大脳皮質の運動性言語中枢が障害されると、他人の話すことが分からなくなる。
3. 小脳がおかされると感覚性失語症を呈する。
4. 小脳は平衡機能や随意運動の調節をつかさどり、その障害で身体の平衡が保てなくなる。

[   ]

10-07 次のうち正しいのはどれか

> a 左右の大脳半球は、脳梁（のうりょう）によって結合されている。
> b 前障（ぜんしょう）や扁桃体（へんとうたい）、レンズ核、尾状核は髄質中の灰白質で、大脳核といわれる。
> c 視覚中枢は頭頂葉、中心溝の後ろにある。
> d 自己保存や種族維持に関係する基本的な生命活動の調整を行う大脳辺縁系は側頭葉に存在する。

1　a・b　　2　a・d　　3　b・c　　4　c・d

[   ]

10-08 次のうち正しいのはどれか
1. 視床下部には呼吸中枢があり、生命の維持にきわめて重要である。
2. 延髄には食欲や睡眠の中枢がある。
3. 延髄がおかされると脊髄以下の中枢神経により生命が維持される。
4. 視床下部にはホルモン分泌の高次中枢とともに体温、食欲、睡眠などの中枢も存在する。

[   ]

実践問題

☐☐ **10-09** 次のうち誤っているのはどれか

> a 間脳の視床下部は、自律神経の最高中枢である。
> b 中脳の下丘は対光反射の中枢となっている。
> c 橋には迷走神経、副神経などの脳神経の核が存在する。
> d 小脳の表層、小脳皮質は分子層、プルキンエ細胞層、顆粒層の3層からなる。

1　a・b　　2　a・d　　3　b・c　　4　c・d

[　　　]

☐☐ **10-10** 次のうち誤っているのはどれか

1　脳神経は12対、脊髄神経は31対ある。
2　頚神経は8対、胸神経は12対、腰神経は5対、仙骨神経は5対、尾骨神経は1対からなる。
3　脊髄神経の前根は知覚線維で、後根が運動線維である。
4　脊髄神経の前根と後根は合してから椎間孔を出て、すぐに前枝と後枝に分かれる。

[　　　]

☐☐ **10-11** 脳神経について誤っているのはどれか

1　迷走神経中の副交感神経線維は、心臓、肺、気管支、食道、胃、腸などに分布している。
2　網膜の神経細胞の軸索は集合して視神経となる。
3　視神経交叉部がおかされると、両耳側半盲となる。
4　動眼神経は閉眼運動に関与している。

[　　　]

実践問題

☐☐ **10-12** 脳神経について**誤っている**のはどれか

> a 三叉神経第3枝下顎神経には、運動性と感覚性の両方の神経線維が含まれている。
> b 舌下神経には、味覚に関係する神経線維は含まれていない。
> c 動眼神経には、瞳孔を散大させる神経線維が含まれている。
> d 外転神経には、瞳孔を収縮させる神経線維が入っている。

1　a・b　　　2　a・d　　　3　b・c　　　4　c・d

[　　　]

☐☐ **10-13** 次のうち正しいのはどれか
1　顔面神経は、表情筋と舌骨上筋、咀嚼筋を支配している。
2　副神経は、副交感性の神経で頚部内臓に分布している。
3　内耳神経は、平衡覚をつかさどる前庭神経と、聴覚に関与する蝸牛神経とに分かれる。
4　横隔神経は迷走神経と同様に頚部を下行し、横隔膜まで至る脳神経である。

[　　　]

☐☐ **10-14** 次のうち**誤っている**のはどれか
1　大後頭神経は頚神経の後枝であるが、小後頭神経は前枝で構成された頚神経叢の枝である。
2　前腕の伸筋は、正中神経と尺骨神経によって支配されている。
3　正中神経麻痺による手の形を猿手という。
4　肋間神経は胸神経の前枝だが、神経叢をつくらず胸腹壁の皮膚と筋に分布している。

[　　　]

実践問題

☐☐ **10-15** 次のうち誤っているのはどれか

> a　臍のあたりの皮膚は、腰神経の枝が分布している。
> b　腹直筋や腹斜筋は、肋間神経の筋枝が支配している。
> c　上腕二頭筋など上腕屈筋は、筋皮神経によって支配されている。
> d　三角筋は、鎖骨上神経によって支配されている。

1　a・b　　2　a・d　　3　b・c　　4　c・d

[　　　]

☐☐ **10-16** 次のうち正しいのはどれか

1　手掌の小指球あたりの皮膚の感覚麻痺は、正中神経麻痺による。
2　大腿神経は大腿の前面および内側の筋、大腿四頭筋や長内転筋などを支配する。
3　下腿内側の皮膚に分布する伏在神経は、脛骨神経の枝である。
4　腕神経叢の枝は、大胸筋、前鋸筋、広背筋など、上肢の運動に関与する胸部と背部の浅層の筋も支配している。

[　　　]

☐☐ **10-17** 次のうち誤っているのはどれか

1　錐体路の中枢は、大脳皮質の中心後回にある。
2　下行性神経伝導路のうち錐体路は、全身の骨格筋の随意運動を支配する伝導路である。
3　バビンスキー反射は、錐体路系に関連した反射である。
4　錐体外路がおかされると、筋の緊張に異常をきたし、筋の強調が失われ複雑な運動が不能となる。

[　　　]

☐☐ **10-18** 次のうち誤っているのはどれか

> a　心拍数は交感神経刺激により減少し、副交感神経刺激により増加する。
> b　交感神経節後線維の末端から、ノルアドレナリンが放出される。
> c　副交感神経節後線維の末端から、アセチルコリンが放出される。
> d　汗腺、立毛筋および大部分の血管は、副交感神経の支配を受ける。

1　a・b　　2　a・d　　3　b・c　　4　c・d

[　　　]

実践問題

10-19 次のうち正しいのはどれか
1 仙骨神経叢は第1仙骨神経から第5仙骨神経の前枝によって構成される。
2 上殿神経は大殿筋を支配する。
3 深腓骨神経は、長・短腓骨神経を支配している。
4 坐骨神経が2分した片方、脛骨神経は下腿三頭筋や後脛骨筋を支配している。

[　　　]

10-20 次のうち正しいのはどれか

a	睡眠はレム睡眠とノンレム睡眠により構成されているが、夢の大半はノンレム睡眠時に出現する。
b	α波は激しい刺激や情緒不安定時に出現する。
c	記憶の形成は、大脳皮質の側頭葉と辺縁系の一部の海馬の関与が特に強いと考えられている。
d	神経細胞に興奮が起き、その直後しばらくは刺激を強く与えても興奮が起きない時期があり、これを不応期という。

1　a・b　　2　a・d　　3　b・c　　4　c・d

[　　　]

10-21 手術とそれに伴う麻痺との組合せで正しいのはどれか

a	下顎部の腫瘍摘出術	顔面神経麻痺
b	甲状腺摘出術	反回神経麻痺
c	項部リンパ節生検	副神経麻痺
d	扁桃腺摘出術	舌下神経麻痺

1　a・b　　2　a・d　　3　b・c　　4　c・d

[　　　]

10-22 脳神経とその障害による症状との組合せで正しいのはどれか
1　視神経――――――複視
2　舌下神経――――――舌の偏位
3　動眼神経――――――眼球の外転不能
4　三叉神経――――――額のしわ寄せ不能

[　　　]

実 践 問 題

☐☐ **10-23** 図でノルアドレナリンが神経伝達物質である部位はどれか

1　ア
2　イ
3　ウ
4　エ

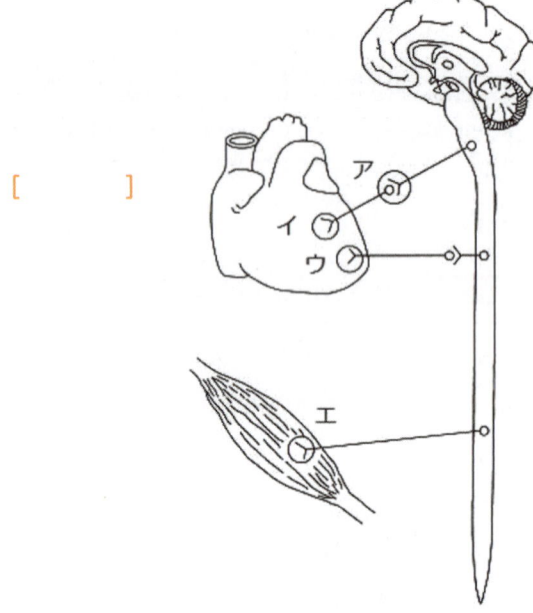

[　　　]

☐☐ **10-24** 錐体路で正しいのはどれか

a	大脳の運動皮質に始まる。
b	大脳の基底核を経由する。
c	脊髄の感覚神経に連絡する。
d	大多数は延髄で交差する。

1　a・b　　2　a・d　　3　b・c　　4　c・d

[　　　]

☐☐ **10-25** 「両眼を強く閉じて下さい」と言うと図のような表情になった。異常のある神経はどれか

1　動眼神経
2　三叉神経
3　外転神経
4　顔面神経

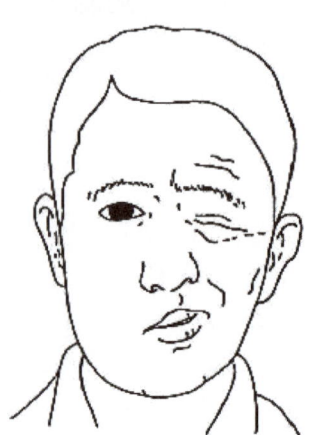

[　　　]

実 践 問 題

☐☐ **10-26** 神経伝達物質でカテコールアミンはどれか
1　ドパミン
2　セロトニン
3　γ－アミノ酪酸
4　アセチルコリン

[　　]

☐☐ **10-27** 中枢神経系を保護する組織で正しいのはどれか
1　髄膜は外側から硬膜、軟膜、くも膜である。
2　軟膜下は脳脊髄液で満たされている。
3　脳脊髄液は脳室の脈絡叢から分泌される。
4　脳脊髄液はリンパ管に吸収される。

[　　]

☐☐ **10-28** 中枢神経系で正しいのはどれか
1　大脳の表面は白質と黒質とからなる。
2　小脳の下端に下垂体が位置する。
3　脳幹は延髄と脊髄とからなる。
4　間脳は視床と視床下部とからなる。

[　　]

☐☐ **10-29** レム睡眠について正しいのはどれか
1　脳波上徐波を示す。
2　骨格筋は弛緩する。
3　心拍数は安定する。
4　夢はみない。

[　　]

実 践 問 題

☐☐ **10-30** 器質的な異常はなく、尿意はあるが排尿できない患者に自然排尿を促す援助で<u>適切でない</u>のはどれか
1 仙骨部の温湿布をする。
2 リラックスできる状態にする。
3 腹圧をかけられる体位にする。
4 膀胱に充満するまで我慢するよう促す。

[　　]

☐☐ **10-31** 副交感神経系の作用はどれか。<u>2つ選べ</u>
1 瞳孔の収縮
2 発汗の促進
3 気管支の拡張
4 唾液分泌の亢進
5 消化管運動の抑制

[　　]

☐☐ **10-32** 交感神経系の緊張で弛緩するのはどれか
1 立毛筋
2 瞳孔散大筋
3 膀胱括約筋
4 気管支平滑筋

[　　]

☐☐ **10-33** 体温の恒常性を保つ中枢はどれか
1 大脳
2 視床下部
3 橋
4 延髄

[　　]

実 践 問 題

☐☐ **10-34** 末梢神経とその作用の組合せで正しいのはどれか
1 橈骨神経————————母指の屈曲
2 尺骨神経————————手関節の背屈
3 坐骨神経————————大腿の伸展
4 腓骨神経————————足の背屈

[　　　]

11 感覚器系

問01 感　覚

次の文章中の空欄に適切な語句を入れなさい

感覚の種類には次のようなものがある。触覚、痛覚、温度感覚などの①_____感覚、身体諸部の位置、運動状態感知の②_____感覚とからなる③_____感覚や、空腹感、のどの渇き、尿意などの④_____感覚と内臓の拡張やけいれんによる痛みなどの⑤_____痛覚とからなる⑥_____感覚がある。また、五感といわれる"みる・きく・かぐ・あじわう・ふれる"のうちの"ふれる"の皮膚感覚を除き、"みる"の視覚、"きく"の聴覚、"かぐ"の嗅覚、"あじわう"の味覚と平衡感覚を⑦_____感覚という。

問02 視覚器

次の文章中の空欄に適切な語句を入れなさい

❶ 視覚器は①_____と②_____とからなる。②は、眼球を保護し、その働きを助ける③_____、結膜、④_____筋、涙器などがある。

❷ 眼球は左右の眼窩のなかに納められ、前方は⑤_____に、後方は⑥_____で保護され、視神経によって脳とつながる。眼球壁は3枚の膜からなり、内部に⑦_____体、⑧_____体、⑨_____水を入れている。

❸ 眼球壁の外膜は⑩_____膜で、眼球全体を包み、前方1/6に無色透明な⑪_____膜が、後方5/6は白目の部分で⑫_____膜がある。

❹ 眼球壁の中膜は⑬_____膜で、後方の血管、色素に富む⑭_____膜（ブドウ膜ともいう）と、前方の⑮_____体と⑯_____からなる。

❺ 眼球壁の内膜は色素上皮層と⑰_____膜からなる。網膜は眼球壁の最内層で、眼球後極のやや内側で視神経と連なる。

❻ 毛様体（もうようたい）は脈絡膜（みゃくらくまく）に続き、中に毛様体筋があり毛様体小帯で水晶体とつながり、

⑱＿＿＿＿体の厚さの調節つまり⑲＿＿＿＿調節に関係する。

❼虹彩は⑳＿＿＿＿体から起こり、水晶体の前を円板状に縁どり㉑＿＿＿＿調節を行う。

❽網膜には光を感じる視細胞（㉒＿＿＿＿体＝色覚、㉓＿＿＿＿体＝明暗）がある。

❾水晶体は両凸レンズ状で、その辺縁は㉔＿＿＿＿小帯により毛様体に連結されている。

❿㉕＿＿＿＿体は水晶体と網膜との間のゼリー状組織で眼球の後方3/5を占め、その90%は水分である。

⓫眼瞼（まぶた）は上下2枚のヒダで外面は皮膚、内面は結膜（眼瞼結膜）からなる。縁には㉖＿＿＿＿があり、㉗＿＿＿＿腺（マイボーム腺）が開口し、脂肪性の液を分泌している。

⓬結膜は眼瞼の内面をおおう㉘＿＿＿＿結膜と眼球表面をおおう㉙＿＿＿＿結膜とがあり、その移行部を結膜円蓋という。

⓭眼球の上外側にある㉚＿＿＿＿腺から分泌された涙は眼球前面を潤して、角膜の乾燥を防ぎ、涙点から上・下㉛＿＿＿＿を通って㉜＿＿＿＿に集まり、下鼻道に開口している㉝＿＿＿＿管を通って鼻腔に排出される。

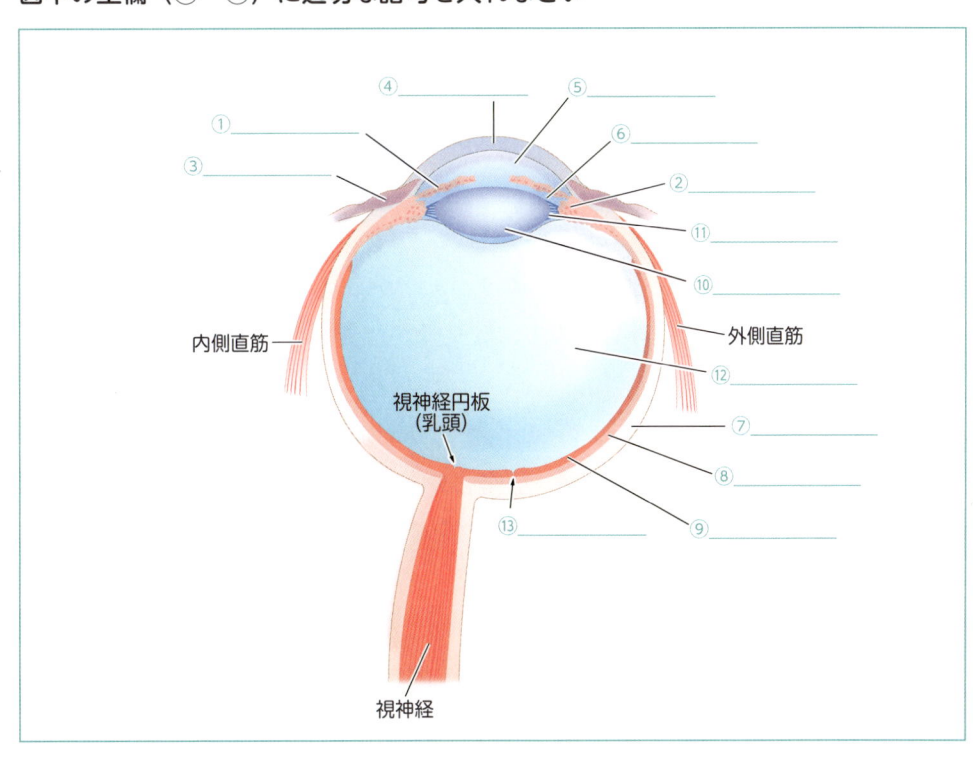

問03 眼球水平断（右側）

図中の空欄（①〜⑬）に適切な語句を入れなさい

問04 眼筋

図中の空欄（①〜⑤）に適切な語句を入れなさい

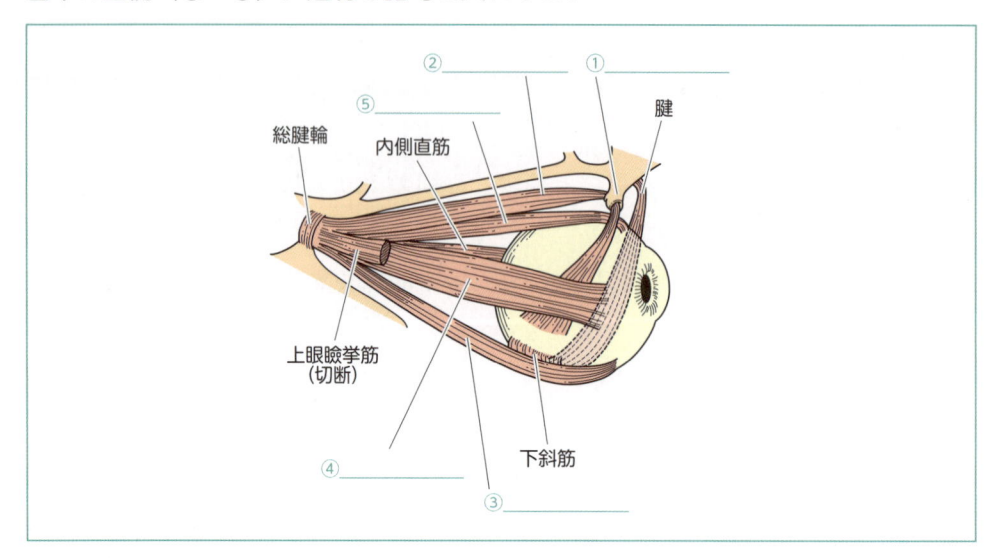

① _____
② _____
③ _____
④ _____
⑤ _____

問05 平衡聴覚器

図を参考に、次の文章中の空欄に適切な語句を入れなさい

❶ 耳は聴覚と身体の平衡感覚をつかさどる器官で、① _____ 、② _____ 、③ _____ からなる。①・②は音波の④ _____ 器、③は音波と平衡感覚の⑤ _____ 器であり、内耳の前半部には聴覚器が、後半部には平衡感覚器がある。

❷ 外耳は集音器で弾性軟骨からなる⑥ _____ と外耳孔に始まり、伝音器となる長さ約2.5〜3cmの⑦ _____ からなる。外耳道内の皮膚にはアポクリン腺（耳道腺）がある。

❸ 中耳は外耳道から入ってきた音波を骨振動に変えて内耳に伝える働きをもち、⑧ _____ 、⑨ _____ 、⑩ _____ からなる。⑪ _____ は外耳道の奥で鼓室の外側壁となる薄い膜で、ツチ骨が付着している。⑫ _____ はほぼ六面体の腔で、内側壁の⑬ _____ と⑭ _____ によって内耳に連なる。鼓室内には3つの⑮ _____ があり、鼓膜に付着するツチ骨、キヌタ骨、アブミ骨と連なり、アブミ骨が前庭窓をふさぎ内耳に連接する。

❹ 耳管は⑯ _____ と⑰ _____ を結ぶ長さ約3.5cmの管で、鼓室内に空気を送りその内圧を外気圧と等しくする。⑱ _____ 口から始まり⑲ _____ 口で鼓室とつながる。

❺ 内耳は側頭骨錐体内にある平衡聴覚器の主要部で、⑳ _____ と㉑ _____ とからなる。

❻ 骨迷路は中央部の㉒＿＿＿＿と、前方に㉓＿＿＿＿、後方に㉔＿＿＿＿が連なる。前庭はふくろ状をなし、膜迷路である球形嚢と卵形嚢とが入っている。外側壁に㉕＿＿＿＿があり鼓室に接している。㉖＿＿＿＿は3個の骨管で、脚は卵形嚢に連なり、内部に同形の膜半規管を入れている。㉗＿＿＿＿はカタツムリ状をし、中は骨腔でラセン管となり、前庭階と鼓室階に分かれ外リンパを入れ、膜迷路の蝸牛管をも入れている。

❼ 膜迷路は前庭中の㉘＿＿＿＿と㉙＿＿＿＿、骨半規管中の㉚＿＿＿＿、そして蝸牛中の㉛＿＿＿＿からなる。球形嚢と卵形嚢は内リンパを入れ、平衡斑とよばれる感覚上皮をもち平衡感覚を受けもつ。球形嚢は㉜＿＿＿＿に、卵形嚢は㉝＿＿＿＿に連なっている。膜半規管は感覚上皮をもち、㉞＿＿＿＿神経（平衡神経）と連結し㉟＿＿＿＿感覚を受けもつ。蝸牛管の一部に聴覚器の本体である㊱＿＿＿＿（コルチ器）があり、㊲＿＿＿＿神経（聴神経）と連結し、蝸牛管中を流れている内リンパの振動により働く。

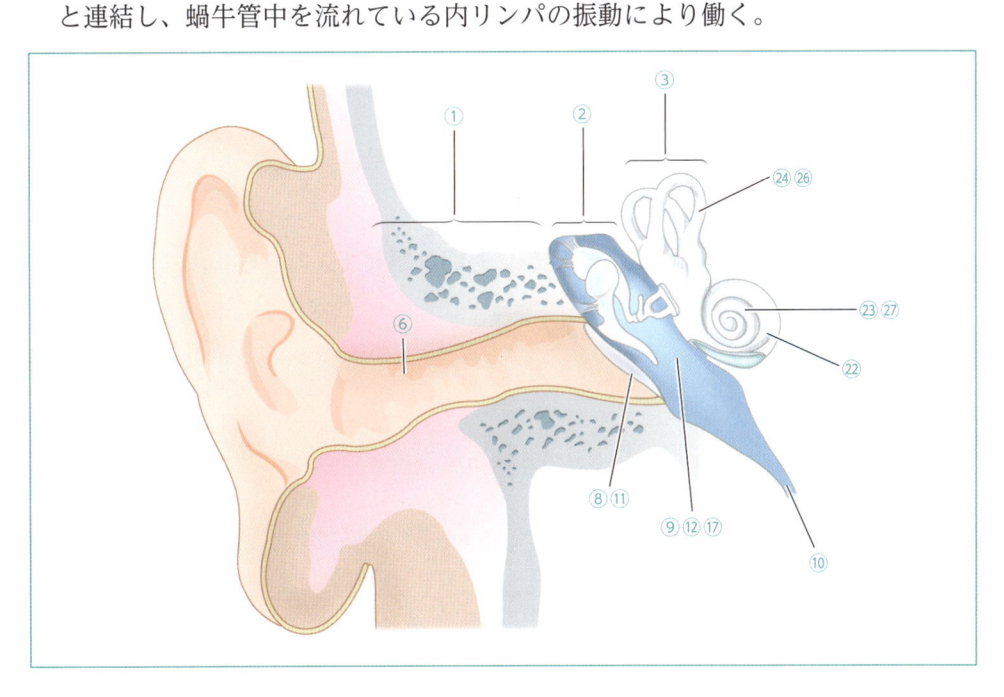

問06 味覚器

次の文章中の空欄に適切な語句を入れなさい

舌の①＿＿＿＿乳頭、②＿＿＿＿乳頭、③＿＿＿＿乳頭にある④＿＿＿＿が味覚の受容器で、味細胞の集まりである。味蕾は舌だけではなく軟口蓋、口蓋垂、咽頭にも分布するが、大部分は⑤＿＿＿＿に存在する。茸状乳頭では味蕾は乳頭の頭部に、有郭乳頭、葉状乳頭では、側方にある。

問07 外皮

次の文章中の空欄に適切な語句を入れなさい

❶ 表皮は皮膚の最外層をなし、① _____ 上皮からでき、5層が区別される。表面第1層は② _____ 層で、手掌や足底ではとくに厚く丈夫である。

❷ 真皮は密な③ _____ 組織からなり、血管や神経はここに分布している。表皮に接するところでは無数の乳頭が突出し、毛細血管や感覚神経終末がみられる。

❸ 皮下組織は④ _____ 組織からでき、多量の脂肪細胞（皮下脂肪）を有する。皮下組織内を皮静脈、皮神経が走行する。

❹ 汗腺の⑤ _____ 腺は毛と無関係で全身の皮膚に分布しているが、⑥ _____ 腺は腋窩(えきか)・乳輪・肛門周囲などの毛根部にあり、耳道腺、腋窩腺、乳輪腺、肛門周囲腺、睫毛(しょうもう)腺などがある。

問08 体性感覚

図を参考に、次の文章中の空欄に適切な語句を入れなさい

❶ 体性感覚とは、① _____ 感覚と② _____ 感覚を合わせたものをいう。
❷ 皮膚感覚とは、③ _____ 覚、④ _____ 覚、⑤ _____ 覚、⑥ _____ 感覚（温・冷）をさす。

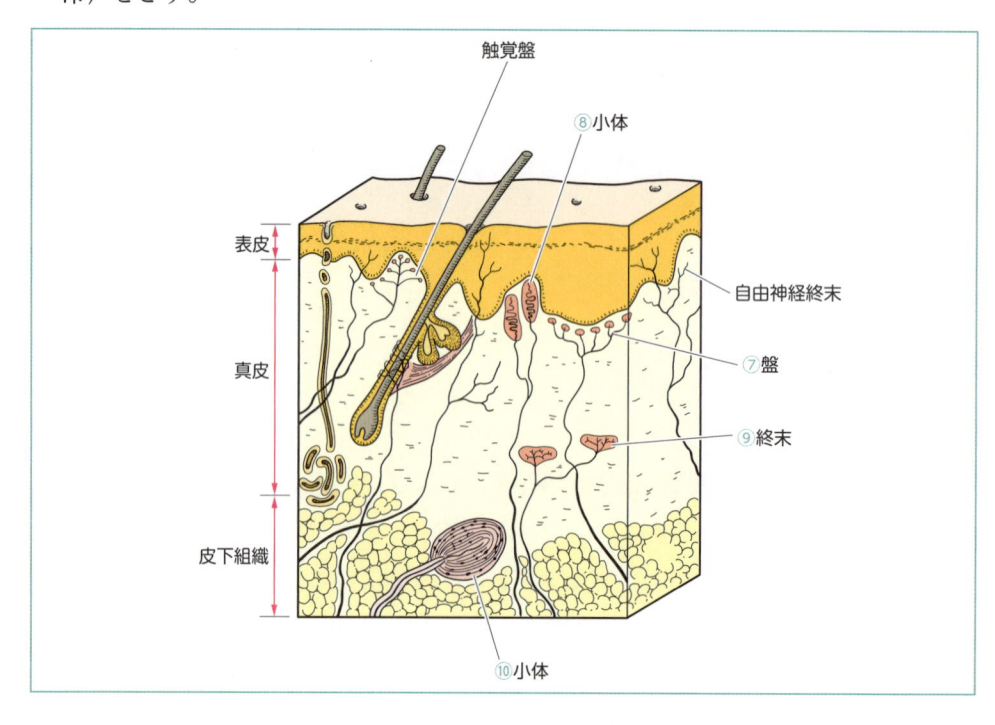

図：皮膚の断面（触覚盤、⑧小体、自由神経終末、⑦盤、⑨終末、⑩小体、表皮、真皮、皮下組織）

❸ 皮膚の機械的受容器には、神経終末の⑦_____盤（触覚・圧覚）・⑧_____小体（触覚・粗振動感覚）・⑨_____終末（触覚）・⑩_____小体（振動感覚）や触覚盤・⑪_____受容器（毛幹の傾きの変化）・自由神経終末がある。温熱受容器と痛覚受容器には感覚神経線維の末端が自由神経終末をなしている。

❹ 皮膚より深部にある皮下、筋、腱、骨膜や関節に受容器があり、身体諸部の⑫_____、⑬_____、⑭_____の状態を知る感覚と、筋膜、骨膜、関節などの損傷によって生じる⑮_____を深部感覚という。

問09 内臓感覚

次の文章中の空欄に適切な語句を入れなさい

❶ 食欲、のどの渇き、空腹感、吐き気、性欲、尿意、便意などを①_____感覚といい、身体の欲求の表れで、この感覚が刺激となって②_____行動、③_____行動などの本能行動が起きる。

❷ ④_____痛覚は内臓が刺激されて起こる感覚で、周辺組織の血流の低下、内臓の拡張やけいれん性の収縮、発痛物質（ブラディキニン）、侵害刺激によって内臓痛覚受容器が興奮し、痛みを感じる。

問10 視　覚

次の文章中の空欄に適切な語句を入れなさい

❶ 視覚は①_____の内面、②_____に光があたることにより生じる感覚で、網膜の③_____細胞が受容器である。視細胞は光を感じる細胞で、網膜の一番外層、脈絡膜側にある。④_____体と⑤_____体の2種類に区別され、④体は⑥_____を含み、明るいところで光を感受し、色覚に関係する。⑤体は⑦_____を含み、明暗を感受するが色覚は弱い。

❷ 暗いところから明るいところへ出ると、まぶしくて見えないが、やがて明るさになれ見えるようになることを⑧_____という。反対に明るいところから暗いところに入ると、最初は何も見えないが、やがて暗さに目が慣れ見えるようになることを⑨_____という。夜盲症は⑩_____欠乏により、⑪_____の再生が妨げられ暗順応が不十分となる。

❸ 明暗の調節は⑫_____の対光反射によって行われる。瞳孔は、明るい光が入ると副交感神経支配の⑬_____筋によって縮小し、光の量を少なくする。

❹水晶体の厚さの調節によって⑭＿＿＿＿調節がなされる。近視は遠方の物体の像が⑮＿＿＿＿の手前に結像。眼軸が長い場合、⑯＿＿＿＿レンズで矯正する。遠視は近い物体のみならず遠方の物体の像も網膜の⑰＿＿＿＿に結像。眼軸が短すぎるか、水晶体の屈折力不足による。⑱＿＿＿＿レンズで矯正する。

❺角膜の曲率が水平方向と垂直方向で著しく異なることを⑲＿＿＿＿という。⑳＿＿＿＿レンズで矯正する。

❻錐状体の異常により、色の識別ができないものを㉑＿＿＿＿という。物の形と明暗は感受することができるが、すべての色の識別ができないものを㉒＿＿＿＿という。特定の色の識別ができない㉑には、赤と緑が区別できない㉓＿＿＿＿などがある。

問11 聴覚と平衡覚

次の文章中の空欄に適切な語句を入れなさい

❶外から外耳道を通ってきた音は、鼓膜を振動させる。鼓膜の振動は、①＿＿＿＿骨→②＿＿＿＿骨→③＿＿＿＿骨→④＿＿＿＿→⑤＿＿＿＿（前庭階、蝸牛管、鼓室階の3部からなる）、基底膜上のラセン器（コルチ器）→⑥＿＿＿＿細胞→⑦＿＿＿＿神経→大脳皮質の⑧＿＿＿＿野（中枢）の経路をたどる。

❷重力その他の加速度が、前庭の卵形嚢・球形嚢または膜半規管の感覚上皮を刺激して、⑨＿＿＿＿神経（内耳神経）により小脳に伝えられることを⑩＿＿＿＿という。

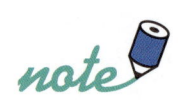

note

問12 味 覚

次の文章中の空欄に適切な語句を入れなさい

味の種類は多様であるが、①＿＿＿＿・②＿＿＿＿・③＿＿＿＿・④＿＿＿＿・⑤＿＿＿＿の⑥＿＿＿＿つの基本味の混合からなる。

⑥＿＿＿＿種の味は舌の全体どこでも感じるが、部位により量的な差があり、苦味は舌根、酸味は舌縁、甘味と塩味は舌尖で主に感じるといわれていた。しかし、最近の研究によれば、舌での味の感じ方はどこの部位であってもあまり違いが無いといわれている。

舌の⑦＿＿＿＿、葉状乳頭、⑧＿＿＿＿にある味蕾中の味細胞が化学物質により刺激されると、舌神経（鼓索神経＜⑨＿＿＿＿＞）、⑩＿＿＿＿の感覚枝により大脳の味覚中枢に伝えられ、味を感じる。

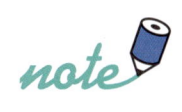

○×確認問題

- □□ 1 　網膜の視細胞に対する適刺激（適当刺激）は、光である。
- □□ 2 　物体からの平行光線が、網膜の後方で結像する場合を近視といい、網膜より前方で結像する場合を遠視という。
- □□ 3 　内耳にある半規管は平衡感覚をつかさどる。
- □□ 4 　水晶体は両凸レンズ状、辺縁に付着する毛様体小帯と毛様体筋の働きでその屈折率が調節される透明体である。
- □□ 5 　毛様体の輪状筋が収縮すると、毛様体小帯が緩み水晶体の屈折率が増加して、近くが見える。
- □□ 6 　近視とは、水晶体の通過光が網膜の前方で結像する状態をいう。
- □□ 7 　網膜の中心窩には、視細胞の杆状体があり明暗感覚が強い。
- □□ 8 　爪は表皮の角質層が変化したものである。
- □□ 9 　耳には、聴覚はあるが平衡感覚はない。
- □□ 10　味覚は舌下神経の支配を受ける。
- □□ 11　内耳は耳管により外界に通じている。
- □□ 12　網膜の神経細胞の軸索は集合して、視神経となる。
- □□ 13　皮膚は、表皮と皮下組織の2層に分けられる。
- □□ 14　外耳孔から鼓膜までの長さは約5cmである（標準体格の成人男性）。
- □□ 15　眼球中膜は、脈絡膜、毛様体、虹彩よりなる。
- □□ 16　網膜の視細胞は、錐状体と杆状体に分けられ、錐状体は明暗に、杆状体は色覚に関係する。
- □□ 17　味覚の感覚として、甘味、酸味、苦味、塩味があるが、いずれの感覚細胞も舌のどの部分においても一様に分布している。
- □□ 18　内耳には、ツチ骨、キヌタ骨、アブミ骨の3個の耳小骨がある。
- □□ 19　眼球の前方にある透明な膜を角膜という。
- □□ 20　明るいところから急に暗いところに入ると最初は見にくいが、やがて見えるようになる。これを暗順応という。
- □□ 21　主として、汗はエクリン腺より分泌される。
- □□ 22　視神経円板は最も強く光を感じ、やや外側にある黄斑は光を感じない。

実 践 問 題

☐☐ **11-01** 次のうち正しいのはどれか

> a　眼球線維膜のうち後方半分が強膜である。
> b　毛様体や虹彩は、網膜に続き眼球内膜の一部となる。
> c　眼球内膜の後方は、脈絡膜（ブドウ膜）からなる。
> d　眼球内容としては、水晶体、硝子体、眼房水などがある。

1　a・b　　　2　a・d　　　3　b・c　　　4　c・d

[　　　]

☐☐ **11-02** 次のうち誤っているのはどれか
1　網膜の視細胞のうち錐状体は色覚に、杆状体は明暗感受に関係する。
2　網膜の後方、視神経円板部（乳頭）は最も強く光を感受する。
3　近視とは水晶体の通過光が網膜の前方で結像する状態をいう。
4　暗さに対して目が慣れてくる現象を暗順応という。

[　　　]

☐☐ **11-03** 次のうち誤っているのはどれか
1　網膜の視細胞の軸索は集合して視神経となる。
2　水晶体は毛様体小体と毛様体筋の働きによりその屈折率が調節される。
3　錐状体の異常により、色の識別ができないものを色覚異常という。
4　イオドプシンは光に当たると分解し、暗いところではビタミンAにより再生される。

[　　　]

☐☐ **11-04** 次のうち誤っているのはどれか
1　内耳は骨迷路と膜迷路からなる。
2　内耳にある半規管は平衡感覚をつかさどる。
3　蝸牛管の一部には聴覚器の本体であるラセン器（コルチ器）がある。
4　前庭は卵形嚢と球形嚢からなり、内部のリンパの振動で音を伝える。

[　　　]

実践問題

☐☐ **11-05** 次のうち正しいのはどれか
1　耳管とは、咽頭と鼓室を結ぶ長さ約3.5cmの管である。
2　集音器である耳介は、硝子軟骨でできている。
3　鼓膜に付着するツチ骨、キヌタ骨、アブミ骨は蝸牛窓を塞ぎ内耳に連接する。
4　内耳の骨迷路と膜迷路との間には、内リンパが入っている。

[　　　]

☐☐ **11-06** 次のうち正しい組合わせはどれか

a	外耳 ———————	鼓膜
b	中耳 ———————	耳管
c	中耳 ———————	鼓室
d	内耳 ———————	耳小骨

1　a・b　　2　a・d　　3　b・c　　4　c・d

[　　　]

☐☐ **11-07** 次のうち正しいのはどれか

a　味細胞の集まりである味蕾は、有郭乳頭や葉状乳頭などの舌乳頭にある。
b　嗅細胞は鼻腔内の嗅粘膜上皮にあり、ここで感受した嗅刺激は嗅神経によって嗅球に伝わる。
c　味の感覚として甘味、酸味、苦味、塩味がある。これらの味に対する感覚細胞は、舌のどの部分においても一様に分布している。
d　味覚は舌下神経によって伝達される。

1　a・b　　2　a・d　　3　b・c　　4　c・d

[　　　]

☐☐ **11-08** 次のうち誤っているのはどれか
1　皮膚は、表皮、真皮、皮下組織からなり、皮下組織に多量の脂肪細胞（皮下脂肪）を有する。
2　表皮は5層からなり、その間に血管や神経を分布させている。
3　深層感覚の受容器は、筋、腱、骨膜や関節にある。
4　マイスネル小体、パチニ小体、ルフィニ終末、メルケル盤などは知覚神経終末である。

[　　　]

実 践 問 題

☐☐ **11-09** 正しい組合せはどれか

　　　〈感覚〉　　　　〈受容器〉　　　〈求心性神経〉
1　味覚――――――味蕾――――――舌下神経
2　聴覚――――――蝸牛管―――――滑車神経
3　視覚――――――視神経乳頭―――視神経
4　平衡感覚――――前庭器官――――内耳神経

[　　　]

☐☐ **11-10** 瞳孔が縮小するのはどれか
1　睫毛反射
2　輻輳反射
3　眼瞼反射
4　角膜反射

[　　　]

☐☐ **11-11** 交感神経の興奮によって起こる眼の反応はどれか
1　明順応
2　散瞳
3　流涙
4　視野狭窄

[　　　]

☐☐ **11-12** 近くを見るときに弛緩するのはどれか
1　ア
2　イ
3　ウ
4　エ

[　　　]

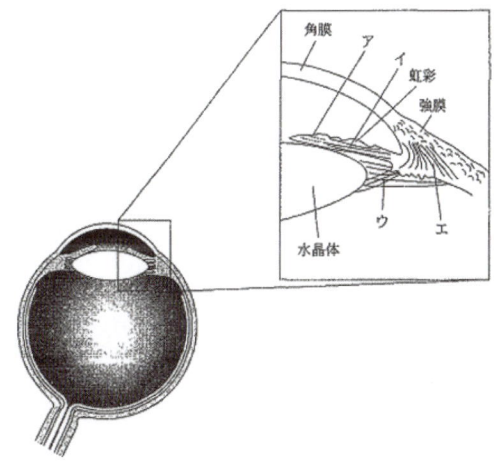

217

実践問題

11-13 最も順応しにくいのはどれか
1 痛覚
2 嗅覚
3 味覚
4 視覚

[　　　]

11-14 左眼に光を当てた時の正常な対光反射はどれか

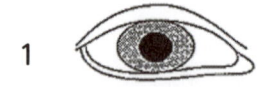

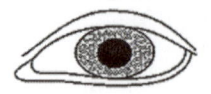

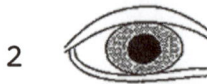

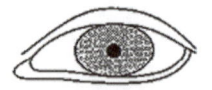

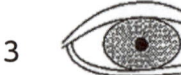

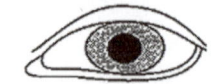

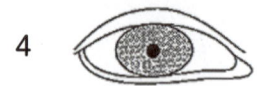

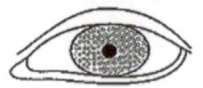

1
2
3
4

[　　　]

11-15 近くの物を見るときの反応で正しいのはどれか
1 両眼球の外転
2 瞳孔の収縮
3 水晶体の厚さの減少
4 眼圧の上昇

[　　　]

11-16 内耳とともに平衡覚に関与するのはどれか
1 聴覚
2 嗅覚
3 視覚
4 味覚

[　　　]

218

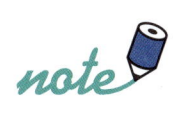

note

12 体液・血液

問01 体液区分

次の文章中の空欄に適切な語句を入れなさい

❶ 体液は①_____液（ICF）と②_____液（ECF）に大別され、②液は主に③_____液（ISF）と④_____からなる。また、胸腔や腹腔の体腔液、結合組織や骨に含まれる水も細胞外液の一部を構成している。

❷ 体液の体重比は、成人男性では体重の⑤_____％、成人女性で体重の⑥_____％（男性に比べて脂肪の量が相対的に多いため）、乳児で体重の77％である。

問02 体液バランス

次の文章中の空欄に適切な語句を入れなさい

体液は生体の①_____（②_____ともいう）を維持する役割を果たしている。そのため、各体液区分で絶えず溶液成分の出入りを繰り返しながら一定の③_____した状態を保っている。各体液区分の水や溶質の出入りの差をバランスという。体内と体外の両方のバランスが0に保たれていることを体液の①という。

問03 体液の組成

次の文章中の空欄に適切な語句を入れなさい

❶ 細胞外液と細胞内液とでは、電解質の組成に差がある。細胞外液は海水の組成に非常に似ており、いずれも陽イオンは①_____・②_____・③_____・④_____の4種の電解質からなり、陰イオンは、⑤_____・⑥_____が含まれている。

❷ ⑦_____（体液量の調節）：水のバランスが負になる（脱水）と体液は濃縮され、⑧_____は上昇する。
❸ ⑨_____の調節：血漿浸透圧が高くなると、口渇による飲水や⑩_____ホルモン（バソプレシン）の分泌による腎からの濃縮尿の排泄が生じる。

問04 酸・塩基平衡

次の文章中の空欄に適切な語句を入れなさい

❶ 体液の①_____濃度（pH）は、正常では狭い範囲内（②_____～7.45）に保たれている。生体は物質代謝の結果、③_____を生じ、非揮発性酸も生ずる。また食物として酸を摂取し、便中に重炭酸その他の塩基を失う。こうして、体液は④_____に傾きやすい。このため、体液のpHを一定に保つ調節機構が働いている。

❷ ⑤_____が体液に加わったとき、体液による物理化学的な⑥_____作用が起こる。これは体液中の炭酸（H₂CO₃）や蛋白質、ヘモグロビン、有機リン酸塩などが反応し、⑤を中和する働きである。

❸ 組織の代謝で生じた③は、呼吸によって肺から体外に放出される。この働きを⑦_____調節という。

❹ 体内で生成される酸のうち⑧_____以外は空気中へ排泄できない非揮発性酸である。腎臓は非揮発性酸を排泄する。非揮発性酸の産生が増加すると、腎臓は⑨_____の排泄を増加して⑩_____の低下を代償する。この働きを⑪_____調節という。

問05 酸・塩基平衡の異常と原因

次の文章中の空欄に適切な語句を入れなさい

❶ 体液が異常に酸性になった場合（血液のpHが①_____以下のとき）を②_____といい、アルカリ性になった場合（pH7.45以上のとき）を③_____という。

❷ 呼吸性④_____とは、肺や気道の障害のため⑤_____となり、二酸化炭素（CO₂）と炭酸（H₂CO₃）が体内に蓄積された状態をいう。呼吸中枢群の抑制による⑥_____症候群、急性呼吸器

疾患、麻薬中毒、CO_2の吸入、慢性呼吸器疾患や極度な肥満などで起こる。

❸ 呼吸性⑦_____とは呼吸が促進し、過換気のためにCO_2が過度に取られ、H_2CO_3が欠乏するためにpHが上昇する状態をいう。脳疾患、アルコール中毒、発熱時など低酸素血症に伴う換気亢進で、精神的な緊張など呼吸中枢の活動増強による⑧_____症候群やプロゲステロンによる呼吸刺激が成因となる。

❹ 呼吸性アシドーシスと呼吸性アルカローシスは、いずれも⑨_____が原因で起こる。

❺ 代謝性⑩_____は腎不全によりリン酸イオン（HPO_4^{2-}）や硫酸イオン（SO_4^{2-}）など酸性イオンが処理されず血液中に増える、糖尿病で陰イオンである有機酸（ケトン体）が多量につくられ血液中に溜まる、など炭酸水素イオン（HCO_3^-）が減少し、⑪_____となる状態である。糖尿病や飢餓で起こるケトン体の蓄積や激しい運動時の乳酸の蓄積、腎機能障害でのH^+の排泄不全、胃腸や腎機能障害によるHCO_3^-の喪失で起こる。

❻ 代謝性⑫_____は、胃液の嘔吐によりCl^-が減少し、血漿HCO_3^-濃度の上昇をまねくことで引き起こされる。高アルドステロン血症による⑬_____血症、⑬血症でのH^+の細胞内移動、重曹HCO_3^-の投与などでも起こる。

❼ 代謝性アシドーシスと代謝性アルカローシスは、⑭_____の異常、糖尿病、⑮_____疾患などが原因で起こる。

問06 組織間液とリンパ

次の文章中の空欄に適切な語句を入れなさい

血液中の液体成分が、毛細血管から血圧によって濾過され、組織間へ出たものを①_____液という。成分は血漿とほぼ同じだが、蛋白質の量が減少している。①液は再び毛細血管に吸収されるが、余分なものはリンパ管中に入って②_____となる。

note

問07 血液の一般的性質

次の文章中の空欄に適切な語句を入れなさい

血液は体重の約① _____ ～ 1/13（② _____ ～ 8％）を占める。動脈血の色は鮮紅色で、静脈血は暗赤色を示す。比重は③ _____ ～ 1.066、水素イオン濃度（pH）は④ _____ ～ 7.45で、⑤ _____ 性である。

問08 血液の働き

次の文章中の空欄に適切な語句を入れなさい

❶ 血液は① _____ ・② _____ 栄養素、代謝産物、イオン、水、ホルモンなどの運搬作用をもつ。

❷ 血液は、組織中の不要物、余分な水を③ _____ するため腎臓に運搬する働きをもっている。

❸ 血液は全身を循環して体温を均等にし、体表の血管から熱放散する④ _____ 作用、血液中の免疫体や白血球などにより細菌、毒素を処理し、感染やその他の障害からの身体を守る⑤ _____ 作用、出血に際して血液自身が凝固する、⑥ _____ 作用などをもつ。

問09 血液の成分

次の文章中の空欄に適切な語句を入れなさい

❶ 血液はその① _____ ％は赤血球、白血球、血小板などの有形（細胞）成分である。

❷ 赤血球は平均の直径が7.7μm、厚さ2μmの② _____ 状をなし、③ _____ 核である。その数は、成人男性④ _____ /mm³、成人女性450万/mm³あり、⑤ _____ （⑥ _____ ）によって酸素の運搬を行う。

❸ ⑦ _____ は鉄を含む蛋白質の一種で、血液が肺を循環する間に酸素と結合し⑧ _____ となり、酸素を末梢の組織に運ぶ。酸素の不足した組織では、酸素を放出して⑨ _____ となる。

❹ 赤血球は⑩ _____ 中で生成され、血流中の寿命は約⑪ _____ 日である。そして、⑫ _____ および⑬ _____ （赤脾髄）で破壊される。

❺ 血色素量は男性では⑭ _____ g/d*l*、女性では14g/d*l*であり、ザーリ法では男性100％に対して女性は⑮ _____ ％である。

❻白血球は無色、⑯_____核である。数は⑰_____～8,000/mm³で、細胞形質に顆粒のある⑱_____と、顆粒のない⑲_____に分類される。

❼白血球は⑳_____運動を行い、体内に入った細菌や異物に接近し㉑_____作用という働きでとらえて、処理する。

❽顆粒白血球と単球は㉒_____で、リンパ球は㉒_____や㉓_____で生成される。

❾血小板は直径が2～3μmの㉔_____核の血球である。㉕_____～50万/mm³含まれていて、血液の凝固の際に働く。5万/mm³以下では止血に障害が起こる。㉖_____で生成され、その寿命は約㉗_____日で、㉘_____にて破壊される。

❿血漿は血液の約㉙_____%を占める㉚_____成分で、その90%は水である。それ以外には蛋白質が含まれる。線維素原（フィブリノゲン）・アルブミン・グロブリンに大別され、総称して㉛_____という。血清とは、血漿から㉜_____を除いたものをいう。

問10 血液凝固

次の文章中の空欄に適切な語句を入れなさい

❶血液凝固とは、血漿中の①_____が、トロンビンの作用により②_____となって血球を凝集することである。

❷出血すると、血小板が空気に触れて壊れ、③_____を放出する。

❸トロンボプラスチンと血漿中カルシウムイオンの作用により、④_____（血漿蛋白）がトロンビンに変化する。

❹トロンビンの酵素作用により、⑤_____が不溶性の線維蛋白である⑥_____となる。⑥はカルシウムイオンなどの作用で相互に結合し、網状構造をつくり赤血球を取り込み、凝集させる。

❺血漿蛋白には、⑦_____圧を保ち、吸着性が強く、脂肪酸、ビリルビン、Ca²⁺、Zn²⁺などの尿中排泄を防ぐ、⑧_____緩衝作用、栄養源・ホルモンなどの運搬、⑨_____と線維素溶解や⑩_____の働きをもつことが知られている。

問11 赤血球沈降速度（血沈・赤沈）

次の文章中の空欄に適切な語句を入れなさい

❶ 血液に① _____ を加えて凝固を防ぎ、ピペットに入れ、垂直に立てて凝集して下降する赤血球の1時間値を② _____ （血沈、赤沈）という。③ _____ 法での正常値は1時間値で、男性④ _____ mm以内、女性15mm以内である。

❷ 赤血球の沈降速度が促進される原因として、⑤ _____ の増加、赤血球数の減少（⑥ _____ ）、⑦ _____ の増量（炎症など）、⑧ _____ の減少が考えられる。

問12 血液型

次の文章中の空欄に適切な語句を入れなさい

❶ 赤血球には① _____ とよぶ2種類の抗原A、Bがあり、凝集原AをもつものをA型、BをもつものをB型、AおよびBをもつものをAB型、A、Bいずれももたないものを O 型と4つの血液型に分類する。

❷ 血清中には凝集原を凝集させる② _____（③ _____）α、βがあり、A型の血清はβ、B型の血清はα、O型の血清はαおよびβをもつが、AB型の血清には②（③）がない。

❸ ④ _____ 反応は、抗原Aと抗体⑤ _____ または抗原Bと抗体⑥ _____ が混じったときにのみ生ずる。

❹ 日本人のABO式血液型の出現率は、⑦ _____ 型40％、⑧ _____ 型30％、⑨ _____ 型20％、⑩ _____ 型10％である。

問13 脾臓の働き

次の文章中の空欄に適切な語句を入れなさい

❶ 脾臓は体内で老化した① _____ を破壊する。
❷ 脾臓はリンパ組織があり、抗体を産生し、白血球による② _____ 作用をもつ。
❸ 脾臓は③ _____ 期に造血を行う。
❹ 脾臓は④ _____ を蓄え、出血時に動員する。

○×確認問題

- □□ 1 細胞内に最も多い陽イオンはカリウムである。
- □□ 2 末梢血中の赤血球は無核である。
- □□ 3 血清とは、血漿よりプラスミノゲンを除いたものである。
- □□ 4 血小板は、血液の凝固に関係する。
- □□ 5 体重の40％は体液で、大部分は水である。
- □□ 6 Rh陰性の人は、Rh陽性の人から輸血されても危険はない。
- □□ 7 白血球の基準値は、1mm^{3}中、おおむね4,500～8,500個である。
- □□ 8 血液のpHは弱アルカリ性でほぼ一定だが、7.35以下をアシドーシスという。
- □□ 9 生理食塩液の食塩濃度は0.85～0.90％で、血液と同じ浸透圧である。
- □□ 10 血色素は酸素と結合し、酸化ヘモグロビンとなり末梢組織に酸素を運ぶ。
- □□ 11 血小板は2～3μmの円板状の核のない細胞で、止血作用に重要な役割をもつ。
- □□ 12 赤血球は骨髄でつくられ、肝臓または脾臓で破壊される。
- □□ 13 白血球のおもな働きは、生体防御機能である。
- □□ 14 日本人では、血液型でRh陽性の人は少数である。
- □□ 15 成人の赤血球数は、血液1mm^{3}中450～550万個である。
- □□ 16 成人のヘマトクリット値は、40～45％である。
- □□ 17 赤血球の生存期間は、約120日間である。
- □□ 18 赤血球は円板状で、平均直径20μmである。
- □□ 19 白血球は好中球、リンパ球や単球に分けられるが、好中球と単球は貪食能を有している。単球は組織間隙に遊走し、異物処理などに関与し、マクロファージともよばれる。
- □□ 20 輸血の際には、血液型の検査と交差適合試験が必要である。
- □□ 21 リンパ球は、小リンパ球をTリンパ球といい、大リンパ球をBリンパ球という。Bリンパ球は免疫グロブリンを産生し、Tリンパ球は抗原性細胞を攻撃し破壊する。
- □□ 22 血漿は血漿蛋白（フィブリノゲン、アルブミン、グロブリン）を含んでいる。
- □□ 23 両親の血液型がAとOであれば、生まれた子どもの血液型はAかOである。
- □□ 24 血液からフィブリノゲン（線維素原）をとっておくと、血液は凝固しない。
- □□ 25 血液が毛細血管から濾出して組織間に出たものが組織間液（間質液）である。
- □□ 26 血液量は、体重の約1/5である。
- □□ 27 血液は、栄養素やガスなどの運搬を行う作用がある。
- □□ 28 好中球は変形してアメーバ運動を行うことができる。

実践問題

12-01 次のうち誤っているのはどれか

a	成人男性でその体液量は体重のおよそ60％になる。
b	血液のうちの液体成分である血漿は、細胞内液に含まれる。
c	血液は体重の約60％を占める。
d	血液の水素イオン濃度（pH）は、7.4で弱アルカリ性である。

1　a・b　　　2　a・d　　　3　b・c　　　4　c・d

[　　　]

12-02 次のうち正しいのはどれか
1　体液中の陽イオンは、ナトリウム、カリウム、マグネシウム、塩素イオンである。
2　体液中の非電解質には、ブドウ糖や尿素、クレアチニンがある。
3　体液が異常にアルカリ性になった場合をアシドーシスという。
4　窒息の場合は、呼吸性アルカローシスに傾く。

[　　　]

12-03 酸・塩基平衡について誤っているのはどれか
1　血液のpHは、重炭酸系の緩衝作用によって一定に保たれている。
2　動脈血のpHは、一般に7.40±0.05に保たれている。
3　過換気症候群では、呼吸性アルカローシスがみられる。
4　嘔吐は代謝性アシドーシスの原因となる。

[　　　]

12-04 次のうち誤っているのはどれか
1　血液の比重は、約1.06である。
2　血液中の約70％は、液体成分である血漿からなる。
3　赤血球は、成人男性で500万/mm^3、成人女性で450万/mm^{3}である。
4　赤血球は直径7.7μmで、無核である。

[　　　]

実践問題

☐☐ **12-05** 次のうち正しいのはどれか

a	血清とは、血液中から赤血球と血小板を取り除いたものをいう。
b	血小板中のヘモグロビン（血色素）は、酸素を運搬する作用がある。
c	血液が毛細血管から濾出して組織間に出たものが組織間液である。
d	血液には栄養素やガスの運搬、ホルモンを標的器官まで運搬する作用がある。

1　a・b　　　2　a・d　　　3　b・c　　　4　c・d

[　　　]

☐☐ **12-06** 次のうち正しいのはどれか

1　ビリルビン、ヘモグロビン、アルブミンなどは、血漿蛋白といわれる。
2　赤血球は骨髄でつくられ、肝臓または脾臓で壊される。
3　白血球は赤血球や血小板と同様に無核な細胞である。
4　白血球の主な働きは血液の凝固に関してである。

[　　　]

☐☐ **12-07** 次のうち誤っているのはどれか

1　顆粒白血球には、好中球、好酸球、好塩基球がある。
2　白血球はアメーバ運動を行い、食作用で細菌や異物を処理する。
3　単球は組織間隙に遊走し、マクロファージとよばれ異物処理に関与する。
4　白血球や血小板の正常値は、1mm³中に白血球は2～3万、血小板は20万～50万である。

[　　　]

☐☐ **12-08** 次のうち正しいのはどれか

a	血小板――――――食作用
b	赤血球――――――酸素の運搬
c	白血球――――――リンパ球
d	Tリンパ球――――免疫グロブリン産生

1　a・b　　　2　a・d　　　3　b・c　　　4　c・d

[　　　]

実 践 問 題

☐☐ **12-09** 赤血球の造血で誤っているのはどれか
1 ヘモグロビンの合成には鉄が必要である。
2 エリスロポエチンは赤血球系細胞の造血因子である。
3 網赤血球数は赤血球の造血の指標である。
4 赤血球の寿命は約60日である。

[　　　]

☐☐ **12-10** 血液の凝固過程でビタミンKによって促進されるのはどれか
1 血小板の凝集
2 血清カルシウムのイオン化
3 プロトロンビンの生成
4 フィブリノゲンの生成

[　　　]

☐☐ **12-11** 造血で正しいのはどれか
1 造血幹細胞は末梢血に存在しない。
2 造血幹細胞は臍帯血にも存在する。
3 エリスロポエチンは高酸素血症に反応して産生される。
4 顆粒球コロニー刺激因子によってリンパ球は増加する。

[　　　]

☐☐ **12-12** 下肢からのリンパの流れが減少するのはどれか
1 仰臥位から立位になったとき
2 下肢を遠位から近位にマッサージしたとき
3 下肢の静脈弁が閉鎖不全を起こしたとき
4 散歩程度の運動をしたとき

[　　　]

☐☐ **12-13** 血液による二酸化炭素の運搬で最も多いのはどれか
1 そのままの形で血漿中に溶解する。
2 赤血球のヘモグロビンと結合する。
3 重炭酸イオンになり血漿中に溶解する。
4 炭酸水素ナトリウムになり血漿中に溶解する。

[　　　]

実践問題

☐☐ **12-14** 血小板の機能はどれか
1 抗体産生
2 浸透圧調節
3 酸素の運搬
4 血液凝固

[　]

☐☐ **12-15** 生体内で生じた血栓を溶解するのはどれか
1 トロンボプラスチン
2 カルシウムイオン
3 プラスミン
4 トロンビン

[　]

☐☐ **12-16** オプソニン効果を生じるのはどれか
1 好中球
2 好塩基球
3 Tリンパ球
4 Bリンパ球

[　]

☐☐ **12-17** 血中濃度が増加したときに呼吸を促進するのはどれか
1 水素イオン
2 塩化物イオン
3 重炭酸イオン
4 ナトリウムイオン

[　]

note

13 体温とその調節

問01 体温の分布

次の文章中の空欄に適切な語句を入れなさい

❶ 体温とは、生体内部の温度のことで、場所によって多少異なる。体温の分布に関して、体表面を①_____、中心部を②_____という。体温とは③_____温度のことをいい、外気温の変化にかかわらず体温調節によって一定温度域内に調節されている。

❷ ③温度は簡単に測ることができないため、指標として④_____温、⑤_____温、⑥_____温、⑦_____温が測定される。

❸ ⑧_____温がいちばん高く37.2℃、ついで⑨_____温36.8℃、⑩_____温36.4℃と順に低くなる。

問02 体温の変動

次の文章中の空欄に適切な語句を入れなさい

❶ 体温は①_____差があり、小児は成人より高く（0.2〜0.5℃）、②_____はわずかに低い。

❷ 体温には③_____（概日リズム、④_____リズム）があり、腋窩温は、早朝（午前4〜6時）の睡眠時に最も低く、朝食後に急激に上昇し、その後、緩やかに上昇し、⑤_____（午後2〜6時）が最も高くなり、⑥_____℃くらいの変動がみられる。その後、下降しだし、夜がふけると下降速度を増す。

❸ 女性では⑦_____に伴う月変動があり、⑧_____という。
月変動は、月経後の増殖期に低体温期が続き、排卵日にやや下がって最低となる。その後の分泌期は、高体温期が続き、排卵以前の低体温期より0.5℃高温になる。月経開始とともに低下する。

問03 体熱の産生

次の文章中の空欄に適切な語句を入れなさい

❶ 体内での熱の産生は、組織器官での物質代謝に伴って行われる。その熱発生源となる炭水化物（糖質）1gからは4.1kcal、① _____ から4.1kcal、② _____ では9.3kcalの熱量が発生する。

❷ 安静時の③ _____ 産生は、主に脳および胸腹腔内臓（心臓、肝臓、腎臓、消化管など）で行われる。しかし、日常、仕事および運動で身体を動かしているときは、④ _____ の熱産生が増加する。

問04 体熱の放散

次の文章中の空欄に適切な語句を入れなさい

❶ 体熱は熱線（放射エネルギー）として、① _____ 線のかたちで体表面から放散される。これを② _____ （輻射）という。1日のその熱放散量は③ _____ kcalである。

❷ ④ _____ とは、熱が直接、接している物体へ移動していくことをいい、⑤ _____ とは、空気の流れをいう。

❸ 体熱は人体に接している空気に⑥ _____ し、空気は暖められて軽くなり上昇し、⑦ _____ が起き、皮膚の表面の熱は放散される（1日800kcal）。

❹ 水分が皮膚より⑧ _____ するとき1mlあたり0.58kcalの気化熱が皮膚の表面より奪われる（1日600kcal）。

❺ 皮膚の表面は湿潤さを維持するため、皮下より絶えず水分がしみ出ており、この水分が蒸発する。また呼吸では肺や気道から水分が呼気中に蒸発する。これらを⑨ _____ という。体温の調節とは、直接関係はない。

❻ 外気温（環境温）が高いとき、水分の蒸発による体熱の放散を増す目的で、皮膚の汗腺から汗を分泌させる。それを⑩ _____ という。

問05 体温の調節

次の文章中の空欄に適切な語句を入れなさい

❶ 体温の調節機能は、① _____ の② _____ 下部にある③ _____ 中枢にあり、体温を一定に保つために体熱の放散・産生を調節している。

❷体温調節中枢には、④＿＿＿＿中枢（温中枢）と⑤＿＿＿＿中枢（冷中枢）がある。
❸産熱中枢は皮膚血管の収縮、⑥＿＿＿＿の緊張、⑦＿＿＿＿、立毛などで熱産生を高め体温を上昇させ、体温を調節する。

問06 体温の異常

次の文章中の空欄に適切な語句を入れなさい

❶体温調節中枢の基準値（セットポイント）が、種々の病的原因により上昇したために起こる体温の上昇を①＿＿＿＿という。
❷体温調節中枢の基準値は、正常にとどまっているが、体内での熱産生量または環境よりの熱吸収が熱放散を上回るために、体内に熱が蓄積して起きる高体温状態を②＿＿＿＿という。
❸体温の上限とは、この温度を超えて体温が上昇すると、体温調節機能は著しく障害される温度をいい、③＿＿＿＿～41℃である。
❹体温が④＿＿＿＿～35℃以下になると、体温調節機能が障害され、十分に作動しなくなる。
❺体温が⑤＿＿＿＿～30℃以下になると、体温調節機能は全く失われ、体温調節反応はみられない。
❻体温が23～⑥＿＿＿＿℃以下になると⑦＿＿＿＿の危険がある。
❼体温調節中枢の基準値（セットポイント）が上昇すると、ふるえや血管収縮によって熱産生を増し体温を基準値に等しくする。このとき感じる特有な感覚が⑧＿＿＿＿である。
❽体温調節中枢の基準値を上昇させていた原因が除かれると、中枢の基準値は正常に戻り、発汗や血管拡張に応じて体熱を放散し、正常な体温に下げる。これを⑨＿＿＿＿という。

問07 発 汗

次の文章中の空欄に適切な語句を入れなさい

汗腺には①＿＿＿＿腺と②＿＿＿＿腺とがある。①腺は体表全面にあり、手掌(しゅしょう)、足底、ついで顔面などの露出部に多く、頸部、体幹、上・下肢には少ない。②腺は腋窩(えきか)や会陰(えいん)部にのみあり、導管が毛包に開口している。

問08 発汗の種類

次の文章中の空欄に適切な語句を入れなさい

❶ ①_____ 発汗とは、気温の高いときや筋肉運動によって体熱産生が増したときに、手掌と足底を除く全身に起こる発汗で、この汗が蒸発し気化熱を奪い、②_____ の調節に関与する。

❷ ③_____ 発汗とは精神的興奮によって起こる発汗で、体温や外気温とは関係なく、主に④_____ 、⑤_____ 、⑥_____ に現れる。

❸ ⑦_____ 発汗は酸味や辛味などの特定の⑧_____ 刺激によって起こる、顔面に現れる発汗である。

❹ ⑨_____ 発汗とは身体の一側を押すと、押された側には発汗がみられず、反対側の発汗が増えることである。

○×確認問題

- □□ 1 体温調節は、熱の産生と放散のバランスによって行われる。
- □□ 2 日常生活で体温の産生に最も寄与するのは、代謝の盛んな肝臓である。
- □□ 3 腋窩温は、直腸温よりも0.5℃ほど高い。
- □□ 4 安静時の体熱の放散量が最も多いのは、不感蒸泄によるものである。
- □□ 5 正常成人で1日の不感蒸泄は、快適条件下で1日約1,000mlである。
- □□ 6 体温調節には反射性機構が組み合わされ、その中枢は小脳にある。
- □□ 7 一般に体温上昇期には皮膚の血管収縮を伴い、悪寒を訴える。
- □□ 8 体温は主に筋肉において産生され、皮膚表面から主に放散される。
- □□ 9 口腔内や直腸内温度は腋窩温より高いが、その差は一般に1℃を超えない。
- □□ 10 発汗は熱を放散し、体温を調節する。
- □□ 11 体温調節に関与するのは、温熱性発汗である。
- □□ 12 味覚性発汗は顔面のみに出現する。
- □□ 13 体温は日内変動（日差）があり、午前中が少し高い。
- □□ 14 発汗時に身体の一側を押すと反対側の発汗が増える。
- □□ 15 人の生命を維持しうる体温の限界は、42～43℃である。
- □□ 16 日本人の平均腋窩温は、36.4℃前後である。
- □□ 17 皮膚の血管が拡張し、血流が増すと体熱の放散は増す。
- □□ 18 直腸温は、口腔温より低い。

実 践 問 題

13-01 次のうち正しいのはどれか

> a 口腔温、腋窩温、直腸温のうち、口腔温が最も高い。
> b 体温の調節は、熱の産生と放散のバランスによって行われる。
> c 日常生活時に体温は主に筋肉において産生され、運動時に増加する。
> d 体温は早朝に最も高くなり、夕方最も低くなる日周期がある。

1　a・b　　2　a・d　　3　b・c　　4　c・d

[　　　]

13-02 次のうち誤っているのはどれか
1　体熱は主に皮膚より放散される。
2　安静時の体熱の放散量が最も多いのは、不感蒸泄によるものである。
3　皮膚からの水分蒸発には、不感蒸泄と発汗とがある。
4　水分蒸発のうち体温の調節に直接かかわるのは発汗である。

[　　　]

13-03 次のうち誤っているのはどれか
1　皮膚温より外気温が高いときは体表面から水分は蒸発しない。
2　正常な成人の1日の不感蒸泄による量は、快適条件下で約1,000mlである。
3　寒いときのふるえは、筋の熱産生の増加である。
4　女性では性周期に伴う体温の月変動がある。

[　　　]

13-04 次のうち誤っているのはどれか
1　体温調節中枢は間脳の視床下部にあり、そこを流れる血液の温度差に応じて興奮を起こす。
2　産熱中枢は皮膚血管の収縮、ふるえ、立毛などで熱産生を高め体温を上昇させ調節する。
3　ヒトの体温調節機能が働くことのできる上限は42～44℃である。
4　体温の下限は34～35℃以下で、体温調節機能が障害される。

[　　　]

実　践　問　題

□□ **13-05** 次のうち誤っているのはどれか
1　汗腺には、エクリン腺とアポクリン腺とがある。
2　アポクリン腺は腋窩や会陰部などの毛根部にある。
3　精神性発汗は顔面のみに現れる。
4　体温中枢への機械的圧迫は、発熱の原因となる。

[　　　]

□□ **13-06** 次のうち誤っているのはどれか
1　発汗を起こす神経は交感神経である。
2　味覚性発汗は顔面のみに現れる。
3　体温の調節に関係する発汗は、温熱性発汗である。
4　発汗時に身体の一側を押すと、押された部分の発汗が増える。

[　　　]

□□ **13-07** 次のうち正しいのはどれか

> a　体温調節中枢の基準値（セットポイント）が上昇すると発熱し悪寒が起こる。
> b　解熱時には、発汗や血管拡張で体熱を放散する。
> c　汗と血液とのNaCl濃度は同じである。
> d　頭部にあるアポクリン腺による発汗は精神的影響を受けない。

1　a・b　　　2　a・d　　　3　b・c　　　4　c・d

[　　　]

□□ **13-08** 体温の測定値が最も低い部位はどれか
1　鼓膜
2　口腔
3　腋窩
4　直腸

[　　　]

解いてわかる 解剖生理学

別冊解答

元・常葉大学教授 竹内修二 著

医学教育出版社

1 | 解剖生理学総論

01　人体大区分の名称 *p.2*
①頭　②腹　③会陰　④上肢　⑤下肢

02　頸の名称 *p.2*
①顎下三角　②頸動脈三角　③総頸動脈
④大鎖骨上窩　⑤肺尖　⑥小鎖骨上窩

03　体幹の部位 *p.3*
①胸骨　②鎖骨下　③腋窩　④下肋部　⑤鼠径部

04　腹の部位 *p.3*
a. 上腹部　b. 中腹部　c. 下腹部　①上胃部
②下肋部　③側腹部　④臍部　⑤鼠径部　⑥恥骨部

05　上肢の部位 *p.4*
①肩峰　②前上腕　③肘窩　④肘頭　⑤手掌

06　会陰の部位 *p.4*
①外陰部　②尿生殖部（尿生殖三角）　③肛門
④肛門部（肛門三角）

07　下肢の部位 *p.4*
①膝蓋　②膝窩　③腓腹　④外果　⑤内果　⑥踵

08　体表からの方向を示す面 *p.5*
①垂直面（縦断面）　②矢状面
③正中面（正中矢状面、正中縦断面）
④前頭面（前額面）　⑤水平面（横断面、横平面）

09　体表からの方向を示す線と用語 *p.6*
①正中線　②鎖骨中線　③乳頭線　④前腋窩線
⑤後腋窩線　⑥中腋窩線　⑦近位　⑧遠位　⑨尺側
⑩橈側　⑪脛側　⑫腓側

10　体位 *p.7*
①起立　②坐　③仰臥　④側臥　⑤伏臥　⑥膝胸
⑦膝肘

11　細胞 *p.7*
①細胞質　②核　③コロイド　④細胞（内）小器官
⑤ミトコンドリア　⑥ゴルジ体　⑦中心小体
⑧小胞体（⑤・⑥・⑦・⑧順不同）　⑨蛋白　⑩成長
⑪再生　⑫染色質　⑬染色体　⑭有糸分裂　⑮前
⑯核　⑰中　⑱後　⑲核

12　上皮組織 *p.8*
①扁平　②立方　③円柱　④移行

13　腺 *p.8*
①外分泌　②皮膚　③消化　④涙
⑤前立（④・⑤順不同）　⑥粘液　⑦漿液
⑧混合　⑨脂　⑩汗　⑪乳　⑫導管　⑬ホルモン
⑭内分泌

14　結合組織 *p.9*
①疎性　②密性　③血漿　④赤血球　⑤白血球
⑥リンパ漿　⑦リンパ球

15　軟骨組織 *p.9*
①硝子　②弾性　③線維

16　骨組織 *p.9*
①骨細胞　②骨基質

17　筋組織 *p.10*
①筋細胞　②筋線維　③平滑　④横紋　⑤心

18　神経組織 *p.10*
①神経細胞　②支持細胞　③神経細胞体　④樹状
⑤神経　⑥ニューロン　⑦シナプス　⑧神経線維
⑨軸索　⑩髄鞘　⑪シュワン鞘　⑫神経膠
⑬シュワン　⑭衛星　⑮上衣　⑯固有神経膠

19　器官 *p.12*
①中空性　②粘膜上皮　③平滑　④漿膜　⑤外膜
⑥実質　⑦支質　⑧実質性

○ × 確認問題 *p.13*
①○　②○　③×　④○　⑤○　⑥○　⑦×
⑧×　⑨○　⑩○　⑪×　⑫×　⑬×　⑭○
⑮○　⑯×　⑰×　⑱○　⑲○

③正中面とは矢状面の1つで、身体の前面・後面を走り、それぞれ左右に2分する正中線を通る。
⑦腺は、導管のある外分泌腺と導管のない内分泌腺に分けられる。外分泌腺には、消化腺の1つである唾液腺（耳下腺、顎下腺、舌下腺）のほか、皮膚腺（汗腺、脂腺、乳腺）、涙腺、前立腺などがある。内分泌腺には、分泌物（ホルモン）を血液中や組織中に出す甲状腺、下垂体、副腎などがある。
⑧上肢の内側を尺側、外側を橈側とよぶ。上肢の母指側は橈側である。

⑪下肢の内側を脛側、外側を腓側とよぶ。そとくるぶし（外果）側は腓側である。
⑫気管・気管支は、主に微細な膠原線維基質でできた硝子軟骨からなる。ほかに肋軟骨、関節軟骨がある。弾性軟骨は耳介軟骨、喉頭蓋軟骨を形成する。
⑬神経細胞体とそれから出ている突起（樹状突起と神経突起）2つを合わせてニューロン（神経元）とよぶ。
⑯胃や腸管などの内面上皮は単層円柱上皮である。
⑰中空性器官の壁は、内側から粘膜、筋層、漿膜の3層からなる。

実 践 問 題　p.14

1-01　2
2）正中面は矢状面の1つで、身体の正中線を通る縦断面である。

1-02　3
1）肩甲線は肩甲骨下角を通る。
2）上下肢では、体幹に近い部分を近位、遠い部分を遠位という。
4）下肢の内側を脛側、外側を腓側という。

1-03　4
c）気管・気管支は硝子軟骨に分類される。
d）消化管など内臓の壁側は平滑筋だが、横隔膜は骨格筋で横紋筋線維からなる。

1-04　4
1）口腔や食道の粘膜は重層扁平上皮である。
2）耳下腺、舌下腺などの消化腺は、外分泌腺である。
3）椎間円板は線維軟骨である。

1-05　1
　漿膜は、体腔とその内部にある器官の表面をおおう膜で、胸膜・腹膜・心膜がこれにあたる。

1-06　4
4）気管や気管支の内表面は、多列線毛上皮である。

1-07　2
a）軟骨組織は、硝子軟骨、弾性軟骨、線維軟骨の3つに分類される。
d）神経元とは、ニューロンのことをいう。

1-08　2
a）真皮は、密性結合組織である。
d）脂腺も乳腺も外分泌腺である。

1-09　1
2）再生能力が強い。
3）再生能力が弱い。
4）神経組織の欠損の際には、神経膠細胞が増殖し欠損部を埋める。

2｜骨格系

01　骨の働き *p.16*
①支持　②頭蓋　③骨盤　④関節　⑤赤色　⑥黄色
⑦カルシウム　⑧ナトリウム　（⑦・⑧順不同）

02　骨の形状 *p.16*
①長　②大腿　③短　④手根　⑤扁平　⑥頭頂
⑦含気　⑧蝶形

03　骨の構造 *p.17*
①骨膜　②骨質　③骨髄　④成長　⑤再生（④・⑤順不同）　⑥緻密　⑦海綿　⑧ハバース管
⑨ハバース層板　⑩フォルクマン管　⑪栄養孔
⑫骨髄　⑬赤色　⑭黄色

04　骨の発生と成長 *p.18*
①置換　②軟骨　③付加　④結合組織
⑤長さの成長　⑥太さの成長

05　骨の連結 *p.18*
①不動　②縫合　③釘植　④軟骨　⑤椎間
⑥恥骨間　⑦骨

06　関節の構造 *p.19*
①関節　②可動　③関節頭　④関節窩　⑤関節軟骨
⑥線維膜　⑦滑膜　⑧関節腔　⑨滑液　⑩靱帯

07　関節の種類 *p.20*
①単関節　②複関節　③1軸性関節　④2軸性関節
⑤多軸性関節　⑥球関節　⑦臼状関節　⑧股関節
⑨蝶番関節　⑩腕尺関節　⑪ラセン関節
⑫鞍関節　⑬楕円関節　⑭車軸関節　⑮平面関節
⑯半関節

08　頭蓋の構造―連結 *p.21*
①矢状　②冠状　③ラムダ　④鱗状　⑤大泉門
⑥小泉門

09　頭蓋の構造―鼻腔・副鼻腔・眼窩 *p.21*
①梨状口　②鼻中隔　③鼻甲介　④鼻道　⑤鋤骨
⑥副鼻腔　⑦前頭洞　⑧上顎洞　⑨蝶形骨洞（⑦・⑧・⑨順不同）　⑩眼窩　⑪顎関節

10　脊柱の構造 *p.22*
①椎間円板　②脊柱　③脊柱管　④椎間孔　⑤前弯

⑥後弯　⑦横突孔　⑧椎骨　⑨第1　⑩環椎
⑪第2　⑫軸椎　⑬第7　⑭隆椎　⑮仙骨　⑯横線
⑰前仙　⑱後仙　⑲岬角　⑳耳状面

11　胸郭の構造 *p.23*
①12　②24　③1　④胸骨角　⑤第2肋軟骨

12　骨盤の構造 *p.24*
①仙腸　②恥骨結合　③分界線　④大骨盤
⑤小骨盤　⑥骨盤腔　⑦骨盤上口　⑧骨盤下口
⑨膀胱　⑩子宮　⑪前立腺　⑫卵管　⑬卵巣
⑭直腸（⑨・⑩・⑪・⑫・⑬・⑭順不同）

13　骨盤の性差 *p.24*
①円筒　②漏斗　③弯曲

14　上肢骨の構造 *p.25*
①胸鎖　②肩鎖　③関節窩　④肩峰　⑤肩甲棘
⑥烏口突起　⑦上腕骨頭　⑧大結節　⑨小結節
⑩内側上顆　⑪橈骨　⑫腕橈　⑬上腕骨　⑭尺骨
⑮腕尺　⑯関節環状　⑰橈骨粗　⑱茎状　⑲橈骨
⑳肘頭　㉑滑車　㉒橈骨　㉓尺骨粗

15　下肢骨の構造 *p.25*
①寛骨　②寛骨臼　③上前腸骨棘　④耳状　⑤坐骨
⑥大腿骨頭　⑦大転子　⑧殿筋粗面　⑨膝蓋
⑩種子　⑪脛骨　⑫脛骨粗面　⑬内果　⑭腓骨
⑮腓骨頭　⑯外果　⑰距腿

16　顎関節・肩関節・肘関節の構造 *p.26*
①下顎骨　②下顎頭　③側頭　④下顎窩　⑤肩甲
⑥関節　⑦上腕　⑧上腕　⑨関節唇　⑩脱臼
⑪腕尺　⑫腕橈　⑬上橈尺（⑪・⑫・⑬順不同）
⑭複　⑮上腕骨滑車　⑯尺　⑰滑車切痕　⑱小頭
⑲橈骨　⑳関節　㉑関節環状　㉒尺骨　㉓橈骨切痕

17　手の関節の構造 *p.27*
a. 末節　b. 中節　c. 基節　d. 中手　e. 手根
①手根　②中手　③指（①・②・③順不同）
④中手指節

18　指節間関節の構造 *p.27*
①中手指節関節　②近位指節間関節
③遠位指節間関節

19 股関節の構造　p.28
①大腿　②寛骨臼　③関節唇　④大腿骨頭

20 膝関節の構造　p.28
①内側顆　②外側顆（①・②順不同）　③膝蓋
④膝蓋面　⑤関節半月　⑥内側半月　⑦外側半月
（⑥・⑦順不同）　⑧膝十字　⑨内側側副
⑩外側側副（⑨・⑩順不同）　⑪膝蓋

21 足関節の構造　p.29
①下腿　②脛　③腓（②・③順不同）　④足根
⑤距　⑥距腿　⑦ラセン　⑧舟状　⑨踵（⑧・⑨順不同）　⑩ショパール　⑪リスフラン

○×確認問題　p.30
①○　②×　③○　④○　⑤×　⑥×　⑦○　⑧○
⑨×　⑩○　⑪○　⑫○　⑬○　⑭○　⑮×　⑯×
⑰○　⑱×　⑲×　⑳○　㉑×　㉒○　㉓×　㉔×
㉕×　㉖×　㉗○　㉘×　㉙○　㉚×

②骨髄は海綿質中の小腔や髄腔内にある。
⑤眼窩は、前頭骨、頬骨、上顎骨、蝶形骨、篩骨、口蓋骨、涙骨の7種の骨により構成される。
⑥長骨髄腔内は黄色骨髄で、赤色骨髄は、椎骨や胸骨、肋骨、腸骨などの扁平骨の中にある。
⑨前頭骨、左右の頭頂骨との間の骨化していない部分を大泉門とよぶ。生後1年半から2年で閉鎖する。小泉門は、左右の頭頂骨と後頭骨の間の骨化していない部分をいう。生後約6か月から1年で閉鎖する。
⑮回内・回外運動は、前腕と橈骨と尺骨の間で行われる運動である。車軸関節である。上・下橈尺関節で行われる。
⑯顎関節とは、下顎骨関節突起の下顎頭と側頭骨の下顎窩との間の関節である。
⑱腸骨稜の左右の最高点を結ぶ線（ヤコビー線）は第4腰椎の高さに位置する。
⑲肩関節は、多軸性の運動ができる球関節である。しかし、肘関節とは3つの集合で、腕尺関節、腕橈関節、上橈尺関節が1つの関節包に包まれており、複関節という。
㉑胸椎は12個である。
㉓足根骨は、片側7個の短骨（内側楔状骨、中間楔状骨、外側楔状骨、舟状骨、立方骨、踵骨、距骨）で構成される。豆状骨は手根骨の1つである。
㉔第1頚椎は環椎といい、頭蓋の回転は、第2頚椎（軸椎）と頭蓋骨を関節させた環椎との間で行われる。環椎には後頭骨の後頭顆と環椎後頭関節をつく

る上関節窩がある。
㉕膝関節は、大腿骨と脛骨、膝蓋骨が互いに関節する複関節で、大腿骨と脛骨の関節は蝶番関節である。
㉖頭蓋は15種23個の骨からなる。下顎骨は側頭骨と顎関節によりつながる。
㉘膝関節は、大腿骨と脛骨、膝蓋骨が互いに関節する複関節である。
㉚足根骨は、片側7個の短骨により構成される。手根骨は片側8個の短骨が4個ずつ2列に並ぶ。近位列には豆状骨、三角骨、月状骨、舟状骨、遠位列には有鈎骨、有頭骨、小菱形骨、大菱形骨が並ぶ。

実践問題　p.31

2-01　2
2）胸骨は頭頂骨、肋骨、腸骨などと同じ扁平骨に分類される。

2-02　4
4）骨の成長や再生は骨膜の役目である。

2-03　3
歯と顎骨の間の結合は、釘植という。

2-04　4
1）腕尺関節は、蝶番関節である。
2）関節半月は、線維軟骨である。
3）上橈尺関節は、車軸関節である。

2-05　3
3）胸郭は、胸骨と肋骨および12個の胸椎により構成される。

2-06　3
1）手根骨は片側8個だが、足根骨は片側7個である。
2）手、足ともに母指は2個で、指骨は片側合計14個からなる。
4）主に環椎と軸椎間で行われる。

2-07　3
b）大泉門は、生後1年半から2年で閉鎖する。
c）骨性鼻中隔は、鋤骨と篩骨の垂直板からなる。

2-08　2
b）男性が鋭角で、鈍角なのは女性である。
c）仙骨は5個の仙椎の癒合したものである。

2-09　2
b) 肘関節は複関節である。
c) 肩関節は肩甲骨と上腕骨との間の関節である。

2-10　4
c) 上腕骨大結節稜には、大胸筋がつく。
d) 尺骨神経溝は、上腕骨の溝である。

2-11　4
1) 頚椎横突起横突孔には、椎骨動脈が通る。
2) 脊柱は、頚部と腰部では前弯している。
3) 第2肋骨の肋軟骨が結合している。

2-12　3
3) 肩甲骨は体幹の骨とは連結しない。鎖骨と肩鎖関節として連結する。

2-13　3
1) 烏口突起には、筋や靱帯が付着する。
2) 脊柱管内には脊髄が入る。
4) 橈骨の尺骨切痕は尺骨との関節面である。

2-14　1
1) 内果は、脛骨の下端部にある。

2-15　4
4) 膝関節は、大腿骨、脛骨と膝蓋骨との間の関節である。

2-16　4
4) 肩関節は、球関節である。

3｜筋系

01　筋の形状　p.36
①筋頭　②筋尾（①・②順不同）　③筋腹　④中間腱　⑤起始　⑥筋頭（⑤・⑥順不同）　⑦停止　⑧筋尾（⑦・⑧順不同）

02　形状による筋型の区分　p.36
a. 紡錘状　b. 半羽状　c. 羽状　d. 二頭　e. 二腹　f. 多腹　g. 板状　h. 鋸

03　筋の補助装置　p.37
①筋膜　②腱鞘　③滑液鞘（②・③順不同）　④滑液包　⑤種子骨　⑥滑車

04　頭部の筋　p.37
①表情　②皮　③顔面　④咀嚼　⑤下顎　⑥咬　⑦側頭　⑧内側翼突　⑨外側翼突

05　頚部の筋　p.38
①広頚　②顔面　③胸鎖乳突　④顔　⑤頭　⑥斜頚　⑦舌骨上　⑧開口　⑨嚥下　⑩舌骨下　⑪胸骨舌骨　⑫肩甲舌骨　⑬胸骨甲状　⑭甲状舌骨　⑮頚動脈三角　⑯鎖骨下　⑰腕

06　舌骨上筋群の支配神経　p.39
①下顎　②顔面　③顔面　④下顎　⑤舌下

07　舌骨下筋群の支配神経　p.39
①頚神経ワナ

08　胸部の筋　p.40
①浅胸　②腕神経叢　③大胸　④小胸　⑤鎖骨下　⑥前鋸　⑦大胸　⑧内転　⑨内旋（⑧・⑨順不同）　⑩腋窩　⑪前鋸　⑫肩甲骨　⑬深胸　⑭外肋間　⑮吸気　⑯吸気　⑰内肋間　⑱呼気　⑲呼気　⑳肋間　㉑横隔膜　㉒大動脈裂孔　㉓食道裂孔　㉔大静脈孔　㉕横隔　㉖頚神経　㉗腰椎　㉘肋骨　㉙胸骨　㉚腱中心

09　腹部の筋　p.40
①側腹　②腹壁　③保護　④腹圧　⑤肋間　⑥腹直　⑦多腹　⑧腹直筋鞘　⑨外腹斜　⑩前葉　⑪白線　⑫腹直筋鞘　⑬内腹斜　⑭前葉　⑮後葉（⑭・⑮順不同）　⑯腹横　⑰後葉　⑱鼡径靱帯　⑲鼡径　⑳深鼡径輪　㉑浅鼡径輪　㉒精索　㉓子宮円索

10　背部の筋　p.42
①僧帽　②肩甲　③内方　④挙上　⑤後内側　⑥副
⑦頚　⑧広背　⑨上腕　⑩内転　⑪深背　⑫板状
⑬脊柱起立　⑭横突棘（⑫・⑬・⑭順不同）　⑮腸肋
⑯最長　⑰棘　⑱脊柱

11　上肢の筋　p.42
①三角　②外転　③棘下　④上腕　⑤外旋　⑥大円
⑦内転　⑧内旋（⑦・⑧順不同）　⑨伸展
⑩上腕二頭　⑪烏口腕　⑫上腕　⑬筋皮　⑭長頭
⑮短頭　⑯上腕二頭　⑰橈骨　⑱屈曲　⑲上腕三頭
⑳長頭　㉑内側頭　㉒外側頭　㉓尺　㉔伸展
㉕筋皮　㉖上腕二頭　㉗上腕　㉘上腕三頭　㉙回外
㉚上腕二頭　㉛円回内　㉜方形回内　㉝正中
㉞深指屈　㉟尺骨　㊱橈骨　㊲長橈側　㊳短橈側
㊴尺側　㊵尺側　㊶橈側　㊷長掌　㊸母指対立
㊹正中　㊺内転　㊻小指対立　㊼尺骨

12　下肢帯筋群と大腿筋群　p.44
①腸腰　②大殿　③中殿　④小殿（③・④順不同）
⑤外旋　⑥内旋　⑦大殿　⑧殿筋　⑨伸展　⑩下殿
⑪大転子　⑫外転　⑬上殿　⑭伸展　⑮大腿四頭
⑯大腿　⑰大腿四頭　⑱膝蓋靱帯　⑲脛骨
⑳大腿直　㉑内側広　㉒中間広　㉓外側広
㉔大腿三角　㉕大腿　㉖大腿二頭　㉗半腱様
㉘半膜様　㉙ハムストリング　㉚屈曲　㉛内転
㉜長内転　㉝大内転　㉞閉鎖

13　下腿筋群　p.46
①背屈　②前脛骨　③深腓骨　④底屈　⑤後脛骨
⑥長指屈　⑦脛骨　⑧腓腹　⑨ヒラメ　⑩アキレス
⑪かかと（踵）　⑫長腓骨　⑬短腓骨　⑭外反
⑮浅腓骨

14　骨格筋の構造と筋収縮のしくみ　p.47
①筋原線維　②アクチン　③ミオシン

15　筋収縮のエネルギー　p.48
①ATP　②アデノシン三リン酸　③ADP
④アデノシン二リン酸　⑤ATP
⑥クレアチンリン酸　⑦クレアチン　⑧リン酸・

16　筋の特性　p.48
①筋または筋線維は刺激を受けると収縮する。収縮は筋線維の長軸に沿って起こる。
②筋は引き伸ばすことができ、離すと元に戻る。
③筋は刺激を受けると反応して、ある変化、興奮が起こる。
④筋線維の1点に刺激を加えると、それに反応する興奮が筋線維全体に伝わる。

17　ATPの再合成　p.48
①クレアチンリン酸　②ADP　③CP　④クレアチンリン酸　⑤クレアチン　⑥アデノシン三リン酸
⑦アデノシン二リン酸

18　筋収縮の様式　p.49
①単収縮　②強縮　③筋の疲労　④全か無か

○×確認問題　p.50
①○　②○　③○　④×　⑤○　⑥○　⑦×　⑧○
⑨×　⑩○　⑪○　⑫×　⑬○　⑭○　⑮○　⑯×
⑰○　⑱×　⑲○　⑳○　㉑○　㉒×　㉓○

④横隔膜が収縮すると胸腔が広がり（吸気）、弛緩すると胸腔を狭くする（呼気）。
⑦骨格筋は、常に軽い持続収縮状態（弱い強縮状態）にある。これを筋の緊張とよぶ。硬直とは、筋の実質が硬くなり、元の状態に戻らないことをいう。人体では、死後2～3時間で筋が弾性を失い硬くなる状態を死後硬直とよぶ。
⑨筋の収縮には、ある一定の強さの刺激が必要である。しかし、その刺激がさらに強くなっても収縮状態が変わらないことがある。これは、全か無かの法則による。
⑫上腕二頭筋は、肘関節の屈曲の際に働く。一方、上腕三頭筋は肘関節の伸展の際に働き、両者は拮抗筋である。
⑮縫工筋は大腿筋群であり、膝関節の伸展に働く。上肢帯筋群は、肩関節の運動に関与する筋群で、三角筋、棘上筋、棘下筋、小円筋、大円筋、肩甲下筋がある。
⑯三角筋は、上腕を外転（側方に上げ水平）に働く。
⑱咬筋は深頭筋群（咀嚼筋の）1つで、顎関節の運動に働く。
㉒表情筋は、顔面神経の支配を受ける。

実践問題 p.51

3-01 2
2) 滑車ではなく、種子骨である。

3-02 1
2) 大胸筋は、上腕を内転させる。
3) 中殿筋は、大腿を外転させる。
4) 腸腰筋は、大腿を屈曲させる。

3-03 2
2) 骨格筋の働きは屈筋も伸筋も、筋線維の収縮による関節運動である。

3-04 2
2) 上腕三頭筋は伸展に働き、上腕二頭筋の拮抗筋である。

3-05 4
1) 尺骨の肘頭につく。
2) 上腕骨の小結節稜につく。
3) 大腿骨の大転子につく。

3-06 1
1) 口輪筋は表情筋で、もう1つの咀嚼筋は側頭筋である。

3-07 3
b) 横隔膜が収縮すると肺に空気が入る。
c) 表情筋は顔面神経支配である。

3-08 3
b) 橈側手根屈筋は、正中神経に支配される。
c) 横隔膜は、横隔神経に支配される。

3-09 4
a) 縫工筋は、大腿筋群である。
b) 咬筋は、浅頭筋群である。

3-10 2
2) アデノシン三リン酸（ATP）が分解され ADP になるときに生じる化学的エネルギーが力に変えられる。

3-11 4
4) 大胸筋は上腕の運動に関与し、腕神経叢の枝に支配されている。

3-12 4
1) 肩甲舌骨筋と顎二腹筋と胸鎖乳突筋に囲まれた部位である。
2) 鎖骨下静脈は通らず、腕神経叢が通る。
3) 甲状舌骨筋は舌骨下筋群で、茎突起舌骨筋が含まれる。

3-13 2
2) 筋線維の収縮にはある一定の強さの刺激が必要で、刺激がそのレベルに達すると最大限度に収縮し、そのレベル以上に刺激が強くなっても、収縮の大きさに変化はない。

3-14 1
c) 前腕の伸筋群は、橈骨神経に支配されている。
d) 尺骨手根屈筋と深指屈筋の尺側部は尺骨神経支配で、その他の前腕の屈筋群は正中神経によって支配されている。

3-15 3
3) 腸腰筋は大腿骨の小転子に停止する。

3-16 2
1) 長内転筋や大内転筋は、閉鎖神経に支配される。
3) 3頭はヒラメ筋と腓腹筋の内側頭と外側頭よりなる。
4) 下腿伸筋群は深腓骨神経に支配される。

3-17 3
a) 筋収縮のエネルギーは ATP の分解時に生じる。
d) 等尺性収縮とは、長さが変化しないで張力を発生する収縮のことをいう。長さが変わらないので、両端が近づくことはない。

3-18 1
2) 筋収縮のエネルギーは ATP の分解によるので、エネルギー源は ATP である。
3) 筋収縮はミオシンフィラメントの間にアクチンフィラメントが滑り込むことによるので、どちらも短縮はしていない。
4) グリコーゲンは消費されるので蓄積はされない。

3-19 1
2) 大殿筋は股関節を伸展する。
3) 大腿四頭筋は膝関節を伸展する。
4) 腹直筋は脊柱を前屈する。

3-20　3

1）大腿四頭筋は、膝関節の伸展に働く。右の膝関節は屈曲するので、収縮していない。
2）右膝関節が屈曲するので、右大腿二頭筋は収縮する。
3）左膝関節は伸展しているので、大腿四頭筋は収縮する。
4）左膝関節を伸展するので、左大腿二頭筋は弛緩している。

3-21　1

　足関節の背屈ができない障害（尖足位）が存在していると考えられる。前脛骨筋は背屈に関与する主動筋であり、この筋が障害されていると考えられる。大腿二頭筋は膝関節の屈曲や股関節の伸展に、腓腹筋は足関節の底屈や膝関節の屈曲に、ヒラメ筋は足関節の底屈に関与している。

4 ｜ 循環器系

01　血管の構造　p.56
①内膜　②中膜　③外膜　④内皮　⑤結合　⑥平滑
⑦結合　⑧静脈　⑨静脈弁　⑩皮静脈　⑪動脈
⑫静脈　⑬毛細血管　⑭血管吻合　⑮側副循環路
⑯動静脈吻合　⑰終動脈

02　動脈・静脈・毛細血管　p.57
①静脈　②小（細）静脈　③毛細血管（網）
④小（細）動脈　⑤動脈

03　心臓の位置　p.57
①肺　②心膜　③横隔膜　④左　⑤心軸

04　心　臓　p.57
①右心房　②右心室　③左心房　④2　⑤4
⑥左心室　⑦心底　⑧心尖　⑨心軸　⑩左第5肋
⑪乳頭

05　心臓の内腔　p.58
①右心房　②右心室　③左心房　④左心室
⑤右肺動脈　⑥右肺静脈　⑦左肺動脈　⑧左肺静脈
⑨大動脈弁　⑩上大静脈　⑪下大静脈
⑫上行大動脈　⑬肺動脈（幹）

06　心臓壁の構造　p.58
①心内膜　②心筋層　③刺激伝導　④心外膜
⑤心膜　⑥線維性　⑦漿膜性　⑧壁側　⑨心膜腔

07　心臓の弁膜　p.59
①二尖　②僧帽（①・②順不同）　③右房室　④三尖
（③・④順不同）　⑤大動脈　⑥肺動脈　⑦尖弁
⑧腱索　⑨乳頭

08　尖弁の縁に付着する腱索と心室内の乳頭筋　p.60
①乳頭筋　②腱索　③左房室弁（二尖弁、僧帽弁）

09　心臓の脈管と神経　p.60
①冠状動脈　②冠状静脈洞　③右心房　④交感
⑤副交感

10　血液の循環系　p.61
①右心室　②肺動脈（幹）　③肺　④肺静脈
⑤左心房　⑥左心室　⑦大動脈　⑧全身　⑨組織
⑩上大　⑪下大　⑫右心房　⑬大動脈口　⑭上行大

9

⑮大動脈弓　⑯胸大　⑰腹大　⑱左総腸骨
⑲右総腸骨　⑳上行大　㉑大動脈弓　㉒胸大
㉓腹大

11 外頚動脈・内頚動脈・椎骨動脈　*p.62*
①外頚　②顔面　③後頭　④顎（②・③・④順不同）
⑤内頚　⑥前大脳　⑦中大脳　⑧眼　⑨腕頭
⑩左総頚　⑪左鎖骨下　⑫第6　⑬喉頭
⑭大脳動脈　⑮ウィリス動脈（⑭・⑮順不同）

12 上肢の動脈　*p.63*
①鎖骨下動脈　②腋窩動脈　③上腕動脈
④橈骨動脈　⑤尺骨動脈

13 胸大動脈　*p.63*
①肋間　②食道　③気管支

14 腹大動脈　*p.64*
①腹腔　②上腸間膜　③精巣（卵巣）　④下腸間膜

15 腹大動脈臓側枝の有対枝・無対枝　*p.64*
①腎　②精巣（卵巣）（①・②順不同）　③腹腔
④上腸間膜　⑤下腸間膜（③・④・⑤順不同）

16 腹腔動脈の枝　*p.64*
①左胃　②総肝　③脾

17 腸間膜動脈　*p.64*
①十二指　②回（①・②順不同）　③横行結
④横行結　⑤直

18 総腸骨動脈　*p.65*
①第4　②内腸骨　③外腸骨（②・③順不同）
④外陰　⑤殿（④・⑤順不同）　⑥臍　⑦下膀胱
⑧子宮　⑨中直腸（⑥・⑦・⑧・⑨順不同）

19 下肢の動脈　*p.65*
①外腸骨　②大腿　③膝窩　④前脛骨　⑤足背
⑥後脛骨　⑦腓骨　⑧内側足底　⑨外側足底

20 脈拍の触れやすい動脈　*p.66*
①浅側頭動脈　②顔面動脈
③総頚動脈（頚動脈三角）　④上腕動脈
⑤橈骨動脈　⑥大腿動脈（大腿三角）　⑦膝窩動脈
⑧足背動脈　⑨後脛動脈

21 門脈系　*p.67*
①下大静脈　②門脈　③上腸間膜静脈
④外腸骨静脈　⑤脾静脈　⑥下腸間膜静脈

22 静脈が動脈と異なる点　*p.67*
①1　②2　③硬膜静脈洞　④門脈　⑤奇静脈
⑥皮静脈

23 奇静脈系　*p.68*
①上大静脈　②奇静脈　③下大静脈

24 肘窩の皮静脈　*p.68*
①橈側皮静脈　②前腕正中皮静脈　③尺側皮静脈

25 上肢の皮静脈　*p.69*
①手背　②橈側皮　③尺側皮　④肘正中皮
⑤前腕正中皮（②・③・④・⑤順不同）

26 下肢の皮静脈　*p.69*
①足背　②大伏在　③小伏在

27 胎児循環　*p.69*
①臍　②1　③動脈血　④臍　⑤内腸骨　⑥2
⑦ボタロー　⑧肺　⑨大動脈弓　⑩静脈　⑪下大
⑫卵円孔　⑬心房中隔

28 リンパ管　*p.71*
①毛細リンパ　②リンパ　③リンパ本幹　④胸
⑤左静脈　⑥右リンパ本幹　⑦右胸

29 リンパ本幹　*p.71*
①頚　②鎖骨下　③気管支縦隔　④腸　⑤腰
⑥リンパ球

30 リンパ節　*p.72*
①食（貪食）　②顎下　③浅頚　④深頚（③・④順不同）　⑤ウィルヒョウ　⑥気管支肺　⑦肺門
⑧腋窩　⑨鼡径　⑩膕径

31 リンパ節の構造　*p.73*
①輸入リンパ管　②リンパ小節　③輸出リンパ管

32 脾臓　*p.73*
①横隔膜　②胃底部（①・②順不同）　③10
④リンパ球　⑤赤血球　⑥脾門　⑦赤脾髄
⑧白脾髄

33 胸腺 p.74
①免疫系 ②T

34 自動性と刺激伝導系 p.74
①神経 ②自動 ③心筋 ④洞房 ⑤洞（④・⑤順不同） ⑥ペースメーカー ⑦房室 ⑧房室 ⑨ヒス（⑧・⑨順不同） ⑩右脚 ⑪左脚（⑩・⑪順不同） ⑫プルキンエ

35 心臓の収縮 p.74
①陽性変力 ②収縮 ③スターリング ④等容性収縮 ⑤駆出 ⑥等容性弛緩 ⑦充満 ⑧心房収縮 ⑨心尖 ⑩右第4 ⑪右第2 ⑫左第2

36 心音 p.75
①心尖 ②鈍 ③低 ④第2 ⑤胸骨縁 ⑥鋭 ⑦高

37 心音の聴診部位 p.75
①大動脈弁 ②三尖弁 ③肺動脈弁 ④僧帽弁

38 心拍出量 p.76
①1回拍出 ②心拍出 ③4,900 ④1回拍出量（ml）×心拍数（回/分） ⑤心拍出量（ml/分）÷体表面積（m²）

39 心電図 p.76
①P ②QRS ③T

40 異常心電図 p.76
①R ②ST ③ST ④Q ⑤QT ⑥T ⑦QRS ⑧QT ⑨T ⑩U ⑪QT

41 不整脈 p.77
①期外収縮 ②房室ブロック ③伝導ブロック ④心房粗動 ⑤心房細動

42 血圧 p.77
①収縮期 ②最高 （①・②順不同） ③110 ④120 ⑤弛緩期（拡張期） ⑥最低 ⑦70 ⑧80 ⑨脈圧 ⑩40 ⑪50 ⑫平均 ⑬最低 ⑭1/3 ⑮90 ⑯80 ⑰130 ⑱140 ⑲85 ⑳90 ㉑コロトコフ

43 血圧の高低 p.78
①心臓 ②血管壁 ③末梢血管 ④血液量 ⑤粘性

44 血圧の異常 p.78
①140 ②90 ③収縮期 ④弛緩期（拡張期） ⑤100 ⑥動脈硬化 ⑦心拍出 ⑧本態性 ⑨腎性 ⑩心血管性 ⑪内分泌性 ⑫副腎皮質 ⑬栄養 ⑭貧血

45 脈拍 p.78
①欠滞（結代） ②頻脈 ③徐脈 ④アシュネル

○×確認問題 p.79
①○ ②× ③○ ④× ⑤○ ⑥○ ⑦○ ⑧×
⑨○ ⑩× ⑪○ ⑫○ ⑬○ ⑭○ ⑮○ ⑯×
⑰○ ⑱× ⑲○ ⑳○ ㉑○ ㉒○ ㉓× ㉔×
㉕× ㉖○ ㉗○ ㉘○ ㉙○ ㉚× ㉛○

②肝臓内を流れる血液の1/5は動脈血であるが、4/5は門脈より流れ込む門脈血である。門脈は肝臓内で毛細血管網をつくり、中心静脈を経て、肝静脈となり、肝臓を出て下大静脈に注ぐ。

④平均血圧とは、最低血圧に脈圧の1/3を足した値である。平均血圧の基準値：成人男性＝90～110mmHg、成人女性80～110mmHg。

⑧収縮期血圧とは、心臓の収縮期に記録される血圧の最高値で、最高（大）血圧ともいう。一方、弛緩期血圧は、心臓の弛緩期に記録される最も低い血圧で、最低（小）血圧ともよぶ。

⑩奇静脈系は、主に胸腹壁の血液を集めて、脊柱の両側を上行する静脈で、上大静脈に注ぐ。奇静脈と半奇静脈の2種類がある。

⑯右心室から肺動脈を経て、肺、肺静脈、そして左心房に帰る血液の流れを肺循環という。体循環とは、左心室より出た血液が大動脈を経て、全身の器官・組織、上・下大静脈、そして右心房に帰る流れをいう。

⑱血管の名称は、心臓からみた血流の方向によって、動脈・静脈と名付けられる。右心室と肺をつなぐ肺動脈は静脈血が流れるが、心臓からの血液を流すため肺動脈とよばれる。また、肺と左心房をつなぐ肺静脈は、肺でガス交換をした動脈血を流すが、心臓への血流であるため、肺静脈とよばれる。

㉑1分間の平均心拍数は約70回である。成人男性は62～72回に対し、成人女性は70～80回とやや多い。老人は少なく、子どもは多い。ちなみに、胎児・新生児は130～145回、乳幼児は110～130回、小児は80～90回である。

㉓大脳動脈輪（ウィリス動脈輪）は、内頚動脈と鎖骨下動脈の枝の椎骨動脈によって構成される。
㉔心臓の自動性の興奮は、右心房にある洞房結節に始まる。
㉕左心室の収縮により心室内の圧力は120mmHgに上昇し、血液は大動脈に拍出される。大動脈に血液が入ってくると、血管内の圧力は一斉に120mmHgを示す。
㉚心臓は、神経が切断されても自動的に興奮し拍動を続けるという自動性をもつ。しかし、交感神経の刺激により拍動数を増加させ頻脈を起こす。また、副交感神経の刺激は拍動数を減少させ徐脈を起こす。

実践問題 *p.80*

4-01 2
b) 動脈弁は半月弁からなり腱索はもっていない。
c) 上大静脈は大動脈弓の右側を下行し、右心房に入る。

4-02 2
2) 肺動脈は、機能血管である。

4-03 4
4) 動静脈吻合とは、動脈が毛細血管を経ないで直接静脈と交通している場合をいう。

4-04 2
b) 右房室口にある弁は三尖弁である。
c) 洞房結節は右心房にある。

4-05 1
2) 徐脈が起こる。
3) 心係数は、心拍出量を体表面積で割ったものである。
4) 心拍リズムは、洞房結節で発生する。

4-06 4
4) T波は、高カリウム血症によって尖鋭化する。

4-07 3
3) 冠状動脈は左右とも上行大動脈の枝である。

4-08 2
2) 椎骨動脈は、鎖骨下動脈の枝である。

4-09 4
1) 胸管は左静脈角から入る。
2) 肝臓の静脈血は、門脈を経ないで直接下大静脈に入る。
3) 下腸間膜動脈は下行結腸、S状結腸、直腸の上半分に分布する。

4-10 2
2) 後大脳動脈は、左右の椎骨動脈が合流した脳底動脈の枝である。

4-11 2
2) 伏在静脈には、大伏在静脈と小伏在静脈があり、どちらも下肢の皮静脈である。門脈系に属する静脈は、脾静脈、上腸間膜静脈、下腸間膜静脈、胃管状静脈、胆嚢静脈、臍傍静脈の6つである。

4-12 1
c) 上大静脈に注ぐ。
d) 平均血圧＝最低血圧＋（脈圧×1/3）

4-13 4
4) 臍静脈には、動脈血が流れている。

4-14 3
b) 心拍数は、成人女性の方がやや多い。
c) 末梢抵抗が下がれば、血圧は低下する。

4-15 3
3) 心臓には自動性があるが、自律神経の支配を受け、交感神経で促進、副交感神経（迷走神経）で抑制される。

4-16 2
1) 子宮動脈は内腸骨動脈の枝である。
3) 膝窩動脈は前脛骨動脈と後脛骨動脈に分かれ、腓骨動脈は後脛骨動脈の枝である。
4) 胸管は左右の腰リンパ本幹と腸リンパ本幹が合流した乳ビ槽から始まる。

4-17 4
1) 椎骨動脈は、ウィリス動脈輪を経て内頚静脈に流れる。
2) 上腸間膜静脈は、門脈を経て肝静脈に流れる。
3) 右心室から流れた血液は、肺動脈から肺を経て、肺静脈を通って左心房に流れる。

4-18　3
1）冠状動脈は2本である。
2）大動脈弁の直上で、上行大動脈の枝である。
4）右冠状動脈の閉塞が下壁の梗塞をきたす。

4-19　2
1）骨格筋の収縮に助けられているのは静脈の血流である。
3）静脈は、内膜に弁をもち、血液の逆流を防いでいる。
4）大動脈の中膜は弾性線維が豊富である。

4-20　2
　体表から脈拍の触れやすい動脈には、浅側頭動脈、顔面動脈、総頚動脈、上腕動脈、橈骨動脈、大腿動脈、膝窩動脈、足背動脈、後脛動脈がある。

4-21　1
　体循環は、左心室→大動脈→全身の組織・器官→上・下大静脈→右心房の順で行われる。

4-22　4
　Ⅰ音は房室弁が閉じ、心室筋の収縮により発する音で、Ⅱ音は収縮期の終わり、動脈弁が閉じることによって発する音である。

4-23　2
1）赤血球中のヘモグロビンに結合しており、血漿中に溶解しているのはわずかである。
3）動脈血酸素飽和度は通常97〜100%で、85%は異常な値である。
4）酸素分圧は部位による違いはない。

4-24　3
　臍静脈は胎盤からの血流で、純粋な動脈血が流れている。

4-25　2
1）リンパ管は多くの弁をもち、特に太いものでは数珠状にみえる。
3）胸管は左静脈角に流入する。
4）リンパは静脈と同方向に流れる。

4-26　1
　矢印の左側の波はP波で心房が興奮するときに発生し、右の脇の波はQRS波で心室が興奮したときに発生する。矢印の表すP-Q時間は、心房から心室へと興奮が伝わる時間、すなわち房室伝導を表す。

4-27　1
1）血管内の水が減少しているため、心臓に返ってくる血液は減っており、中心静脈圧は低下する。
2）腎臓に入る血液が減ると、レニンが分泌される。
3）血液の液体成分が減るので、相対的に蛋白量が多くなる。
4）血液の液体成分が減るので、相対的にヘモグロビン濃度は上がる。

4-28　2
　心臓の拍動ごとに、血管内圧は変動し、それが血管の拍動、脈拍となる。それゆえ、原則的には心拍数と脈拍数とは等しい（HR ＝ P）。しかし、規則的な脈拍のうち1つ、2つ抜ける結代（滞）などの場合、心拍数が脈拍数より多くなる（HR ＞ P）ことがある。

4-29　4
1）肺動脈は右心室から肺に向かう血管で、肺でのガス交換を行う血液、静脈血が流れる。
2）肺静脈は肺から左心房に向かう血管で、肺でのガス交換を終えた動脈血が流れる。
3）右心房は体循環において、全身からの静脈血を受け入れている。

4-30　3
　心臓の刺激伝導系は、右心房の洞房結節（洞結節）の興奮が房室結節→ヒス束（房室束）→右脚と左脚→それぞれがプルキンエ線維へと伝わって心室全体に広がる。

4-31　5
　右心房の洞房結節（洞結節）が歩調とり（ペースメーカー）の役割をしている。

5 呼吸器系

01 呼吸器系の全景 p.88
①喉頭 ②気管 ③鼻腔 ④咽頭 ⑤肺 ⑥気管支
⑦肺胞

02 呼 吸 p.89
①酸素 ②CO₂（二酸化炭素） ③外 ④内

03 呼吸の模式図 p.89
a. 肺動脈 b. 大静脈 c. 肺静脈 d. 大動脈
①外呼吸 ②内呼吸

04 鼻 p.90
①キーゼルバッハ ②前頭 ③上顎 ④篩骨
⑤篩骨 ⑥蝶形骨

05 咽 頭 p.90
①鼻 ②口 ③喉頭（①・②・③順不同）

06 咽頭の正中断面 p.91
a. 喉頭蓋 b. 喉頭口 c. 喉頭 d. 耳管咽頭口
①咽頭鼻部 ②咽頭口部 ③咽頭喉頭部

07 喉 頭 p.91
①声帯 ②声門裂 ③声帯ヒダ ④喉頭前庭
⑤喉頭室 ⑥声門下腔 ⑦甲状 ⑧輪状 ⑨披裂
⑩喉頭蓋（⑨・⑩順不同）

08 気管および気管支 p.92
①第6 ②胸椎 ③気管分岐部 ④短 ⑤急

09 肺 p.92
①肺尖 ②肺底 ③肺門 ④3 ⑤2 ⑥肺葉
⑦肺動脈 ⑧肺静脈（⑦・⑧順不同） ⑨リンパ管

10 肺の内側面 p.93
①上葉 ②水平裂 ③中葉 ④斜裂 ⑤肺底
⑥肺尖 ⑦肺門 ⑧下葉

11 胸 膜 p.93
①肋骨 ②横隔 ③縦隔（①・②・③順不同）
④胸骨 ⑤胸椎 ⑥縦隔 ⑦横隔膜 ⑧心臓
⑨食道 ⑩大 ⑪上大 ⑫下大（⑪・⑫順不同）
⑬胸管（⑧・⑨・⑬順不同）

12 呼吸運動 p.94
①肋間 ②女 ③横隔膜 ④男 ⑤胸腹式
⑥チェーン・ストークス ⑦無呼吸

13 呼吸数と換気量・呼吸量 p.94
①15 ②40 ③1回換気 ④500 ⑤呼吸数
⑥6,000 ⑦10 ⑧肺活量 ⑨予備吸気
⑩予備呼気 ⑪3,000 ⑫2,000 ⑬55

14 換気量と肺活量 p.94
①毎分換気 ②1回換気 ③1回換気
④予備吸気 ⑤全肺気

15 肺容量の区分 p.95
①予備吸気量 ②1回換気量 ③予備呼気量
④機能的残気量 ⑤肺活量 ⑥全肺気量

16 ガス交換とガスの運搬 p.95
①O₂（酸素） ②血色素 ③ヘモグロビン
④N₂（窒素） ⑤O₂（酸素） ⑥CO₂（二酸化炭素）
⑦95 ⑧40 ⑨40 ⑩46
⑪ヘーリング・ブロイエル

17 呼吸の調節 p.96
①CO₂（二酸化炭素） ②CO₂（二酸化炭素）
③呼吸 ④CO₂（二酸化炭素） ⑤換気 ⑥延髄
⑦頚動脈 ⑧大動脈

○×確認問題 p.97
①× ②○ ③× ④○ ⑤× ⑥× ⑦○ ⑧○
⑨○ ⑩× ⑪○ ⑫○ ⑬× ⑭○ ⑮× ⑯○
⑰○ ⑱× ⑲○ ⑳○ ㉑○ ㉒○ ㉓○ ㉔○
㉕○ ㉖○ ㉗× ㉘× ㉙○ ㉚×

①呼息は、内肋間筋の収縮（胸郭の下制）と横隔膜の弛緩（挙上）により、胸腔を縮小し行われる。吸息は、外肋間筋の収縮（胸郭の挙上）と横隔膜の収縮（沈下）により、胸腔を拡大し行われる。
③1秒率とは、努力性呼出時の最初の1秒間に全体の何％を呼出したかを示すものである。
④右肺は3葉で、左肺は2葉である。
⑤肺の血管外組織や肺胞に水分が貯留する状態を肺水腫という。一方、肺気腫とは、胚細胞が破壊され、元に戻ろうとする弾性が失われ気腔が拡張した状態をいう。
⑥副鼻腔は、前頭洞、上顎洞、蝶形骨洞、篩骨洞の4種類からなる。

⑩無呼吸の状態が続いた後、不規則な呼吸が出現するのは、チェーン・ストークス呼吸という。
⑬気道中（鼻腔、口腔、咽頭、喉頭、気管、気管支、細気管支）にある空気は、肺胞にてガス交換を行わない。これらの空気のある空間を死腔という。その容積は約 150mℓ である。
⑮肺胞内の空気と血液との間のガス交換を外呼吸とよび、血液と組織細胞間のガス交換を内呼吸とよぶ。
⑯呼吸中枢に影響を与える刺激は、血液中の二酸化炭素（CO_2）濃度である。吸気中の CO_2 が 5% を超えると換気亢進が起こり、呼吸困難を感じる。
⑱チェーン・ストークス呼吸は、呼吸中枢の興奮性の低下により生じる。
㉗鼻涙管の開口部は、下鼻道である。
㉘左右の肺に挟まれた胸腔の正中部を縦隔とよぶ。縦隔には、心臓、胸腺、気管、気管支、食道、大動脈、胸管、神経などの器官が存在する。
㉚声帯とは、声帯ヒダのことである。前庭ヒダより上を喉頭前庭、前庭ヒダと声帯ヒダの間の腔を喉頭室、声帯ヒダより下を声門下腔とよび、喉頭腔 3 部と称される。

実践問題 p.98

5-01 4
a）上気道とは、鼻腔、副鼻腔、口、咽頭をいう。
b）鼻涙管は、下鼻道に開口している。

5-02 2
2）声門とは、声門ヒダと声門裂をあわせたものをいう。

5-03 4
4）右気管支は左に比べ、太く短く急傾斜で、異物が入りやすい。

5-04 3
a）肺動脈は、静脈血を肺に送り、ガス交換を行わせる。
d）血液と細胞間でのガス交換を内呼吸といい、肺呼吸は外呼吸である。

5-05 1
2）気管軟骨は馬蹄形をしており、後方は軟骨が欠けている。
3）チェーン・ストークス呼吸は病的な呼吸で、無呼吸から不規則な呼吸が現れ、また再び無呼吸となる周期性呼吸である。
4）血液中の二酸化炭素分圧の変化に敏感である。

5-06 4
4）肺胞換気量は、動脈中の二酸化炭素含有量にほぼ比例し、増大する。

5-07 1
c）組織で産生された二酸化炭素は、赤血球に入り、水と結合して運ばれる。
d）ガス交換にあずかる肺胞換気量は死腔量を差し引いた量である。

5-08 2
2）気管は、食道の前方にある。

5-09 3
1）右は 3 本、左は 2 本の葉気管支に分かれる。

5-10 3、4
1）肺で行われている呼吸を外呼吸、血液と組織細胞間のガス交換を内呼吸という。
2）ヒトは取り込んだ酸素の 1/5 しか使わないため、呼気でも二酸化炭素濃度が酸素濃度を超えることはない。
5）呼吸中枢に影響を与える刺激は、血液中の二酸化炭素（CO_2）である。

5-11 2
体温が上昇するのは、熱産生が高まったことによる。熱産生の高まりは代謝の亢進が起こっていることを意味し、そのため酸素消費の増大をきたし、呼吸数の増加が起こる。

5-12 2
1）吸息中の肺胞内圧は約 − 1cmH$_2$O である。
2）呼息中の胞内圧は約 + 1cmH$_2$O である。
3）4）胸膜腔内圧は吸息中（− 7 〜 − 6cmH$_2$O）も呼息中（− 4 〜 − 2cmH$_2$O）も陰圧である。

5-13 1
1）肺胞内の酸素は拡散によって、周りの毛細血管内に移動する。
2）血漿中には、二酸化炭素の方が酸素より溶解しやすい。
3）酸素分圧が低下すると、ヘモグロビンと酸素は

15

解離しやすくなる。
4) 静脈血の酸素分圧は 40mmHg で、ヘモグロビンに酸素が結合し、含まれている状態である。

5-14 1
肺胞のガス交換面積は肺胞毛細血管面積で決まり、面積が減少するとガス拡散量が減少し、運動時には面積が増大して拡散量が増える。

6 | 消化器系

01 消化器系の全景 *p.102*
①耳下腺 ②咽頭 ③食道 ④肝臓 ⑤胆嚢 ⑥上行結腸 ⑦虫垂 ⑧口腔 ⑨顎下腺 ⑩胃 ⑪横行結腸 ⑫小腸 ⑬下行結腸 ⑭S状結腸 ⑮直腸

02 消化と吸収 *p.103*
①胃 ②膵 ③胆汁 ④腸 ⑤機械的 ⑥化学的 ⑦単糖類 ⑧脂肪酸 ⑨グリセリン（⑧・⑨順不同）⑩アミノ酸

03 口腔1 *p.103*
①上唇 ②下唇（①・②順不同） ③口腔 ④口裂 ⑤口角 ⑥口腔前庭 ⑦固有口腔 ⑧口蓋 ⑨硬口蓋 ⑩軟口蓋 ⑪上顎 ⑫口蓋（⑪・⑫順不同） ⑬口蓋帆 ⑭口蓋咽頭弓 ⑮舌 ⑯口峡

04 口腔2 *p.103*
①歯冠 ②歯頚 ③歯根（①・②・③順不同） ④歯髄腔 ⑤エナメル ⑥ゾウゲ ⑦セメント ⑧32 ⑨20 ⑩横紋筋性 ⑪舌体 ⑫舌根 ⑬分界溝 ⑭糸状 ⑮茸状 ⑯葉状 ⑰有郭 ⑱耳下 ⑲顎下 ⑳舌下 ㉑耳下 ㉒舌下小丘

05 咽頭 *p.105*
①鼻 ②口 ③喉頭 ④ワルダイエル ⑤嚥下反射 ⑥延髄

06 食道 *p.106*
①第6 ②第4～5 ③横隔膜貫通 ④横紋 ⑤平滑

07 胃1 *p.106*
①噴門 ②胃底 ③幽門 ④小弯 ⑤大弯 ⑥左下肋部 ⑦上胃部 ⑧噴門 ⑨幽門 ⑩角切痕 ⑪粘 ⑫胃小窩 ⑬胃腺 ⑭内斜走 ⑮中輪走 ⑯外縦走 ⑰幽門括約 ⑱漿 ⑲小網 ⑳大網

08 胃2 *p.107*
①噴門 ②幽門（①・②順不同） ③固有胃 ④ペプシノゲン ⑤塩酸（HCl） ⑥粘液 ⑦炭水化物（糖質） ⑧蛋白質 ⑨脂肪 ⑩塩酸（HCl） ⑪消化酵素 ⑫ペプシン（⑪・⑫順不同） ⑬1,500 ⑭2,500 ⑮1.0 ⑯殺菌

16

⑰ガストリン　⑱塩酸（HCl）
⑲エンテロガストロン　⑳抑制

09　小腸1　*p.107*
①6　②十二指腸　③空腸　④回腸（②・③・④順不同）　⑤第1　⑥第2　⑦空腸　⑧大十二指腸　⑨ファーター（⑧・⑨順不同）　⑩総胆　⑪膵（⑩・⑪順不同）　⑫オッディ　⑬空腸　⑭回腸　⑮回盲部　⑯回盲弁　⑰粘膜　⑱筋層　⑲漿膜　⑳輪状　㉑腸絨毛　㉒腸　㉓十二指腸　㉔孤立リンパ小節　㉕集合リンパ小節　㉖パイエル

10　小腸2　*p.108*
①平滑　②消化液　③化学的　④輪状　⑤縦走　⑥蠕動　⑦分節　⑧振子（⑥・⑦・⑧順不同）　⑨十二指腸　⑩ブルンネル（⑨・⑩順不同）　⑪腸　⑫リーベルキューン　⑬スクラーゼ　⑭ラクターゼ　⑮エレプシン　⑯アミノ酸　⑰リパーゼ　⑱マルターゼ　⑲エンテロキナーゼ

11　大腸　*p.109*
①1.5　②盲腸　③結腸（②・③順不同）　④直腸　⑤水分　⑥糞便　⑦上行　⑧横行　⑨下行　⑩S状　⑪結腸ヒモ　⑫腹膜垂　⑬結腸膨起　⑭結腸半月ヒダ　⑮20　⑯肛門　⑰横行　⑱S状　⑲水分　⑳電解質　㉑マックバーニー　㉒平滑筋　㉓横紋筋

12　肝臓と胆嚢　*p.110*
①肝鎌状　②右葉　③左葉（②・③順不同）　④尾状　⑤方形（④・⑤順不同）　⑥固有肝　⑦門　⑧左右肝　⑨リンパ（⑧・⑨順不同）　⑩神経　⑪ブドウ糖　⑫グリコーゲン　⑬アルブミン　⑭アミノ酸　⑮脂肪酸　⑯エストロゲン　⑰不活性化　⑱胆汁　⑲無毒化　⑳排泄　㉑血液凝固　㉒造血　㉓壊血（㉒・㉓順不同）　㉔血液　㉕水代謝　㉖ビタミン　㉗500　㉘コレシストキニン　㉙胆汁酸　㉚胆汁色素　㉛ビリルビン（㉚・㉛順不同）　㉜コレステロール（㉙・㉜順不同）

13　胆管　*p.111*
①小葉間胆管　②肝管　③総肝管　④総胆管　⑤ファーター乳頭

14　膵臓　*p.111*
①膵　②総胆　③大十二指腸　④ファーター（③・④順不同）　⑤ランゲルハンス島　⑥インスリン　⑦グルカゴン　⑧500　⑨膵液　⑩弱アルカリ　⑪セクレチン　⑫コレシストキニン（⑪・⑫順不同）　⑬アミロプシン　⑭膵アミラーゼ（⑬・⑭順不同）　⑮トリプシン　⑯キモトリプシン　⑰カルボキシペプチターゼ（⑮・⑯・⑰順不同）　⑱ステアプシン　⑲膵リパーゼ（⑱・⑲順不同）

15　膵液の成分と働き　*p.112*
①アミロプシン　②トリプシノゲン　③カルボキシペプチターゼ　④キモトリプシン　⑤ステアプシン

16　腹膜　*p.112*
①腹膜後　②十二指腸　③胸管　④腎臓　⑤副腎　⑥尿管（②・③・④・⑤・⑥順不同）　⑦腹大　⑧下大　⑨交感神経　⑩膀胱子宮　⑪直腸子宮　⑫直腸膀胱

17　腹膜の矢状断面と横断面　*p.113*
①胃　②横行結腸間膜　③膀胱子宮窩　④網嚢　⑤直腸　⑥ダグラス窩（直腸子宮窩）　⑦壁側腹膜　⑧臓側腹膜　⑨腹膜腔　⑩腸間膜

18　栄養素　*p.114*
①糖質　②蛋白質　③脂肪（①・②・③順不同）　④炭水化物　⑤単糖類　⑥二糖類　⑦多糖類　⑧エネルギー貯蔵物質　⑨蓄積脂肪　⑩蛋白質　⑪アミノ酸　⑫必須

19　ビタミン　*p.114*
①A　②脂肪　③B_1　④B_2　⑤ニコチン　⑥B_6　⑦葉酸　⑧B_{12}　⑨C　⑩水溶　⑪D　⑫脂肪　⑬K

20　ビタミン欠乏症　*p.115*
①夜盲　②脚気　③口内　④口角（③・④順不同）　⑤ペラグラ　⑥口内　⑦舌（⑥・⑦順不同）　⑧葉酸　⑨悪性貧血　⑩壊血　⑪くる　⑫出血

21　エネルギー代謝　*p.116*
①呼吸商　②基礎代謝　③最小　④睡眠中　⑤37　⑥異化　⑦同化　⑧呼吸　⑨体温　⑩1,500

○×確認問題 p.117

①× ②× ③× ④○ ⑤× ⑥○ ⑦○ ⑧×
⑨× ⑩○ ⑪○ ⑫× ⑬× ⑭× ⑮× ⑯×
⑰○ ⑱○ ⑲× ⑳○ ㉑○ ㉒○ ㉓○ ㉔×
㉕○ ㉖○

①肝臓の働きとしては、物質代謝として、1）糖代謝・グリコーゲンの生成あるいは処理、2）蛋白代謝・アルブミンの生成とアミノ酸の処理、3）脂肪酸の分解やコレステロールの生成、4）ホルモンの不活性化作用があり、その他、5）胆汁の生成、6）解毒作用、7）血液凝固への関与、8）造血／壊血作用、9）血液の貯蔵、10）水代謝の調節、11）ビタミンの貯蔵などがある。脂肪分解酵素は分泌されない。
②右下腹部で回腸との連結部より下方を盲腸といい、その左後壁から虫垂が出る。
③消化管の筋層は、内側が内輪走筋で、外側が外縦走筋である。
⑤膵臓、腎臓、副腎は、腹膜腔の後ろに位置し、後腹壁に接する。腹膜後器官である。
⑧胃は食道から続く噴門に始まり、左上方に胃底が膨出し、それに続き胃体が右下に向かい、幽門で終わる約1,200 ml のふくろ状の器官で、十二指腸に続く。
⑨胃液の主な消化酵素であるペプシンは、蛋白質を分解する。
⑪脂肪は、主に小腸で吸収される。
⑫膵液は弱アルカリ性（pH8〜8.5）である。糖質分解酵素のアミロプシン、蛋白質分解酵素のトリプシノゲン、キモトリプシノゲン、カルボキシペプチターゼ、脂肪分解酵素のステアプシンなどが膵液中の消化酵素である。
⑬子宮と直腸の間にできた腹膜腔をダグラス窩（直腸子宮窩）とよぶ。
⑭舌下腺は、口腔底（舌の下）の粘膜下にある混合腺で、大舌下腺管は舌下小丘に、小舌下腺管は舌下ヒダに沿って開口する。耳下腺は耳介の前下方にある漿液腺で、頰粘膜にある耳下腺乳頭に開口する。顎下腺は、顎下三角にある粘液と漿液を分泌する混合腺で、舌下小丘に開口する。
⑮大腸にある腸腺からはペプシノゲンが分泌され、塩酸は傍細胞から分泌される。
⑯大腸にある腸腺からは消化酵素は分泌されない。
⑲左右の肝管は合流し、総肝管となり、総肝管が胆嚢管と合流し総胆管となる。総胆管は膵管と合流したのち、ファーター乳頭（大十二指腸乳頭）に開口する。
㉔食道は咽頭に続き、脊柱の前面で気管と心臓の後ろを下行し、胃の噴門に達する。

実践問題 p.118

6-01 4
a) 耳下腺管は口腔前庭の耳下腺乳頭に開口している。
b) 有郭乳頭は味蕾をもつ。

6-02 4
1) 咀嚼運動は口腔内の自浄作用を促進する。
2) 口腔内には常在菌がおり、食事をしていなくても口腔ケアは必要である。
3) 唾液分泌量が減少すると舌苔が厚くなる。

6-03 3
3) 食道における生理的狭窄部は、起始部と気管分岐部と横隔膜貫通部の3か所においてみられる。

6-04 4
4) 胃の筋層は内斜走筋、中輪走筋、外縦走筋の3層からなる。

6-05 2
1) 膵液に含まれるリパーゼは脂肪を分解する。
3) マルターゼは腸液に含まれ、麦芽糖をブドウ糖にする。
4) 腸液に含まれるアミノペプチダーゼは蛋白質分解酵素である。

6-06 2
1) 胃壁の筋層は3層の平滑筋からなる。
3) 胃底は噴門に続く左上部の膨出部である。
4) 胃の大弯に続く腹膜は大網である。

6-07 4
4) 胃底腺の傍（壁）細胞からは塩酸が、副細胞からは粘液が分泌される。

6-08 3
3) 膵液は弱アルカリ性で、胃液によって酸性になった食物を中和する。

6-09 1
c) 胃液分泌の促進は副交感神経による。
d) エンテロガストロンは胃液の分泌を抑制する。

6-10 4
a）3大栄養素の中で、脂肪は胃から十二指腸に移送される時間が最も長くかかる。
b）セクレチンの刺激で分泌される膵液は消化酵素が少ないが、コレシストキニンの刺激で分泌される膵液は消化酵素に富む。

6-11 4
4）胆汁の主な成分は、胆汁酸、胆汁色素、コレステロールで消化酵素は含まれていない。脂肪の消化吸収を間接的に促進する働きはある。

6-12 3
3）肝静脈は肝門からは出ず、後上面から数本出て下大静脈に注いでいる。

6-13 4
4）直腸膀胱窩は男性の場合で、ダグラス窩は女性における直腸子宮窩のことである。

6-14 3
3）肝臓はアミノ酸を分解し、尿素をつくる。

6-15 3
膵液中には、蛋白質分解酵素および糖質分解酵素、脂肪分解酵素が含まれている。

6-16 3
3）セクレチンは十二指腸粘膜から分泌され、膵臓を刺激して炭酸水素ナトリウムの多い膵液を分泌させる。

6-17 4
c）上行結腸は結腸間膜をもたず、横行結腸とS状結腸がもっている。
d）外肛門括約筋は、横紋筋性の括約筋である。

6-18 4
c）虫垂は左下腹部のS状結腸ではなく、右下腹部の盲腸の後内方に続く。
d）食道は、気管の後方に位置し、後縦隔を下行する。

6-19 3
a）日本人の基礎代謝量は、男性20歳で約1,500kcal、女性20歳で約1,200kcalである。
d）大腸の粘膜には、絨毛はない。

6-20 3
a）ペプシンは蛋白質分解酵素で、胃腺の主細胞から不活性体のペプシノゲンとして分泌され、塩酸で活性体のペプシンとなる。
d）ビタミンAは脂溶性ビタミンで、水溶性ビタミンはB群やCである。

6-21 1
2）脚気はビタミンB_1の欠乏で起こる。
3）新生児メレナはビタミンK欠乏で起こる。
4）悪性貧血はビタミンB_{12}の欠乏で起こる。

6-22 4
1）膵液は、膵臓の外分泌腺から分泌される。ランゲルハンス島のβ細胞からはインスリンが、α細胞からはグルカゴンというホルモンが分泌される。
2）弱アルカリ性である。
3）糖質分解酵素のアミロプシンも含まれている。

6-23 3
便が直腸に達すると、腸壁の伸展と内圧の上昇が起こる。この刺激に対して、反射的に内肛門括約筋の弛緩が起こり、意識的に腹筋収縮（横隔膜は低下）、外肛門括約筋の弛緩が起こる。

6-24 2
ケトン体は脂肪酸の分解によって産生される酸性の副産物である。

6-25 1
直腸（ア）が糞便で満たされると、便意を感じる強力な蠕動が起こり、骨盤神経を介して刺激が大脳に伝わり便意を催す。この蠕動は大蠕動といい、1日に1～2回しか起こらず、朝食後に起こることが多い。このとき排便を我慢すると次の大蠕動までに大腸内での水分吸収が進み、便が硬くなり便秘になりやすい。この便秘を習慣的に繰り返すことで直腸（ア）の機能は低下し、大蠕動が抑制されると考えられる。

6-26 3
肝臓では、血漿蛋白中にあるアルブミンとフィブリノゲンを生成し、不要なアミノ酸を分解して尿素をつくる働きがなされ、蛋白質代謝の機能をもっている。

6-27　1、5

肝細胞ではアルブミンや凝固因子などの蛋白質、コリンエステラーゼなどの酵素、コレステロール、脂肪酸が合成される。

6-28　1

BMI（体格指数）＝体重（kg）÷（身長（m））²
である。

7｜泌尿器系

01　泌尿器系─尿排泄の働き *p.126*
①代謝産　②有害（①・②順不同）　③浸透圧
④全血液　⑤pH（水素イオン濃度）　⑥血漿

02　泌尿器系の全景 *p.126*
①腎臓　②尿管　③膀胱　④下大静脈　⑤腹大動脈

03　腎臓 *p.127*
①第11　②右　③左　④腎門　⑤腎静脈　⑥尿管
⑦神経（⑤・⑥・⑦順不同）　⑧皮質　⑨髄質
⑩腎小体　⑪腎柱　⑫腎錐体　⑬腎乳頭　⑭腎小体
⑮ネフロン　⑯マルピギー　⑰糸球体　⑱糸球体嚢
⑲近位曲尿細管　⑳ヘンレのワナ（ループ）
㉑遠位曲尿細管

04　腎臓の位置 *p.128*
①腎臓　②尿管　③第11　④膀胱

05　腎臓（縦断面） *p.128*
①腎柱　②腎杯　③腎錐体　④尿管　⑤小腎杯
⑥大腎杯

06　尿生成と血流方向（尿細管再吸収） *p.129*
①遠位曲尿細管　②近位曲尿細管　③糸球体
④ボウマン嚢（糸球体嚢）　⑤ヘンレのワナ（ループ）

07　尿管と膀胱と尿道 *p.129*
①腎盂　②500　③膀胱三角　④膀胱括約
⑤尿道括約　⑥16　⑦3

08　尿の生成 *p.130*
①腎小体　②原尿　③160　④1,000　⑤淡黄色
⑥1.015　⑦5　⑧カリウム　⑨塩素
⑩ナトリウム（⑧・⑨・⑩順不同）　⑪ブドウ糖
⑫アミノ酸（⑪・⑫順不同）　⑬再吸収　⑭99
⑮再吸収

09　尿細管各部位での輸送 *p.130*
①水分　②グルコース　③アミノ酸　④再吸収
⑤再吸収　⑥分泌

10　クリアランス *p.131*
①Ux　②V　③Px　④クリアランス
⑤尿中の濃度　⑥1分間の尿量

⑦血液中のある物質Xの血漿中の濃度　⑧0
⑨140　⑩560

11 腎機能の調節と排尿 p.131
①抗利尿ホルモン　②アルドステロン
③心房性ナトリウム利尿ペプチド　④仙髄　⑤平滑
⑥膀胱　⑦排尿

○×確認問題 p.132
①○　②×　③○　④○　⑤○　⑥○　⑦×　⑧○
⑨○　⑩○　⑪×　⑫○　⑬○　⑭○　⑮○　⑯○
⑰○　⑱○　⑲×　⑳○　㉑○　㉒○　㉓×　㉔×
㉕×　㉖○

②腎小体（マルピギー小体）は糸球体とそれを包む糸球体嚢（ボウマン嚢）からなる。腎小体とそれに続く尿細管を合わせてネフロン（腎単位）とよび、1個の腎臓に約100万個存在するといわれる。
⑦腎小体ではなく、尿細管において栄養物質（ブドウ糖、アミノ酸、ビタミンC）、電解質（カリウム、塩素、ナトリウム）、水などが再吸収される。
⑪1個の腎臓に腎盤（腎盂）は1個であり、その先は10数個の杯状の腎杯に分かれ集合管を受けている。
⑫尿道括約筋は、横紋筋からなる。
⑲尿は95%が水で、残りの5%が固形物である。
⑳尿管の長さは約30cmで、性差はみられない。一方、尿道の長さでは著しい性差がみられる。男性は16～18cmで、女性は3～4cmである。
㉓腎臓の実質は、外層の皮質と内層の髄質に区分される。髄質は円錐状の腎錐体をつくり、その先は腎乳頭となり腎杯内に突出する。
㉔腎小体は皮質中に存在している。
㉕排尿反射の中枢は、仙髄（S_2～S_4）の陰部神経核である。

実践問題 p.133

7-01　4
a）右に位置する肝臓に押され、右の腎臓は左よりやや低い。
b）腎盂は1つである。

7-02　2
1）腎小体は、糸球体とそれを包む糸球体嚢（ボウマン嚢）からなる。
3）集合管とその後の乳頭管を集めた腎乳頭は10個くらいあり、これに密着し尿を受けるのが腎杯で、約10個くらいある。
4）輸出管も細動脈で、輸出細動脈ともいう。

7-03　4
4）ヘンレのワナは折り返って皮質に向かい、皮質内で遠位尿細管となり、集合管に注ぐ。

7-04　3
a）膀胱容量は、およそ500mlくらいである。
d）尿道の長さは男女で異なり、男性16～18cm、女性は3～4cmである。

7-05　1
2）尿道括約筋は横紋筋性で、尿道を輪状に囲んでいる。
3）排尿反射の中枢は、仙髄（S_2～S_4）である。
4）水とナトリウム、ブドウ糖、アミノ酸などが再吸収されるのは腎小体ではなく、尿細管である。

7-06　4
4）糸球体では、血球と蛋白質以外の成分が濾過される。したがって、血漿蛋白であるアルブミンは濾過されない。

7-07　1
c）1日の尿量は、約1,000～1,500mlである。
d）尿中の固形物は5%で、残り95%が水である。

7-08　2
2）腎小体での原尿生成は、1日に約160lである。

7-09　1
2）正常の尿は淡黄色、透明である。
3）1日尿量は約1,000～1,500mlである。
4）排尿後しばらくするとアンモニア臭がある。

7-10　4
a）コルチゾールは副腎皮質ホルモンの糖質コルチコイドで糖新生促進やアミノ酸のブドウ糖への転換などに働く。
b）オキシトシンは下垂体後葉ホルモンで子宮筋収縮と乳汁排出促進に働く。
c）アンギオテンシンⅡは、尿細管でのナトリウム吸収を促進する。
d）バソプレシンは下垂体後葉ホルモンで抗利尿ホルモンといわれ、尿細管に作用し、水の再吸収を促

進し、尿量を調節する。

7-11 1
2) 抗利尿ホルモン（ADH）は水の再吸収を促進し、尿浸透圧を上昇させる。
3) 過剰な飲水により細胞外液量が増えるため、相対的に血中ナトリウム濃度は低下する。
4) アルドステロンはナトリウムと水の再吸収を促進するだけでなく、カリウムと水素イオン（H^+）の排泄を増加させる作用もある。

7-12 4
尿細管で再吸収されるのは、ブドウ糖、アミノ酸、ビタミンC、ナトリウム、カリウム、塩素、水である。

7-13 2
1) バソプレシンは水の再吸収を促進させる。
2) ナトリウムの再吸収は、遠位曲尿細管や集合管で行われ、アルドステロンにより促進される。
3) レニンは腎臓から分泌される血圧上昇物質である。
4) 心房性ナトリウム利尿ペプチド（ANP）はナトリウムと水の排泄を促進する。

8 ｜ 生殖器系

01 女性生殖器の位置（骨盤の矢状断）と全景 p.136
①卵管 ②卵巣 ③子宮円索 ④卵管采 ⑤子宮 ⑥腟 ⑦卵巣間膜 ⑧卵管峡部 ⑨卵管膨大部 ⑩固有卵巣索

02 卵巣と卵管 p.137
①卵 ②成熟 ③ホルモン ④卵巣提索 ⑤卵管采 ⑥卵管膨大 ⑦卵管峡

03 卵胞の変化 p.137
①赤体 ②月経黄体 ③妊娠黄体 ④白体

04 子 宮 p.138
①膀胱 ②直腸（①・②順不同） ③前傾 ④前屈（③・④順不同） ⑤子宮広間膜 ⑥底 ⑦体 ⑧頚（⑥・⑦・⑧順不同） ⑨卵管 ⑩固有卵巣索（⑨・⑩順不同） ⑪峡部 ⑫子宮腔 ⑬頚管（⑫・⑬順不同） ⑭卵管子宮口 ⑮粘膜 ⑯子宮内膜 ⑰線毛上皮 ⑱直腸子宮 ⑲ダグラス（⑱・⑲順不同）

05 腟と女性外陰部 p.138
①腟円蓋 ②腟口 ③恥丘 ④陰核 ⑤大陰唇 ⑥小陰唇（③・④・⑤・⑥順不同） ⑦大前庭腺 ⑧腟口 ⑨外尿道口（⑧・⑨順不同）

06 乳腺と乳房 p.139
①乳房 ②乳頭 ③乳輪 ④乳腺 ⑤乳腺葉 ⑥乳管 ⑦乳管洞

07 会 陰 p.140
①恥骨結合 ②尾骨 ③腟口 ④肛門 ⑤尿生殖三角 ⑥深会陰横 ⑦筋 ⑧会陰浅（⑦・⑧順不同） ⑨肛門三角 ⑩肛門挙 ⑪外肛門括約

08 男性生殖器の位置（骨盤の矢状断）と全景 p.141
①前立腺 ②陰茎海綿体 ③膀胱 ④射精管 ⑤精巣上体 ⑥精巣 ⑦精嚢 ⑧亀頭 ⑨精管

09 男性の生殖器官 p.142
①精巣 ②陰茎 ③精巣上体 ④精管 ⑤精嚢 ⑥前立腺（⑤・⑥順不同） ⑦尿道球腺

⑩ 精細管と精管　p.142
①精細　②精巣網　③精巣輸出　④精巣上体　⑤精
⑥精管膨大部　⑦射精　⑧子宮円索　⑨精索
⑩精　⑪索状

⑪ 前立腺・尿道球腺・陰茎　p.143
①射精　②尿道　③カウパー　④尿生殖隔膜
⑤アルカリ　⑥根　⑦体（⑥・⑦順不同）　⑧陰茎
⑨尿道　⑩包皮

⑫ 男性の性機能　p.143
①精子　②アンドロゲン　③間質　④ライディッヒ
（③・④順不同）　⑤テストステロン　⑥2次性徴
⑦生殖器　⑧精子

⑬ 女性の性機能　p.143
①卵子　②エストロゲン　③プロゲステロン
④卵母　⑤卵子　⑥成熟　⑦排卵　⑧黄体
⑨卵巣周期　⑩卵胞　⑪2次性徴　⑫卵胞　⑬卵管
⑭子宮内膜　⑮黄体　⑯子宮内膜　⑰受精卵
⑱排卵　⑲性周期　⑳卵子　㉑受精　㉒受精
㉓着床　㉔妊娠　㉕胎盤　㉖胞胚　㉗胎芽

⑭ 月経周期におけるホルモンの分泌　p.145
①エストロゲン　②プロゲステロン　③卵胞
④排卵　⑤黄体形成　⑥黄体　⑦黄体退行

⑮ 女性性周期―卵巣周期と子宮内膜周期の関係　p.145
①二次卵胞　②胞状卵胞　③成熟卵胞　④排卵
⑤黄体

○×確認問題　p.146
①×　②×　③○　④×　⑤×　⑥○　⑦○　⑧×
⑨○　⑩○　⑪○　⑫○　⑬×　⑭×　⑮○　⑯○
⑰×　⑱×　⑲○

①生殖能力のある男性の精嚢には、精子は多少存在するが、精子を貯蔵する場所ではなく、分泌腺である。
②卵巣から排出された卵子は、卵管膨大部で精子と合体し、最初の体細胞ができる。これを受精という。
④子宮は、上方を子宮底といい、下方を子宮頸という。
⑤卵管膨大部において、排出された卵子と精子は受精し、受精卵となる。その後、受精卵は細胞分裂を繰り返しながら卵管を子宮口まで下がり、子宮内膜に定着する。これを着床という。

⑧卵管の先端は漏斗状に腹腔に開口している。卵管腹腔口の漏斗の外周縁を卵管采とよび、一部は卵巣に付着している。卵巣から排卵された成熟卵子を卵管腹腔口より取り込む。
⑬子宮は膀胱の後方にあり、膀胱と直腸の間に位置する。
⑭子宮円索とは管腔ではなく、靱帯である。鼡径管を経て、大陰唇の皮下に放散する。子宮は、子宮円索と子宮広間膜によって固定されている。
⑰精子は、精巣にある曲精細管でつくられる。精細管壁の精上皮から精祖細胞が生じ、精母細胞→精娘細胞→精子細胞となり、成熟し、形を変えて精子となる。
⑱子宮内膜の分泌を促進し、受精卵の着床を促すのは、黄体ホルモン（プロゲステロン）である。卵胞ホルモン（エストロゲン）は、2次性徴の発現、卵胞の発育、卵管の運動促進、子宮内膜の増殖肥厚などに関与する。

実践問題　p.147

8-01　4
a）卵巣は、固有卵巣索にて子宮とつながれている。
b）子宮は、膀胱の後方に位置している。

8-02　2
2）卵子は卵管采から卵管に入り、通常は膨大部で受精する。

8-03　3
1）子宮底は子宮腔の上前端の最も幅の広い部分をいう。
2）正常位は前傾し、かつ体と頸の間で軽度の前屈をしている。
4）子宮の内腔は子宮腔に続き、峡管、頸管となり、頸管の外口が腟に開く外子宮口となる。

8-04　3
a）尿道球腺は男性器官で、腟口後方両側にあるのは大前庭腺（バルトリン腺）である。
d）精巣内の精細管が、精巣網、精巣輸出管、精巣上体管、精管と続いていく。

8-05　1
2）精管膨大部と精嚢の導管が合したところより下を射精管といい、左右射精管は前立腺内を貫き尿道に開く。

3）前立腺は膀胱底の下端に密接し、恥骨結合と直腸の間にある。
4）尿道球腺は、尿道海綿体後端の尿道球に密接し、その左右の導管は尿道海綿体内を走って尿道に開口する。前立腺管は前立腺内を通過する尿道に開口している。

8-06　3
3）排卵した後の卵胞は、黄体に変化する。

8-07　1
a）卵子の産生と女性ホルモンの分泌が行われる。
b）黄体形成ホルモンは、下垂体前葉にて分泌される。

8-08　3
1）子宮内膜は排卵後に分泌期となる。
2）基礎体温は黄体期に高温相、卵胞期に低温相となる。
4）排卵された卵子は約24時間生存する。

8-09　4、5
1）現在、日本人の平均閉経年齢は50.5歳である。
2）卵胞からのエストラジオール分泌が低下するため、反射的に下垂体からの性腺刺激ホルモンの分泌は増える。
3）エストロゲンの低下により骨量が減少する。

8-10　4
胎生期2か月終わりころまで後腹壁に付着していた精巣は下降を始め、鼡径管を通って腹腔内から外に出て、胎生後期より陰嚢内に入る。これを精巣下降という。

8-11　4
前立腺は膀胱の下、直腸の前に位置する。

8-12　4
アは黄体形成ホルモン（LH）、イは卵胞刺激ホルモン（FSH）、ウはエストロゲン、エはプロゲステロンである。排卵後、卵胞は黄体となりエストロゲンとプロゲステロンが分泌される。プロゲステロンは子宮内腔を分泌期の状態に変化させ、代謝を亢進し、基礎体温を上昇させる。

8-13　3
精子の受精能力は、射精後2〜3日と考えられている。排卵された卵子は約24時間生存し、卵管膨大部で精子と出会い受精が起きる。受精から着床開始までの日数は平均7日（5〜8日）といわれている。

9 | 内分泌系

01 ホルモン *p.152*
①内分泌腺 ②産生 ③化学 ④標的 ⑤標的

02 内分泌腺の分布 *p.153*
①下垂体 ②松果体 ③甲状腺 ④上皮小体
⑤胸腺 ⑥副腎 ⑦膵臓 ⑧精巣 ⑨卵巣

03 下垂体 *p.154*
①成長 ②甲状腺刺激 ③副腎皮質刺激
④メラニン細胞刺激 ⑤プロラクチン
⑥卵胞刺激 ⑦精子形成 ⑧黄体形成
⑨間質細胞刺激 ⑩バソプレシン ⑪オキシトシン

04 甲状腺と上皮小体 *p.154*
①サイロキシン ②トリヨードサイロニン
③カルシトニン ④パラソルモン

05 膵臓 *p.154*
①グルカゴン ②インスリン ③ソマトスタチン

06 副腎 *p.155*
①アルドステロン ②コルチゾル
③コルチコステロン ④アンドロゲン（②・③・
④順不同）⑤アドレナリン ⑥ノルアドレナリン
（⑤・⑥順不同）

07 性腺 *p.155*
①アンドロゲン ②エストロゲン
③プロゲステロン

08 各分泌腺から分泌されるホルモンの略語 *p.155*
①成長ホルモン ②甲状腺刺激ホルモン
③副腎皮質刺激ホルモン ④卵胞刺激ホルモン
⑤黄体形成ホルモン ⑥抗利尿ホルモン
⑦メラニン細胞刺激ホルモン ⑧サイロキシン
⑨トリヨードサイロニン
⑩上皮小体ホルモン（パラソルモン）
⑪プロラクチン

09 下垂体より分泌されるホルモン *p.156*
①軟骨 ②蛋白質 ③血糖 ④脂肪酸 ⑤巨人
⑥末端肥大 ⑦小人 ⑧下垂体機能低下 ⑨前葉
⑩皮膚 ⑪生殖器 ⑫低血圧 ⑬卵胞 ⑭精子
⑮排卵 ⑯卵胞 ⑰テストステロン ⑱乳汁
⑲バソプレシン ⑳尿崩

10 甲状腺より分泌されるホルモン *p.156*
①蛋白質 ②核酸 ③糖（①・②・③順不同）
④バセドウ ⑤粘液
⑥甲状腺機能低下（クレチン）⑦甲状腺 ⑧眼球
⑨びまん ⑩顔面浮腫 ⑪小人 ⑫知能発達
⑬カルシトニン ⑭上皮小体（パラソルモン）

11 上皮小体より分泌されるホルモン *p.157*
①パラソルモン（上皮小体ホルモン）
②カルシウム ③テタニー

12 膵臓(ランゲルハンス島)より分泌されるホルモン *p.157*
①糖 ②脂肪 ③蛋白質（①・②・③順不同）
④糖尿 ⑤低血糖 ⑥多尿、口渇、大食（食欲増大）、
体重減少、高血糖、糖尿、ケトーシス、アシドーシス、
昏睡

13 副腎より分泌されるホルモン *p.157*
①糖新生 ②抗炎症 ③電解質 ④ナトリウム
⑤カリウム ⑥クッシング ⑦アルドステロン
⑧アジソン

14 性腺より分泌されるホルモン *p.158*
①生殖器 ②生殖機能 ③着床 ④妊娠 ⑤排卵
⑥２次性徴 ⑦蛋白同化 ⑧精子

15 消化管より分泌されるホルモン *p.158*
①胃酸 ②ペプシノゲン（①・②順不同）③胃粘膜
④胃運動 ⑤幽門 ⑥膵 ⑦コレシストキニン
⑧胃酸 ⑨ペプシノゲン ⑩胆嚢 ⑪膵酵素
⑫セクレチン ⑬幽門 ⑭胃液 ⑮インスリン
⑯電解質 ⑰血管 ⑱胃液 ⑲下部食道
⑳モチリン ㉑ソマトスタチン

○×確認問題 *p.159*
①× ②○ ③× ④○ ⑤○ ⑥○ ⑦○ ⑧○
⑨× ⑩× ⑪○ ⑫○ ⑬○ ⑭× ⑮× ⑯×
⑰○ ⑱○ ⑲× ⑳× ㉑○ ㉒○

①膵臓は、消化腺として膵液を分泌する外分泌腺と
ホルモンを分泌する内分泌腺をもっている。
③下垂体は、腺性下垂体（前葉、中間部、隆起部）
と神経性下垂体（漏斗部、後葉）の２つからなる。
下垂体前葉は、視床下部から分泌される視床下部ホ
ルモンによって調節を受けている。

25

⑨胸骨の後ろ、心臓の上方に位置する胸腺は、思春期を境に次第に退化して脂肪化する。
⑩ランゲルハンス島（膵島）から分泌されるグルカゴンは、肝臓のグリコゲンの分解を促進し、血糖値を上昇させる働きがある。
⑭インスリンの分泌は、血糖濃度によって調節される。血糖値が上昇すると、インスリンの分泌は促進される。
⑮副腎皮質刺激ホルモン（ACTH）の分泌は低下する。
⑯ノルアドレナリンは、末梢血管収縮による血圧上昇作用が特に著しい。
⑲アルドステロンは電解質（鉱質）コルチコイドで、ナトリウムやカリウムのバランスの調節に関与する。
⑳カルシトニンは甲状腺から分泌され、カルシウム代謝に関与し、血中カルシウムの濃度を低下させる働きをもつ。

実践問題 p.160

9-01　1
a）膵臓のランゲルハンス島は内分泌部だが、膵臓には膵液を分泌する外分泌部もある。
b）思春期以降、胸腺は次第に退化して脂肪化する。

9-02　2
2）下垂体前葉は腺性下垂体で、下垂体後葉が神経性下垂体で神経分泌である。

9-03　3
3）腎臓の尿細管に作用し水分の再吸収を促進するのは、下垂体後葉ホルモンのバソプレシンである。

9-04　3
a）プロラクチンは下垂体前葉ホルモンで、乳汁の分泌を促進する。
d）アンギオテンシンは副腎皮質から分泌されるホルモンではない。血清のアンギオテンシノゲンが腎より遊離したレニンよりアンギオテンシンⅠとなる。

9-05　3
1）アルドステロンは、電解質（鉱質）コルチコイドに属する。
2）カルシトニンは、甲状腺ホルモンに属する。
4）パラソルモンは、上皮小体ホルモンである。

9-06　3
3）糖質コルチコイドには、コルチコステロンとコルチゾルが属する。

9-07　1
c）カルシトニンは血中のカルシウム濃度を低下させる作用がある。
d）グルカゴンは、血中のブドウ糖濃度を上昇させる作用がある。

9-08　2
2）GIPは、胃抑制ペプチドともいわれ、胃酸の分泌を抑制する。

9-09　2
b）オキシトシンは、子宮や乳腺を標的器官とし、子宮筋の収縮作用や乳腺からの乳汁放出を促進する。
c）肝臓のグリコーゲン分解を促進し、血糖を上昇させるのはグルカゴンである。

9-10　3
3）PTHは血中のカルシウム濃度を高める作用がある。

9-11　2
2）コルチゾルが増加すると下垂体からのACTHの分泌は抑制される。

9-12　1
c）アルドステロンは副腎皮質から分泌され、ナトリウムの排泄を抑制し、カリウムの排泄を促進する。
d）血液の浸透圧が低下すると、抗利尿ホルモンの分泌は低下する。

9-13　3
1）血糖が上昇すると、インスリンの分泌は増加する。
2）副腎皮質刺激ホルモン（ACTH）の分泌は減少する。
4）下垂体からの甲状腺刺激ホルモン分泌は増加する。

9-14　2
2）サイロキシンの分泌過多ではバセドウ病となり、甲状腺が腫大し、眼球突出などがみられる。

9-15 4
c) 後葉ホルモンである ADH の作用不足で尿量が増加し、尿崩症となる。
d) テタニーは血中のカルシウム濃度の低下による不随意のけいれんで、PTH の欠乏により起こる。

9-16 1
1) インスリンの分泌過多になると、低血糖症になる。

9-17 3
1) 蛋白質分解酵素であるレニンによって、アンギオテンシンⅠが産生され、アンギオテンシン変換酵素によって血管の収縮に働くアンギオテンシンⅡがつくられる。
2) 抗利尿ホルモン（バソプレシン）は、腎臓の尿細管に作用し、水の再吸収を促進させ、尿量を調節する働きの他、末梢血管を収縮させ、血圧を上昇させる。
4) 副腎髄質からは、主にアドレナリンとノルアドレナリンが分泌され、ノルアドレナリンは末梢血管収縮による血圧上昇作用が特に著しい。

9-18 4
1) 熱産生が増加すると食欲は低下するため、温熱環境では食欲は低下する。
2) 胃に食物が入ると、胃壁が伸展し、食欲は低下する。
3) レプチンは視床下部の食欲中枢に働きかけて食欲を低下させる。

9-19 1
2) バソプレシンは抗利尿ホルモン（ADH）ともいい、尿量を減少させる。
3) コルチゾールは糖コルチコイドの一種で、糖新生を促進し血糖値を上昇させる。
4) アンギオテンシンⅡは血管の収縮に働く。

9-20 2
下垂体後葉ホルモンであるバソプレシン（抗利尿ホルモン）の分泌は血液の浸透圧の変化に応じて調整されている。塩分摂取量が多くなり、血液の浸透圧が高まれば分泌は亢進し、低下すれば減少する。

9-21 4
副腎髄質ホルモンであるアドレナリンは、心拍数増加と血糖上昇の作用が著しい。カルシトニンは血中カルシウム濃度低下に、プロラクチンは乳汁の分泌促進に、バソプレシンは水の再吸収促進と血圧上昇に作用する。

9-22 4
パラソルモンの分泌過多では、骨からカルシウムが遊離し、血中のカルシウム濃度が高まり、尿中にカルシウム排泄が増す。それゆえ、尿路結石を起こしやすくなる。

9-23 4
1) 血糖値が上昇すると、インスリンが分泌される。
2) 血清カルシウムが低下すると、PTH が分泌される。
3) 甲状腺ホルモンは、下垂体から分泌される甲状腺刺激ホルモンによって促進される。
4) ナトリウム摂取不足では、アルドステロン分泌が増加する。

9-24 2
1) 尿細管における水の再吸収を促進する。
3) 飲酒により分泌が低下するため、お酒を飲むとトイレが近くなる。
4) 下垂体後葉から分泌される。

9-25 1
インスリンは肝や脂肪組織でのグルコースの取り込みを促進し、それにより脂肪も蓄積される。

9-26 2
すべて下垂体前葉ホルモンである。その中でも、黄体形成ホルモン（LH）と卵胞刺激ホルモン（FSH）は性腺刺激ホルモンであり、名称では女性特有であるが、男性でも分泌される。黄体形成ホルモンは間質細胞刺激ホルモンが担当し、テストステロンの分泌を促進する。卵胞刺激ホルモンは、精子形成ホルモンが相当し、精子の形成を促進する。

10 神経系

01 ニューロン *p.168*
①ニューロン ②樹状 ③細胞体 ④神経 ⑤軸索

02 神経系の発生と脳室 *p.168*
①外胚葉 ②神経板 ③神経溝 ④神経 ⑤脳
⑥脊髄 ⑦菱脳 ⑧間脳 ⑨菱脳 ⑩後脳 ⑪髄脳
⑫側脳 ⑬第三脳 ⑭第四脳 ⑮室間孔 ⑯中心管
⑰外側口 ⑱正中口

03 髄膜 *p.169*
①髄 ②硬 ③クモ ④軟 ⑤脳硬 ⑥大脳鎌
⑦小脳テント ⑧小脳鎌 ⑨硬膜静脈
⑩クモ膜下腔 ⑪脳脊髄 ⑫クモ膜顆粒

04 脳の髄膜 *p.170*
①クモ膜顆粒 ②脳クモ膜 ③クモ膜下腔
④大脳鎌 ⑤脳硬膜

05 脳脊髄液の循環 *p.170*
①脳室 ②第四脳室 ③クモ膜下腔 ④クモ膜顆粒

06 神経の興奮発生と興奮伝導 *p.170*
①静止電位 ②活動電位 ③刺激 ④興奮
⑤不応期 ⑥絶対不応期 ⑦相対不応期 ⑧閾値
⑨シナプス ⑩シナプス ⑪結合 ⑫脱分極
⑬局所電位 ⑭活動電位

07 脊髄 *p.171*
①頸膨大 ②腰膨大 ③2 ④脊髄円錐

08 脊髄の構造 *p.172*
①後正中溝 ②後索 ③後角（後柱） ④中心管
⑤前索 ⑥前正中裂

09 脊髄反射 *p.172*
①屈曲 ②交叉性 ③伸展 ④膝蓋腱 ⑤自律系
⑥内臓

10 脳 *p.173*
①1,300 ②終脳 ③間脳 ④中脳 ⑤橋 ⑥小脳
⑦延髄（②・③・④・⑤・⑥・⑦順不同） ⑧脳幹
⑨大脳縦裂 ⑩脳梁 ⑪大脳皮質 ⑫大脳髄質
⑬大脳核 ⑭側脳室 ⑮脳溝 ⑯脳回 ⑰中心
⑱外側 ⑲頭頂後頭 ⑳嗅脳 ㉑外套 ㉒大脳核
（⑳・㉑・㉒順不同） ㉓嗅球 ㉔嗅索 ㉕嗅三角（㉓・㉔・㉕順不同） ㉖大脳皮質 ㉗大脳髄質（㉖・㉗順不同） ㉘ブロードマン

11 主な脳溝と大脳葉 *p.174*
①前頭葉 ②側頭葉 ③頭頂葉 ④後頭葉
⑤辺縁葉（大脳辺縁系） ⑥脳梁

12 大脳皮質の細胞構築 *p.174*
①分子層 ②外顆粒層 ③外錐体細胞層
④内顆粒層 ⑤内錐体細胞層 ⑥多形細胞層

13 大脳核 *p.175*
①尾状 ②レンズ ③淡蒼球 ④被殻 ⑤線条
⑥錐体 ⑦筋緊張 ⑧前障 ⑨扁桃 ⑩内包
⑪大脳皮質 ⑫舞踏 ⑬アテトーゼ
⑭パーキンソン

14 大脳皮質 *p.176*
①運動 ②体性感覚（知覚） ③視覚 ④聴覚
⑤嗅覚 ⑥味覚 ⑦言語 ⑧運動性言語
⑨聴覚性（感覚性）言語 ⑩視覚性言語 ⑪運動性
⑫感覚性 ⑬失読

15 大脳皮質にある機能の局在（諸機能） *p.177*
①運動 ②体性感覚 ③視覚 ④聴覚 ⑤嗅覚
⑥味覚 ⑦運動性言語 ⑧視覚性言語
⑨聴覚性言語

16 大脳辺縁系 *p.177*
①大脳核 ②脳梁 ③自己保存 ④種族維持（③・④順不同） ⑤生命活動

17 大脳髄質—3種類の伝導路 *p.178*
①連合 ②交連 ③投射

18 脳波と睡眠 *p.179*
①電気 ②脳波 ③α ④β ⑤θ ⑥δ

19 学習と記憶 *p.179*
①学習 ②記憶 ③感覚性記憶 ④一次記憶
⑤二次記憶 ⑥三次記憶 ⑦海馬 ⑧視床

20 間脳 *p.179*
①間脳 ②視床脳 ③視床 ④神経 ⑤視床
⑥視床上部 ⑦視床後部 ⑧感覚（知覚）

⑨内側膝状体　⑩外側膝状体　⑪視床下部
⑫下垂体　⑬視神経交叉　⑭自律　⑮性　⑯食欲
⑰睡眠（⑯・⑰順不同）

21 中　脳　*p.180*
①大脳脚　②被蓋　③中脳蓋　④錐体路
⑤錐体外路　⑥上小脳脚　⑦黒質　⑧中脳水道
⑨動眼　⑩滑車　⑪中脳蓋　⑫上丘　⑬下丘
⑭聴覚　⑮対光　⑯眼瞼　⑰角膜（⑯・⑰順不同）
⑱動眼　⑲滑車　⑳外転　㉑涙

22 橋　*p.181*
①橋核　②錐体　③皮質橋（②・③順不同）　④菱形
⑤脳　⑥三叉　⑦外転（⑥・⑦順不同）

23 延　髄　*p.181*
①脳　②錐体　③菱形　④網様体　⑤循環　⑥呼吸
（⑤・⑥順不同）　⑦舌咽　⑧迷走　⑨副（⑦・⑧・
⑨順不同）　⑩呼吸　⑪心臓　⑫血管運動（⑩・⑪・
⑫順不同）

24 小　脳　*p.182*
①虫部　②小脳半球　③小脳皮質　④分子
⑤プルキンエ細胞　⑥顆粒　⑦髄質　⑧小脳核
⑨平衡機能　⑩随意　⑪推尺異常　⑫静止振戦
⑬企図振戦　⑭運動解離

25 伝導路　*p.182*
①連合　②交連　③投射（①・②・③順不同）
④錐体　⑤錐体外（④・⑤順不同）　⑥随意　⑦緊張
⑧不随意　⑨皮質　⑩線条体淡蒼球　⑪小脳
⑫中脳脊髄　⑬末梢（錐体外路）　⑭上行性　⑮視覚
⑯視　⑰杆状　⑱錐状（⑰・⑱順不同）　⑲側頭
⑳聴覚　㉑聴覚　㉒顔面　㉓舌咽　㉔味覚
㉕海馬傍回　㉖鈎（㉕・㉖順不同）　㉗嗅覚　㉘筋
㉙位置（㉘・㉙順不同）　㉚間脳　㉛深部感覚
㉜体性感覚（皮膚感覚）　㉝脊髄　㉞内包
㉟体性感覚　㊱三叉　㊲舌咽　㊳迷走（㊱・㊲・㊳
順不同）

26 脳脊髄神経　*p.184*
①脳　②脊髄　③嗅　④視　⑤滑車　⑥三叉
⑦顔面　⑧内耳　⑨迷走　⑩副

27 脳神経―嗅神経・視神経・動眼神経・滑車神経　*p.184*
①篩骨篩板　②視（神経）交叉　③視索　④間脳

⑤上直　⑥下直　⑦下斜（⑤・⑥・⑦順不同）
⑧上眼窩裂　⑨上斜

28 脳神経―三叉神経の3枝　*p.185*
①眼　②上眼窩裂　③知覚（感覚）　④上顎
⑤正円孔　⑥知覚　⑦下顎　⑧卵円孔　⑨舌
⑩感覚　⑪運動

29 脳神経―外転神経・顔面神経・内耳神経・舌咽神経・迷走神経・副神経・舌下神経　*p.186*
①上眼窩裂　②外側直　③運動　④味覚　⑤分泌
⑥平衡　⑦聴　⑧聴覚　⑨蝸牛　⑩ラセン器
⑪咽頭　⑫咽頭　⑬耳下　⑭副交感性　⑮反回
⑯咽頭　⑰気管　⑱心臓　⑲肝臓　⑳脾臓　㉑腎臓
（⑯・⑰・⑱・⑲・⑳・㉑順不同）　㉒頚静脈孔
㉓胸鎖乳突　㉔僧帽（㉓・㉔順不同）　㉕舌
㉖運動性

30 脳神経―迷走神経の分布域　*p.187*
①咽頭枝　②気管支枝　③食道枝　④胃枝　⑤脾枝
⑥肝枝　⑦腎枝　⑧腸枝

31 脊髄神経　*p.187*
①頚　②胸　③腰　④仙骨　⑤尾骨
⑥遠心性（運動性）　⑦求心性（感覚性）
⑧ベル・マジャンディ　⑨脊髄神経前
⑩脊髄神経後

32 脊髄神経―頚神経叢　*p.188*
①後　②後頭下　③大後頭（②・③順不同）　④前
⑤頚神経　⑥皮　⑦筋　⑧頚神経ワナ　⑨横隔
⑩腕神経　⑪腋窩　⑫筋皮　⑬正中　⑭尺骨
⑮橈骨　⑯筋皮神経　⑰肘　⑱正中神経　⑲猿手
⑳尺骨神経　㉑鷲手　㉒橈骨神経　㉓下垂手

33 脊髄神経―腕神経叢　*p.189*
①筋皮神経　②正中神経　③腋窩神経　④橈骨神経
⑤尺骨神経

34 脊髄神経―胸神経・腰神経叢・仙骨神経叢　*p.190*
①乳頭　②臍　③恥骨　④胸　⑤腰　⑥大腿
⑦閉鎖　⑧腰　⑨仙骨　⑩上殿　⑪下殿　⑫坐骨
⑬脛骨　⑭総腓骨　⑮筋枝　⑯浅腓骨　⑰深腓骨
⑱脛骨

35　自律神経　p.191
①不随意性　②調節　③植物性　④不随意　⑤腺
⑥ニューロン　⑦シナプス　⑧自律神経　⑨節前
⑩節後　⑪交感　⑫副交感（⑪・⑫順不同）
⑬アセチルコリン　⑭ノルアドレナリン

36　交感神経1　p.192
①交感神経　②頭　③頸　④胸（②・③・④順不同）
⑤節後　⑥体幹　⑦汗　⑧立毛　⑨血管　⑩節前
⑪腹　⑫骨盤

37　交感神経2　p.192
①頸神経　②心臓　③胸神経　④内臓　⑤大内臓
⑥小内臓　⑦腰神経　⑧腹腔神経　⑨仙骨神経
⑩骨盤神経

38　副交感神経　p.193
①毛様体　②瞳孔括約（①・②順不同）　③涙
④顎下　⑤舌下（③・④・⑤順不同）　⑥耳下　⑦頸
⑧胸　⑨腹（⑦・⑧・⑨順不同）　⑩腺　⑪平滑
⑫仙髄　⑬骨盤内臓　⑭骨盤内臓

39　自律神経系の分布　p.194
①動眼神経　②顔面神経　③舌咽神経　④迷走神経
⑤上頸神経節　⑥中頸神経節　⑦下頸神経節
⑧大内臓神経　⑨小内臓神経　⑩骨盤内臓神経

○×確認問題　p.195
①○　②×　③○　④○　⑤○　⑥×　⑦×　⑧○
⑨○　⑩○　⑪×　⑫○　⑬○　⑭○　⑮○　⑯○
⑰×　⑱○　⑲○　⑳○　㉑×　㉒○

②下眼瞼から上唇の間に分布する感覚神経は、上顎神経（三叉神経第2枝の分布領域）である。上顎、側頭頬部の皮膚、鼻腔、咽頭、口蓋の粘膜、上顎の歯槽と歯の感覚を支配する。眼神経（三叉神経第1枝）は、涙腺と上眼瞼の皮膚と結膜、頭頂から前頭部、鼻背の皮膚、鼻粘膜などの感覚を支配する。下顎神経（三叉神経第3枝）は、頬粘膜、外耳道、耳介前側、側頭部、下唇部の皮膚、下顎の歯槽と歯の感覚、舌の前2/3の感覚性神経と、咀嚼筋に働く運動神経である。
⑥舌咽神経は、舌根部と咽頭、中耳に分布し、舌の後部1/3の味覚と感覚、咽頭粘膜の感覚をつかさどる。運動神経線維は、咽頭の筋と軟口蓋の筋を支配する。舌筋の運動には関与しない。
⑦聴覚性（感覚性）言語中枢は、側頭葉の後方1/3から頭頂葉の一部にあり、ウェルニッケ中枢とよばれる。ブローカ中枢は、前頭葉の底部にあり、運動性言語中枢のことである。
⑪脳神経は、脳に出入りする12対の神経である。順に、嗅神経、視神経、動眼神経、滑車神経、三叉神経、外転神経、顔面神経、内耳神経、舌咽神経、迷走神経、副神経、舌下神経である。
⑰横隔神経は頸神経叢の筋枝で、第3～5頸神経から出て、胸腔内を下行し横隔膜上面に達し、これを支配する。
㉑灰白質とは、中枢神経系で神経細胞が集まっている部分で、やや暗調の灰白色を呈する。脊髄では中央に、脳では表層を占めるが、内部にも核とよばれる灰白質の塊がみられる。一方、白質は神経線維が集まっている部分で、白色にみえる。脊髄では中央の灰白質を取り囲むように周囲をおおい、脳では灰白色におおわれた内部にある。

実践問題　p.196

10-01　2
a）脊髄は内部に灰白質があり、周囲を白質が包む。
d）神経は、外胚葉由来の器官である。

10-02　2
2）第四脳室の左右外側口と正中口でクモ膜下腔と連絡している。

10-03　3
1）髄膜は硬膜、クモ膜、軟膜の3枚からなる。
2）第四脳室より下は脊髄の中心管に続き、その下端が終室である。
4）脳脊髄液はクモ膜顆粒にて上矢状静脈洞内の静脈血に注ぐ。

10-04　3
a）脊髄は第1～2腰椎間の高さで、脊髄円錐として終わる。
d）脊髄内部、灰白質の前方、前柱に運動性の神経細胞が多数集まっている。

10-05　3
1）運動中枢は、頭頂部から下肢、体幹、上肢、頭部の順である。
2）意識レベルは、脳幹の網様体賦活系が調節している。
4）記憶や判断力は、大脳皮質の機能による。

10-06　4
1) 随意運動をつかさどる錐体路は大脳皮質の運動中枢から起こり、延髄で錐体交叉する。左半身不随は右の運動野の病変による。
2) 運動性言語中枢の障害は、他人の話すことはわかるが、自分自身は言葉を話せなくなる。
3) 感覚性失語症は、大脳皮質のウェルニッケ中枢の障害による失語症である。

10-07　1
c) 視覚中枢は、後頭葉にある。
d) 大脳辺縁系は、古皮質と原始皮質および大脳核の一部も含む、脳の内側で脳梁を囲む部位である。

10-08　4
1) 呼吸中枢は、延髄にある。
2) 食欲や睡眠の中枢は間脳にある。
3) 延髄には呼吸中枢、心臓（循環）中枢があり、生命の維持は望めない。

10-09　3
b) 下丘は聴覚伝導路の中継所で、対光反射の中枢は上丘にある。
c) 橋にある脳神経核は、三叉神経、外転神経、顔面神経、内耳神経の核である。

10-10　3
3) 前根は運動線維、後根が知覚線維である（ベル・マジャンディの法則）。

10-11　4
4) 動眼神経は、上眼瞼挙筋を支配し開眼運動に関与する。閉眼運動は眼輪筋が働く。眼輪筋は表情筋で、顔面神経が支配している。

10-12　4
c) 動眼神経は眼筋と瞳孔括約筋と毛様体筋を支配し、縮瞳を起こす。
d) 外転神経には自律神経線維は含まれておらず、眼筋のうち外側直筋のみを支配する。

10-13　3
1) 咀嚼筋は三叉神経第3枝下顎神経に支配されている。
2) 副神経は運動性の神経で、胸鎖乳突筋と僧帽筋を支配している。
4) 横隔神経は脊髄神経で、頚神経叢の枝である。

10-14　2
2) 前腕の伸筋は、すべて橈骨神経によって支配されている。

10-15　2
a) 第10胸神経枝、第10肋間神経が臍のあたりの皮膚に分布する。
d) 三角筋は、腋窩神経が支配する。

10-16　4
1) 手掌手背の尺側半の感覚麻痺は、尺骨神経麻痺である。
2) 長内転筋、短内転筋など大腿内側の筋は閉鎖神経支配である。
3) 伏在神経は、大腿神経の枝である。

10-17　1
1) 錐体路の中枢は運動中枢で、大脳皮質の中心前回にある。

10-18　2
a) 心臓では、交感神経が機能促進的に働き、副交感神経は抑制的に働く。
d) 汗腺、立毛筋および大部分の血管の平滑筋には、交感神経が分布している。

10-19　4
1) 仙骨神経叢は第4腰神経から第3仙骨神経の前枝によって構成される。
2) 大殿筋は下殿神経支配で、上殿神経は中殿筋や小殿筋を支配する。
3) 深腓骨神経は前脛骨筋や長指伸筋などを支配する。長・短腓骨筋は浅腓骨神経によって支配される。

10-20　4
a) 一番覚醒しにくい睡眠をレム睡眠といい、夢体験が活発である。
b) 精神状態が安定しているとき、安静閉眼時の8〜13Hzの周波数の脳波をα波という。

10-21　1
a) 顔面神経は、運動線維と味覚線維（舌の前方2/3に分布）と分泌線維（顎下腺、舌下腺、涙腺に分泌）からなる混合性神経である。したがって、下

顎部の腫瘍摘出術において麻痺になる可能性がある。
b）反回神経は迷走神経の枝で、右側は鎖骨下動脈を、左側は大動脈弓を舌から後ろに回って上行し、喉頭筋に入り発声を支配する。したがって、甲状腺摘出術の際に麻痺が起こる可能性がある。
c）副神経は、頚静脈孔から出て、胸鎖乳突筋と僧帽筋を支配する。
d）後頭骨の舌下神経管を出て、舌筋（内舌筋、外舌筋）を支配する運動性の神経である。

10-22　2
1）視神経の障害では視野欠損が起こる。
3）動眼神経の障害では内転ができなくなる。
4）額のしわ寄せができなくなるのは、顔面神経麻痺である。

10-23　3
ノルアドレナリンは交感神経の節後線維から放出される神経伝達物質であり、交感神経は脊髄の第1胸髄（T_1）から第2腰髄（L_2）に節前ニューロンがある。エは骨格筋に入っており、自律神経ではない。

10-24　2
錐体路は大脳皮質の運動中枢から起こり、内包、中脳の大脳脚を通って延髄に至る。延髄の下端で大部分の線維は反対側に交叉し、脊髄前柱（前角）細胞に終わり、前角からの運動神経に連絡している。

10-25　4
閉眼運動は、眼輪筋の働きによって行われている。図は右眼が閉じられていない。眼輪筋は表情筋の1種で、顔面神経によって支配されている。

10-26　1
カテコールアミンにはドパミン、ノルアドレナリン、アドレナリンがある。

10-27　3
1）髄膜は外側から硬膜、クモ膜、軟膜の順である。
2）クモ膜と軟膜の間、クモ膜下腔が脳脊髄液で満たされている。
4）脳脊髄液の排出は、クモ膜顆粒より上矢状静脈洞内の静脈中に吸収される。

10-28　4
1）大脳の表面、大脳皮質は神経細胞が集まる灰白質である。黒質は中脳に存在する。
2）下垂体は間脳視床下部の下端に位置している。
3）脳幹は、中脳、橋、延髄を総称しており、脊髄、小脳および大脳半球の連結部として、また生命維持に重要な機能をもつ部位でもある。

10-29　2（1も正解）
stage REMでは不規則な低～中振幅のθ波、それに低振幅のβ帯からδ帯の波を含む。δ波とθ波は徐波とする資料もある。
3）心拍数は増加する。
4）夢体験が活発となる。

10-30　4
尿を溜めても自然排尿は望めない。

10-31　1、4
発汗促進、気管支拡張、消化管運動抑制は交感神経の作用である。

10-32　4
気管支平滑筋が弛緩し、気管支が拡張する。

10-33　2
体温調節中枢は視床下部にある。

10-34　4（3も正解）
大腿の伸展は大殿筋による股関節の伸展であり、大殿筋は下殿神経支配である。
大腿の屈曲は腸腰筋による股関節の屈曲であり、腸腰筋は腰神経叢の筋枝支配である。
1）橈骨神経は母指を伸展させる。
2）尺骨神経は手関節を掌屈させる。
3）坐骨神経は大腿後面の大腿二頭筋・半腱様筋・半膜様筋を支配し、これら3筋は膝関節の屈曲、下腿の屈曲に働く。また、二関節筋で股関節の伸展、大腿の伸展作用もあるため、この選択肢も正解となる。

11 感覚器系

01 感覚 p.206
①皮膚 ②深部 ③体性 ④臓器 ⑤内臓 ⑥内臓 ⑦特殊

02 視覚器 p.206
①眼球 ②副眼器 ③眼瞼 ④眼 ⑤眼瞼 ⑥眼窩脂肪体 ⑦水晶 ⑧硝子（⑦・⑧順不同） ⑨眼房 ⑩眼球線維 ⑪角 ⑫強 ⑬眼球血管 ⑭脈絡 ⑮毛様 ⑯虹彩 ⑰網 ⑱水晶 ⑲遠近 ⑳毛様 ㉑光量 ㉒錐状 ㉓杆状 ㉔毛様体 ㉕硝子 ㉖睫毛（まつげ） ㉗瞼板 ㉘眼瞼 ㉙眼球 ㉚涙 ㉛涙小管 ㉜涙嚢 ㉝鼻涙

03 眼球水平断（右側） p.207
①虹彩 ②毛様体 ③結膜 ④角膜 ⑤前眼房 ⑥後眼房 ⑦強膜 ⑧脈絡膜 ⑨網膜 ⑩水晶体 ⑪毛様体小帯 ⑫硝子体 ⑬中心窩

04 眼筋 p.208
①滑車 ②上斜筋 ③下直筋 ④外側直筋 ⑤上直筋

05 平衡聴覚器 p.208
①外耳 ②中耳 ③内耳 ④伝達 ⑤受容 ⑥耳介 ⑦外耳道 ⑧鼓膜 ⑨鼓室 ⑩耳管 ⑪鼓膜 ⑫鼓室 ⑬前庭窓 ⑭蝸牛窓 ⑮耳小骨 ⑯咽頭 ⑰鼓室 ⑱耳管咽頭 ⑲耳管鼓室 ⑳骨迷路 ㉑膜迷路 ㉒前庭 ㉓蝸牛 ㉔骨半規管 ㉕前庭窓 ㉖骨半規管 ㉗蝸牛 ㉘球形嚢 ㉙卵形嚢 ㉚膜半規管 ㉛蝸牛管 ㉜蝸牛管 ㉝膜半規管 ㉞前庭 ㉟平衡 ㊱ラセン器 ㊲蝸牛

06 味覚器 p.209
①茸状 ②有郭 ③葉状（①・②・③順不同） ④味蕾 ⑤舌乳頭

07 外皮 p.210
①重層扁平 ②角質 ③線維性結合 ④疎性結合 ⑤エクリン ⑥アポクリン

08 体性感覚 p.210
①皮膚 ②深部（①・②順不同） ③触 ④圧 ⑤痛（③・④・⑤順不同） ⑥温度 ⑦メルケル ⑧マイスネル ⑨ルフィニ ⑩パチニ ⑪毛包 ⑫位置

09 内臓感覚 p.211
①臓器 ②食 ③性（②・③順不同） ④内臓

10 視覚 p.211
①眼球 ②網膜 ③視 ④錐状 ⑤杆状 ⑥イオドプシン ⑦ロドプシン ⑧明順応 ⑨暗順応 ⑩ビタミンA ⑪ロドプシン ⑫瞳孔 ⑬瞳孔括約 ⑭遠近 ⑮網膜 ⑯凹 ⑰背後 ⑱凸 ⑲乱視 ⑳円柱 ㉑色覚異常 ㉒杆体一色覚 ㉓赤緑色覚異常

11 聴覚と平衡覚 p.212
①ツチ ②キヌタ ③アブミ ④前庭窓 ⑤蝸牛 ⑥有毛 ⑦蝸牛（聴） ⑧聴覚 ⑨前庭（平衡） ⑩平衡覚

12 味覚 p.213
①甘味 ②苦味 ③酸味 ④塩味 ⑤うま味（①・②・③・④・⑤順不同） ⑥5 ⑦有郭乳頭 ⑧茸状乳頭（⑦・⑧順不同） ⑨顔面神経 ⑩舌咽神経

○×確認問題 p.214
①○ ②× ③○ ④○ ⑤○ ⑥○ ⑦× ⑧○ ⑨× ⑩× ⑪○ ⑫○ ⑬○ ⑭○ ⑮○ ⑯× ⑰× ⑱× ⑲○ ⑳○ ㉑○ ㉒×

②遠方の物体の像が網膜手前に結像する場合を近視とよび、網膜後方に結像する場合を遠視とよぶ。

⑦網膜には、光を感じる視細胞（錐状体＝色覚、杆状体＝明暗）がある。網膜の後方、視神経と連なる部分を視神経円板（乳頭）といい、この部分には視細胞がなく、光を感じず盲点（マリオットの盲斑）とよばれる。視神経円板の約4mm外側を黄斑とよぶ。その中央は中心窩とよばれ、錐状体のみが分布する。

⑨耳は聴覚と身体の平衡感覚をつかさどる器官で、外耳、中耳、内耳からなる。外耳・中耳は音波の伝達器、内耳は音波と平衡感覚の受容器である。内耳の前半部には聴覚器が、後半部には平衡感覚器がある。

⑩味覚の受容器は、舌の茸状乳頭、有郭乳頭、葉状乳頭にある味蕾で、味細胞の集まりである。茸状乳頭は鼓索神経、有郭乳頭は舌咽神経、葉状乳頭は鼓索神経と舌咽神経に支配されている。また、咽頭後

頭部の味蕾は、迷走神経に支配されている。
⑪耳管は中耳にあり、咽頭と鼓室を結ぶ約3.5cmの管である。鼓室内に空気を送り、その内圧を外気圧と等しくする。
⑬皮膚は、大きく分けて表皮、真皮、皮下組織の3層からなる。
⑭外耳孔に始まる外耳道は、約2.5〜3cmである。
⑯錐状体は色覚に、杆状体は明暗に関係する。
⑰4種の味は舌の全体どこでも感じるが、部位によって量的な差がある。苦みは舌根部、酸味は舌縁部、甘味と塩味は舌尖部で主に感じられる。
⑱耳小骨のある鼓室は、中耳にある。
㉒視神経円板には光を感じる視細胞がなく、盲点（マリオットの盲斑）とよばれる。

実 践 問 題 *p.215*

11-01 4
a) 前方1/6が角膜、後方5/6が強膜である。
b) 毛様体と虹彩は、眼球中膜の前方を形成する。

11-02 2
2) 視神経円板部には視細胞がないため光を感じず、マリオットの盲斑（盲点）とよばれる。

11-03 4
4) イオドプシンは錐状体にあり、明るいところで光を感受し、色覚に関係する。一方、杆状体にあるロドプシンは光に当たると分解し、ビタミンAにより再生される。ビタミンAの欠乏はその再生を妨げ、暗順応が不十分となる。これを夜盲症という。

11-04 4
4) 前庭の卵形嚢と球形嚢の内部には平衡斑があり、平衡感覚に関係する。

11-05 1
2) 耳介は、弾性軟骨である。
3) アブミ骨は、前庭窓を塞ぐ。
4) 内耳の骨迷路と膜迷路との間には、外リンパが入っている。

11-06 3
a) 鼓膜は鼓室の外側壁で、中耳に含まれる。
d) 耳小骨は鼓室内にあり、中耳に含まれる。

11-07 1
c) 味覚の感じ方は、舌の部位により量的な差がある。苦味は舌根、酸味は舌縁、甘味と塩味は舌尖で主に感じられる。
d) 味細胞からの伝達は、舌神経（鼓索神経〈顔面神経〉）と舌咽神経による。

11-08 2
2) 表皮は5層からなるが、血管や神経は、真皮に分布している。

11-09 4
1) 味覚を伝達する求心性神経は、舌神経（顔面神経内の鼓索神経）と舌咽神経である。
2) 聴覚を伝達するのは、内耳神経の中の蝸牛神経である。
3) 視覚の受容器は網膜である。視神経乳頭は網膜の一部ではあるが、この部分には視細胞はない。

11-10 2
　輻輳反射は、近くの物にピントを合わせると反射的に瞳孔を縮小する縮瞳が起こる反射である。

11-11 2
1) 暗順応は、瞳孔を縮小して光量を減らす反射で、瞳孔括約筋を支配するのは副交感神経である。
2) 散瞳は瞳孔散大筋により起こり、瞳孔散大筋は交感神経によって支配されている。
3) 流涙、涙腺の分泌は顔面神経内の副交感神経によって支配されている。
4) 視野狭窄では、網膜や視路の障害で起こる視野異常で、交感神経も副交感神経も関係ない。

11-12 3
1) アは瞳孔括約筋
2) イは瞳孔散大筋
3) ウは毛様体小帯。近くを見るときは毛様体筋が収縮し、毛様体と水晶体の間の毛様体小帯が弛緩するのに加え、水晶体の弾性により曲率が増し、屈折度が増加して見えるようになる。
4) エは毛様体筋

11-13 1
　刺激が続くと、その興奮度が低下してくることがあり、順応という。嗅覚、味覚、視覚、聴覚、触覚にはみられるが、痛覚にはみられないといわれている。

11-14 4
左眼に光を当てると、左眼では直接対光反射、右眼では間接対光反射がみられ、両眼が縮瞳する。

11-15 2
近くの物を見るときには縮瞳し、水晶体は厚くなり、両眼球が内転する。

11-16 3
体の位置や傾きなどは視覚の情報によっても得られる。

12｜体液・血液

01　体液区分　p.220
①細胞内　②細胞外　③組織間　④血漿　⑤60
⑥55

02　体液バランス　p.220
①恒常性　②ホメオスタシス（①・②順不同）
③安定

03　体液の組成　p.220
①ナトリウム　②カリウム　③マグネシウム
④カルシウム（①・②・③・④順不同）　⑤塩素
⑥炭酸水素（⑤・⑥順不同）　⑦水バランス
⑧浸透圧　⑨体液浸透圧　⑩抗利尿

04　酸・塩基平衡　p.221
①水素イオン　②7.35　③二酸化炭素（CO_2）
④酸性　⑤酸　⑥緩衝　⑦呼吸性　⑧炭酸
⑨H^+（水素イオン）　⑩pH　⑪腎性

05　酸・塩基平衡の異常と原因　p.221
①7.35　②アシドーシス　③アルカローシス
④アシドーシス　⑤換気不全　⑥中枢性肺胞低換気
⑦アルカローシス　⑧過換気　⑨呼吸異常
⑩アシドーシス　⑪アシドーシス
⑫アルカローシス　⑬低カリウム　⑭腎臓
⑮消化器

06　組織間液とリンパ　p.222
①組織間　②リンパ

07　血液の一般的性質　p.223
①1/12　②7　③1.055　④7.35　⑤弱アルカリ

08　血液の働き　p.223
①酸素　②二酸化炭素（①・②順不同）　③排泄
④体温調節　⑤保護　⑥止血

09　血液の成分　p.223
①45　②円板　③無　④500万　⑤ヘモグロビン
⑥血色素（⑤・⑥順不同）　⑦ヘモグロビン
⑧酸化ヘモグロビン　⑨還元ヘモグロビン　⑩骨髄
⑪120　⑫肝臓　⑬脾臓　⑭16　⑮90　⑯有
⑰4,500　⑱顆粒白血球　⑲無顆粒白血球
⑳アメーバ　㉑食（貪食）　㉒骨髄　㉓リンパ節

㉔無　㉕20万　㉖骨髄　㉗10　㉘脾臓　㉙55
㉚液体　㉛血漿蛋白　㉜フィブリノゲン（線維素原）

10　血液凝固　p.224
①フィブリノゲン（線維素原）　②フィブリン
③トロンボプラスチン　④プロトロンビン
⑤フィブリノゲン　⑥フィブリン　⑦膠質浸透
⑧pH　⑨血液凝固　⑩免疫（免疫グロブリン）

11　赤血球沈降速度（血沈・赤沈）　p.225
①クエン酸ナトリウム　②赤血球沈降速度
③ウェスターグレン　④10　⑤比重　⑥貧血
⑦血漿グロブリン　⑧アルブミン

12　血液型　p.225
①凝集原　②凝集素　③抗体（②・③順不同）
④凝集　⑤α　⑥β　⑦A　⑧O　⑨B　⑩AB

13　脾臓の働き　p.225
①赤血球　②食（貪食）　③胎生　④血液

○×確認問題　p.226
①○　②○　③×　④○　⑤×　⑥×　⑦○　⑧○
⑨○　⑩○　⑪○　⑫○　⑬○　⑭×　⑮○　⑯○
⑰○　⑱×　⑲○　⑳○　㉑×　㉒○　㉓○　㉔○
㉕○　㉖×　㉗○　㉘○

③血清とは、血漿よりフィブリノゲン（線維素原）を除いたものをいう。
⑤体液量は、成人男性で体重の60％、成人女性で55％、乳児で77％である。
⑥人の血清にはRhに対する凝集素（抗体）は存在しない。しかし、Rh陰性の人に限りRh陽性の人から輸血を受けると、血液中に抗Rh凝集素がつくられ、再びRh陽性の輸血を受けると血液の凝集や破壊が起こる。
⑭日本人のほとんどがRh陽性である。Rh陰性の東洋人は1％にも満たないが、欧米人（白人）では15％にもなる。
⑱赤血球は平均の直径が7.7μm、厚さ2μmの円板状である。
㉑リンパ球には大小があり、小リンパ球をBリンパ球、大リンパ球をTリンパ球とよぶ。
㉖血液量は、体重の約1/12～1/13（7～8％）を占める。

実践問題　p.227

12-01　3
b）組織間液と血漿は、細胞外液に含まれる。
c）血液量は体重の約1/13（8％）を占める。

12-02　2
1）塩素イオンは陰イオンで、その他の3種とカルシウムが陽イオンである。
3）アルカリ性になった場合をアルカローシスといい、酸性になった場合をアシドーシスという。
4）窒息時は二酸化炭素が蓄積することでアシドーシスが起こる。

12-03　4
4）嘔吐の結果、胃液中の塩素イオンが減少し、代謝性アルカローシスとなる。

12-04　2
2）血液の有形成分は約45％で、液体成分は約55％である。

12-05　4
a）血漿からフィブリノゲン（線維素原）を除いたものを血清という。
b）ヘモグロビンは赤血球中の成分である。

12-06　2
1）血漿蛋白とは、フィブリノゲン、アルブミン、グロブリンである。
3）白血球は有核である。
4）白血球の主な働きは生体防御機能である。

12-07　4
4）白血球の基準値は、4,500～8,500/mm^{3}である。

12-08　3
a）血小板には、血液凝固作用がある。
d）Bリンパ球が免疫グロブリンを産生して血液中に供給する。

12-09　4
4）血液中の赤血球の寿命は約120日である。

12-10　3
　プロトロンビンは肝臓にて生成される。その際にビタミンKにて促進される。

12-11 2
1）造血幹細胞は末梢血にも存在している。
3）エリスロポエチンは低酸素に反応して産生される。
4）顆粒球コロニー刺激因子は、骨髄性幹細胞より分化する。顆粒球系細胞に関与し、リンパ性幹細胞より分化する。リンパ球系細胞には関与しない。

12-12 1
2）下肢からのリンパの流れは上行性であり、立位になると重力の影響を受け、流れは減少する。遠位から近位へは流れの方向へのマッサージゆえ流れを助ける。
3）組織間液は毛細血管を経て静脈中へ、毛細リンパ管を経てリンパ管中へと入るが、静脈弁閉鎖不全の際は、静脈中への流入が低下するため、リンパへの流入が増す。
4）下肢の運動により筋ポンプが働き、リンパの流れを助ける。

12-13 3
二酸化炭素（CO_2）は、血漿中にそのままの形で溶解できる量は少なく、全体の5％程度である。90％は重炭酸イオン（HCO_3^-）として運ばれる。残りの5％はヘモグロビンとカルバミノ化合物を形成して運ばれる。

12-14 4
血小板の機能の主たるものは、初期的止血と血液凝固作用である。

12-15 3
1）2）4）トロンボプラスチンとカルシウムイオンはプロトロンビンに作用して、トロンビンに転化させる。トロンビンはフィブリノゲンに作用して、フィブリンとする血液凝固に関与する因子である。
3）プラスミンは凝血中のフィブリンに作用して、非凝固性のフィブリン分解産物に溶解する。

12-16 1
細菌に抗体が付着することにより、好中球の貪食が促進される。

12-17 1
水素イオンが血中に増加すると、代謝性アシドーシスの状態になり、代償的に呼吸を促進する。

13 ｜ 体温とその調節

01 体温の分布 p.232
①外殻層　②核心部　③核心　④直腸　⑤口腔
⑥腋窩　⑦鼓膜（④・⑤・⑥・⑦順不同）　⑧直腸
⑨口腔　⑩腋窩

02 体温の変動 p.232
①年齢　②高齢者　③日周期　④サーカディアン
⑤夕方　⑥1　⑦性周期　⑧月周期

03 体熱の産生 p.233
①蛋白質　②脂肪　③基礎熱　④骨格筋

04 体熱の放散 p.233
①赤外　②放射　③1,200　④伝導　⑤対流
⑥伝導　⑦対流　⑧蒸発　⑨不感蒸泄　⑩発汗

05 体温の調節 p.233
①間脳　②視床　③体温調節　④放熱　⑤産熱
⑥骨格筋　⑦ふるえ

06 体温の異常 p.234
①発熱　②うつ熱　③40.5　④34　⑤28　⑥24
⑦凍死　⑧悪寒　⑨解熱

07 発　汗 p.234
①エクリン　②アポクリン

08 発汗の種類 p.235
①温熱性　②体温　③精神性　④手掌　⑤腋窩
⑥足底（④・⑤・⑥順不同）　⑦味覚性　⑧味覚
⑨半側

○×確認問題 p.236
①○　②×　③×　④×　⑤○　⑥×　⑦○　⑧○
⑨○　⑩○　⑪○　⑫○　⑬×　⑭○　⑮×　⑯○
⑰○　⑱×

②日常生活で体熱の産生に最も寄与するのは、骨格筋である。
③体温は、直腸温が最も高く、次いで口腔温、腋窩温の順である。
④安静時、体熱の放散で最も多いのは皮膚からの放散（輻射）で60％を占める。
⑥体温の調節機能は、間脳の視床下部にある体温調節中枢である。

⑬腋窩温は、早朝（午前4〜6時）の睡眠時に最も低く、朝食後に急激に上昇し、その後緩やかに上昇を続け夕方（午後2〜6時）が最も高くなる。1℃くらいの変動がみられる。
⑮体温は40.5℃〜41℃が上限といわれており、42℃を超えると昏睡状態に陥ったり、蛋白質の変性が始まる。44〜45℃に至ると死亡する。
⑱直腸温は口腔温より高い。

実践問題　p.237

13-01　3
a）直腸温が最も高く、次いで口腔温、腋窩温の順である。
d）体温の日周期は早朝最も低く、夕方最も高くなる。

13-02　2
2）快適な気温下での体熱放散は、放（輻）射が約60％を占め、最も多い。

13-03　1
1）気温に関係なく皮膚からは常に水分が蒸発しており、これを不感蒸泄という。

13-04　3
3）体温の上限は40.5℃〜41℃で、これを超えて体温が上昇すると調節機能は著しく障害される。

13-05　3
3）精神性発汗は、主に手掌、腋窩、足底に現れる。

13-06　4
4）半側発汗といい、押された反対側の発汗が増える。

13-07　1
c）汗の方が血液よりNaCl濃度は低い。
d）アポクリン腺は頭部では少ない。

13-08　3
　測定部位による体温は、直腸温（37.2℃）＞口腔温（36.8℃）＞腋窩温（36.4℃）の順である。鼓膜温（36.9℃）は口腔温度よりやや高い。

解いてわかる解剖生理学

2014年2月20日　第1版第1刷発行
2023年6月2日　第1版第10刷発行

定価はカバーに
表示してあります。

	著　　　者	竹内　修二
	発　行　者	有松　敏樹
	印刷・製本所	アート印刷株式会社

発行所

株式会社　医学教育出版社
東京都港区芝3-3-15　芝MONTビル
電話 03(3454)1874(代)　〒105-0014
URL https://www.igakukyoiku.com

落丁・乱丁本はお取り替えいたします。

〈検印省略〉　　　　　© 2014 Shuji Takeuchi, Printed in Japan

ISBN 978-4-87163-466-3